A arte perdida de curar

Dr. Bernard Lown

A arte perdida de curar

Tradução
Wilson Velloso

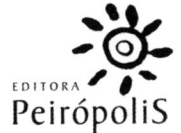
EDITORA
PeirópoliS

Título do original: The Lost Art of Healing
Copyright © 1996 by Bernard Lown, M.D.
Copyright © 2008 para a língua portuguesa.
Publicado por acordo com a Houghton Mifflin Company.

Todos os direitos reservados. É proibida a duplicação ou reprodução deste volume, no todo ou em parte, sob quaisquer formas ou por quaisquer meios (eletrônico, gravação, fotocópia ou outros), sem permissão expressa da Editora.

Editora
Renata Farhat Borges

Editora assistente
Lilian Scutti

Preparação e revisão de texto
Mineo Takatama

Consultoria
Dr. Jacy Pasternak

Capa
AGWM Artes Gráficas

Editado conforme Acordo Ortográfico da Língua Portuguesa de 2009.

2ª edição, 2008 – 3ª reimpressão, 2022

CATALOGAÇÃO NA FONTE DO
DEPARTAMENTO NACIONAL DO LIVRO

L919a
    Lown, Bernard,
        A arte perdida de curar / Bernard Lown. – São Paulo : Peirópolis, 2008.

    352 p. ; 14 x 21 cm

    ISBN: 978-85-7596-151-3

Título.
    I. Medicina holística. 2. Médico e paciente. 3. Medicina e psicologia. 4. Cura. I.

                                                                                              CDD-610

Editora Peirópolis Ltda.
Rua Girassol, 310f | Vila Madalena | 05433-000 | São Paulo – SP
vendas@editorapeiropolis.com.br | www.editorapeiropolis.com.br
tel.: +5511 3816-0699

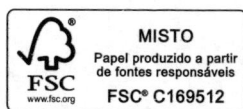

A LOUISE
cuja generosidade sem limites tornou possível
este livro e muita coisa mais

Agradecimentos

GRANDES MESTRES e instituições notáveis me possibilitaram progredir em medicina e desenvolver toda uma filosofia de cura. Nestas páginas, o leitor encontrará com frequência o nome de Samuel A. Levine, médico que me ensinou sua arte e me iniciou num caso de amor pela medicina. Minha capacidade como professor, que levou anos a ser adquirida, foi refinada por quesitos clínicos de mais de duzentos candidatos a pós-doutorado que trabalharam comigo durante dois anos. Eles me ensinaram que uma narrativa repassada de interesse humano é muito mais educativa do que um fato desencarnado.

O apoio de colegas discretos apurou minha proficiência clínica, porém outros não houve que desempenhassem papel tão importante quanto meus associados do Lown Cardiovascular Group. Não somente pregam a boa medicina como a praticam todos os dias. Minha parceria mais longa e mais íntima foi com Thomas Graboys, médico de consumadas qualidades e talentos. Como diretor do Lown Group, ele defende a causa do paciente como a missão mais pura do médico. Cada um dos meus outros colegas do grupo - Dr. Charles Blatt, Dr. Shmuel Ravid e Dra. Susan Bennett - ensinou-me a enfrentar e sobrepujar alguns desafios da arte de curar. Meus mestres derradeiros foram numerosos pacientes, muitos dos quais estão presentes neste livro e continuam a inspirar-me e a amparar-me.

Três instituições - o Peter Bent Brigham Hospital (PBBH), que mais tarde passou a denominar-se Brigham and Women's Hospital, a Harvard School of Public Health (HSPH) e o Lown Cardiovascular Center - distinguiram-se por sua especial vitalidade. Quando cheguei ao PBBH, a instituição ainda não havia completado quarenta anos de existência, mas já tinha se transformado numa verdadeira Meca da medicina. Esse reconhecimento me convenceu de que a dedicação de uma instituição a inovadoras pesquisas médicas não acarreta a diminuição de sua capacidade de proporcionar excelentes cuidados aos doentes.

Meu relacionamento com a HSPH ampliou minhas perspectivas em matéria de saúde e da primazia da dimensão social. Acima de tudo, a HSPH colocou ao meu alcance o ambiente favorável para a realização de extensas pesquisas, algumas das quais são relatadas neste volume. Essas pesquisas não teriam sido possíveis sem o apoio ilimitado do Dr. Fredrick Stare, responsável pelo Departamento de Nutrição, no qual ocorreu todo o meu trabalho de pesquisa.

Simultaneamente, o Lown Cardiovascular Center constituiu um campo de provas para a implementação dos avanços das pesquisas, bem como para a prática de uma medicina em bases científicas, mas sem deixar de ser humana, o que não se teria conseguido sem a presença de colaboradores que compartilhassem os nossos princípios e estivessem sempre dispostos a acompanhar-nos até o fim.

As conversações com numerosos amigos, entre os quais William Davenport, Alan Dershowitz, Daniel e Anita Fine, John Kenneth e Katherine Galbraith, Jennifer Leaning, Prasannan Parthasarathi, Julie Schor, Jerome Rubin, Patricia Fagen e minha agente literária, Helen Rees, incentivaram-me na elaboração deste livro e me possibilitaram tornar a refletir sobre muitas questões.

Vários editoradores contribuíram inestimavelmente para a clareza da linguagem e a organização do conteúdo. Num estágio inicial, Louis Berny e Sharon Hogan fizeram valiosas sugestões. Muitos refinamentos foram proporcionados pelos editoradores da editora Houghton Mifflin, em especial Harry Foster. Com grande sensibilidade, ele me animou a podar os excessos de terminologia médica. Suas perguntas críticas tornaram possíveis o esclarecimento da narrativa e o robustecimento da minha tese. Outros refinamentos e precisões foram dados por Gerry Morse, editorador do manuscrito. Ninguém mais, salvo eu mesmo, leu o texto com maior frequência do que minha esposa, Louise, que a cada vez o corrigia e melhorava.

A todos, minha profunda gratidão.

Sumário

Prefácio ---- 11

I. Ouvir o paciente: a arte do diagnóstico

A ciência de tirar uma história clínica e a arte de ouvir ---- 21
Ouvir pelo tato ---- 41
Mente e coração ---- 47
A síndrome de Münchausen ---- 66

II. Curar o paciente: a arte de ser médico

Palavras que fazem mal ---- 79
Palavras que fazem bem ---- 96
Corações nas trevas – Palavras luminosas ---- 108
A força da certeza ---- 124
Técnicas curativas extraordinárias ---- 139
Negligências médicas enfraquecem a arte de curar ---- 157

III. Cura do paciente: ciência

Digitális: o preço da invenção ---- 179
Uma nova tradição médica ---- 194
O choque que cura: corrente contínua e cardioversão ---- 206
Unidades de atendimento das coronárias ---- 220

Extrassístoles ventriculares: coração apaixonado
ou augúrio? --231

IV. Problemas incuráveis

Cuidado para os idosos: problemas e desafios --------------------245
Mortos e moribundos ---282

V. Recompensas da arte de curar

Uma fábula hassídica moderna -----------------------------------313

VI. A arte de ser paciente

Como fazer os médicos escutar ----------------------------------331

Prefácio

A MEDICINA NORTE-AMERICANA é geralmente considerada a melhor do mundo. Raro é o dia em que não surge uma grande inovação científica nos Estados Unidos. Hoje muitas doenças outrora fatais são curáveis. As pessoas são mais sadias e vivem mais do que nunca. No entanto, o descontentamento com os médicos nunca foi tão notório como agora. Embora cada vez mais os médicos consigam debelar doenças e prolongar vidas, o público americano lhes tem desconfiança, suspeita e até hostilidade. Os médicos, inquietos, atarantados e ressentidos, admitem sem rebuços que há uma crise no campo da saúde. Em face das gigantescas despesas médicas, que montam a um trilhão de dólares por ano, não admira que a maioria das soluções propostas acarrete a contenção dos custos em disparada. Este livro chega a uma conclusão diferente a respeito do que prejudica o nosso problemático sistema de saúde.

Creio que a séria crise da medicina só em parte se relaciona com os custos crescentes, pois o problema é mais profundo do que o meramente econômico. Para mim, a razão básica é haver a medicina perdido o rumo, senão a alma. Partiu-se o pacto implícito existente entre médico e paciente, consagrado durante milênios.

Durante a minha vida profissional, vi a medicina atingir o apogeu do respeito, que às vezes chegava às raias da adulação. Mas logo depois testemunhei, angustiado, o seu rápido declínio, que ainda perdura. Nos meados deste século, a imagem do médico fulgia mais do que a de qualquer outra profissão ou ofício. Parece, porém, que a cada novo milagre médico mais escura torna-se a mancha na reputação dos facultativos. Os médicos estão num nível mais baixo que nunca, com a possível exceção dos tempos bíblicos, quando o

11

Eclesiastes sentenciou que "aquele que pecou aos olhos do Criador, que caia nas mãos dos médicos".

Nenhuma transformação social significativa tem uma causa única. Passando em revista meus quarenta e cinco anos de experiência médica, percebo que algo muito vital parece estar desaparecendo. Uma tradição de três mil anos, que envolvia médico e paciente no mesmo vínculo especial de confiança, está sendo substituída por um novo tipo de relacionamento. A cura está sendo trocada pelo tratamento, os cuidados médicos, suplantados pelo gerenciamento, ao mesmo tempo em que a arte de ouvir foi superada pelos processos tecnológicos. Os médicos já não se dedicam aos indivíduos de per si: ocupam-se de suas partes orgânicas, fragmentadas e disfuncionais. Frequentemente, o sofrido ser humano fica alheio ao trabalho.

Por certo, uma das razões dessa situação é a introdução de tecnologias cada vez mais sofisticadas. Em comparação com as imagens nítidas produzidas por ultrassonografia, ressonância magnética, tomografia computadorizada, endoscopia e angiografia, o relato do paciente é inseguro, confuso, subjetivo e aparentemente irrelevante. Além disso, a obtenção de um relato completo leva muito tempo. Segundo alguns médicos, a tecnologia tornou-se sucedâneo da conversa com o paciente.

O declínio do respeito aos médicos acelera-se ainda mais com a extraordinária arrogância instilada nos estudantes de medicina. Aprendem a aceitar um modelo médico reducionista em que os seres humanos figuram como complexas usinas bioquímicas. O doente não passa de repositório de órgãos disfuncionais ou de sistemas regulatórios defeituosos que reagem a algumas aplicações de técnica. Nesse quadro, o médico, como um cientista rigoroso, utiliza sofisticados instrumentos e refinados métodos no exercício de um excitante ato de descobrimento.

Tais opiniões são reforçadas não apenas pelas atuais noções filosóficas da doença como também por poderosos incentivos econômicos. A sociedade dá muito mais crédito à tecnologia do que ao ouvir e aconselhar. O tempo despendido na sala de operações ou no uso de procedimentos invasivos é dez vezes maior do que as conversas com os pacientes e sua família. Além de diminuir o tempo dedicado à conversa com o paciente, as atuais práticas médicas se concentram no agudo e no urgente, indiferentes em grande parte à prevenção da doença e à promoção da saúde. E, então, embora a medicina preventiva seja reconhecida como o método mais custo-efetivo de encarar a doença, ela é completamente negligenciada, por exigir muito tempo. Inevitavelmente, a prevenção diligente fica em segundo plano, ultrapassada pelas curas heroicas.

Estou convencido de que a situação não pode ser corrigida por meio de dispositivos econômicos. A podridão se alastrará até que os médicos voltem a abraçar sua tradição como curadores. Ou, como escreveu em sentidas palavras, às vésperas da morte, vitimado pelo câncer da próstata, o ensaísta Anatole Broyard:

"Eu não tomaria muito tempo do meu médico. Desejaria apenas que matutasse sobre minha situação talvez uns cinco minutos, que por uma vez me franqueasse a mente por inteiro, que por um breve tempo se vinculasse comigo, esquadrinhando-me a alma tão bem como o meu corpo, para então entender o meu mal, pois cada indivíduo adoece à sua maneira... Assim como me pede exames do sangue e dos ossos de meu corpo, desejaria que meu médico me examinasse considerando o meu espírito tanto quanto a minha próstata. Sem um reconhecimento desses, não sou mais que uma doença."*

Meu intuito neste livro não é meramente compartilhar experiências médicas, mas enviar uma mensagem, expor uma ideia central, fundamental em nossa época tão conturbada. A prática da medicina com feição humana é possível nesta época de involução pessoal para o cárcere do "eumismo". Na verdade, é mais necessária do que nunca.

Não posso chegar a ponto de dizer que, para curar, a ciência não deve ser abandonada. Ao contrário, a melhor cura será aquela que casar a arte com a ciência, quando corpo e espírito forem examinados juntos. Somente quando os médicos sabem aquilatar o destino do paciente como seu semelhante, transido de medo e de dor, podem atingir a individualidade única de cada ser humano. Então, o doente torna-se algo mais que o mal de que sofre. Esse comprometimento mais amplo aviva as brasas da imaginação clínica, afia a precisão do julgamento e ajuda a sobrepujar a agonia das decisões.

* Anatole Broyard, in The New York Times Magazine, 26 de agosto de 1990.

Então, o médico reconquista a coragem de encarar as incertezas, para as quais não bastaria a perícia técnica. Paciente e médico, assim, entram em parceria como iguais. À medida que o enfermo ganha forças, cresce o poder de cura do médico. Faz mais de meio século que Francis Peabody, um médico de Boston, sentenciou que o segredo do tratamento do paciente é o cuidado a ele proporcionado. O médico demonstra suas credenciais de profissional dedicado quando, na primeira visita, ouve atentamente o paciente. Esse método, que exige a convocação de todas as sensibilidades, é o instrumento de diagnóstico mais poderoso do arsenal médico. Com efeito, aquele que anota cuidadosamente a história médica do paciente consegue diagnóstico correto em 70 porcento dos casos. Isso é muito mais eficiente do que todos os exames e tecnologias de que dispomos atualmente. A razão é clara: a maioria das queixas que o doente faz ao médico são diretas, mesmo quando focalizam este ou aquele órgão, pois são geradas pelos árduos embates da vida. Frequentemente provindas de um coração dolorido, inalcançável por qualquer instrumento moderno, não se ocultam de ouvidos cultivados a captar o mais débil gemido, nem se escondem de olhos sensíveis à lágrima que não foi vertida.

Talvez os realistas de sangue-frio achem tudo isso uma baboseira romântica, mas nem mesmo o realista pode ser indiferente por muito tempo aos grandes dividendos econômicos. A maneira menos dispendiosa de chegar ao diagnóstico é o médico envolver-se por completo na plena presença humana. Por exemplo, nos homens de meia-idade, a dor no peito é problema muito comum, que invariavelmente conduz a exames extensos e caros. A reação do médico é um estereótipo. Depois de breve palestra, o paciente é informado de que precisa submeter-se a exames para detectar a angina do peito, sinal de séria doença das coronárias. Compreensivelmente, o paciente anseia por fazer imediatamente os exames. Depois de várias semanas de ansiedade, durante as quais se levam a cabo custosos estudos, a atividade culmina em um angiograma invasivo das coronárias. Quando, por fim, o paciente é informado de que o angiograma foi normal e que sua dor no peito não provinha do coração, ele se enche de tremenda admiração pela perícia e pela minuciosidade do médico e fica altamente impressionado com os poderes mágicos da tecnologia moderna de esquadrinhar seu coração. Para o médico, a grata reação do cliente confirma que seguiu o caminho certo. Além disso, reforça-lhe a ideia de que envergar a antiga túnica de Cassandra e profetizar o pior é, para o clínico, o processo mais rendoso, tanto psicológica como financeiramente.

No entanto, toda essa lenga-lenga é desnecessária – uma opinião com base em quarenta e cinco anos de experiência com milhares de clientes queixosos de dor no peito. Em 90 porcento dos casos, entrevistas sem pressa eliminaram a possibilidade de angina do peito. Essa era a opinião do Dr. William Heberden, que foi o primeiro a fazer uma magistral descrição da angina do peito; há mais de dois séculos, nenhum descobrimento tecnológico subsequente contrariou sua visão. Na grande maioria dos casos, a cuidadosa história médica revela que a dor no peito é causada por artrite, estresse psicológico, dispepsia ou outros problemas corriqueiros. O mal das coronárias é improvável na ausência de vastos distúrbios dos lipídios, do diabetes, ou da hipertensão, em especial quando a história médica familiar é em grande parte negativa em matéria de doenças do coração e quando o indivíduo nunca foi fumante nem sofreu estresse psicológico anormal. Essa informação pode ser obtida do relato do paciente e por meio de simples exames de laboratório. Grande atenção desde o início protege o paciente contra a ansiedade e poupa à sociedade dispêndios mastodônticos: nesse caso, por exemplo, uma diferença de custos entre um e outro pode ser indicada pela relação 1:50. Todos os anos malbaratamos milhões de dólares em excessivos testes de diagnóstico só com a dor no peito. Em última análise, a crise econômica da medicina deriva do enfoque adotado pelos médicos, como procurarei demonstrar nos capítulos que se seguem.

Imagino que a essa altura os leitores céticos perguntem por que cargas d'água devem aceitar minha opinião, que contradiz a massa das informações sobre saúde que hoje inunda os americanos. Quem sou eu e a credibilidade de meu testemunho são parte integrante destas páginas, porém devo esboçar sumariamente a razão por que vim a acreditar com tamanha firmeza no que aqui afirmo.

Durante muitos anos acumulei pequenas histórias estreladas por homens e mulheres que passaram pelo meu consultório. Ao fim de um longo dia, amiúde fazia breves notas a respeito dos pacientes que eu atendia. Meditando sobre os pontos de vista assim colhidos, pouco a pouco vim a perceber como os meus primeiros estudos de medicina me levaram a interessar-me pelas razões que tornam único cada paciente. Quando entrei para a Faculdade de Medicina da Universidade Johns Hopkins em 1942, a psiquiatria me encantava como instrumento para entender o comportamento da pessoa, mas a abandonei por causa de sua falta de rigor científico e de seu escolasticismo aparentemente medieval. Eu buscava a ordem e ansiava por encontrar as simetrias precisas e a previsibilidade oferecidas pela ciência. Tornou-se claro que a psiquiatria não era para mim.

O romantismo da juventude alimentava a noção de que a ciência logo desmistificaria o organismo humano e poria a nu os processos essenciais que causavam as doenças. Regozijava-me com os descobrimentos científicos e tecnológicos do meu tempo e ambicionava com paixão contribuir para a marcha triunfal do progresso.

Naquela época, a cardiologia estava na vanguarda dos avanços médicos. A introdução da cateterização cardíaca pelos vencedores do prêmio Nobel André E. Cournand e Dickinson W. Richards, exatamente quando me formei em medicina em 1945, abriu novos horizontes e novas visões. O diagnóstico foi instantaneamente transformado, deixando de ser uma série de palpites, baseados em gerações de mensurações clínicas, e passando a ser extrapolações científicas baseadas em aferimentos diretos. Novas técnicas cirúrgicas surgiram para a correção de defeitos cardíacos congênitos, o reparo de válvulas defeituosas do coração e, afinal, os enxertos de pontes como desvios das coronárias obstruídas. Os melhores e mais brilhantes estudantes foram atraídos pela cardiologia.

Quando iniciei minha clínica médica, as doenças contagiosas, como a tuberculose e a poliomielite, haviam sido significativamente controladas, e as doenças do coração estavam se transformando na principal causa de morte das nações industrialmente desenvolvidas. Nos Estados Unidos, uma pessoa morria de doença do coração a cada noventa segundos. Os problemas que exigiam solução eram inúmeros, complexos e desafiantes. As novas perspectivas científicas levavam a novos enfoques e dispositivos revolucionários, verificando-se que poucas dificuldades diagnósticas pareciam insolúveis e que as doenças outrora fatais eram derrotadas pelos progressos médicos. O otimismo virou moeda de curso livre.

Fui para Boston estudar com um dos grandes cardiologistas clínicos do século, o Dr. Samuel A. Levine, professor da Faculdade de Medicina da Universidade de Harvard, cuja base era o Peter Bent Brigham Hospital, hoje denominado Brigham and Women's Hospital. Minha primeira pesquisa teve como alvo uma droga antiga, o digitális, usado durante dois séculos para combater os ataques do coração. Embora fosse eficiente como remédio, o digitális era capaz de produzir sérios distúrbios no ritmo cardíaco e até causar a morte. Minhas pesquisas demonstraram o papel crítico do potássio na determinação do uso seguro do digitális.

Os descobrimentos se sucederam, e ainda bem jovem ganhei projeção mundial por introduzir o uso da corrente contínua na reanimação cardíaca e da técnica de cardioversão, que inventei para a correção de várias taquicardias, isto é, batimentos rápidos e descontrolados do coração. Essas inovações salvaram milhares de vidas e abriram caminho para a instalação de unidades de tratamento do coração e para o auge nas operações do coração, inclusive o implante de desvios de coronárias obstruídas. Nosso trabalho pôs em destaque o horrendo problema das súbitas mortes provocadas por distúrbios cardíacos, quando começamos a definir métodos para sua prevenção.

Outra figura importantíssima em minha vida foi o professor Fredrick Stare, que fundou o primeiro Departamento de Nutrição na Harvard School of Public Health e incentivou minhas primeiras pesquisas médicas. Embora fosse administrador de grande laboratório de pesquisas nesse departamento, nunca me distanciei da prática clínica. Via pacientes todas as semanas e participava das visitas médicas diárias. Por isso, minha visão da medicina não provém exclusivamente da torre de marfim do academismo, mas também das trincheiras da prática clínica particular.

Minha perspectiva filosófica foi moldada por muitos elementos: nasci em outro país, sou judeu com tradicional herança rabínica, amo os livros e, muito especialmente, namoro continuamente a medicina. Mais de quatro decênios de atividade médica só fizeram incrementar meu fascínio pela arte mágica de curar, como a descreveu Maimônides, o grande médico-filósofo do século XII, que rezava: "Possa eu jamais me esquecer de que o paciente é meu semelhante, transido de dor. Que jamais o considere mero receptáculo de doença".

Sinto-me extraordinariamente privilegiado de ser médico. Afinal, o médico tem um lugar na primeira fila de um espetáculo teatral sem igual. Embora a arte imite a vida, não chega aos seus pés. O médico é espectador de um amplíssimo panorama de eventos que espelha a história social e cultural de uma época. Amiúde, encabula-me cobrar dos meus pacientes. É raro obter a permissão de visão tão íntima. Nenhum prazer pode comparar-se à alegria de auxiliar outros seres humanos a garantir e prolongar a vida. Este livro é uma pequena recompensa aos meus pacientes, que, em última análise, foram os meus maiores mestres e me ajudaram a tornar-me médico.

I
Ouvir o paciente: a arte do diagnóstico

1
A ciência de tirar uma história clínica e a arte de ouvir

NESTA ÉPOCA DE avanço tecnológico, é fácil esquecer que um dos elementos essenciais dos cuidados médicos deriva de uma arte que se forjou desde os primórdios da civilização. Dois mil e quinhentos anos atrás, disse Hipócrates, "... pois onde quer que haja amor humano também existe o amor à arte. Alguns pacientes, embora cientes de sua perigosa situação, recuperam a saúde simplesmente por causa de sua satisfação com o médico". No século XVI, Paracelso, o grande médico alemão de sua era, incluiu entre as qualificações básicas do médico "a intuição necessária à compreensão do paciente, de seu corpo e de sua doença. Deve possuir o sentimento e o tato que lhe possibilitem entrar em comunicação solidária com o espírito do paciente".

Princípios como esses nada perderam de sua validade, nem mesmo em nossa época, em que a medicina científica reina suprema. O estilo de clínica que adotei segue essa antiga herança. Minha decisão não foi nem ordenada pelos céus, nem influenciada por dotes genéticos. Grandes mestres moldaram minhas ideias sobre a tarefa do médico, destacando-se principalmente o Dr. Samuel A. Levine, sob cuja égide iniciei em 1950 uma bolsa de estudos no Peter Bent Brigham Hospital. Embora ele fosse fadado a ser meu mentor e paradigma profissional, permiti que minha arrogância juvenil me dominasse e concluí que o velho pouco tinha a oferecer. Aborreciam-me suas historietas, que eu já ouvira repetidas vezes, e acompanhá-lo nas visitas hospitalares todas as manhãs consumia horas preciosas que, a meu ver, poderiam ser empregadas em pesquisas mais proveitosas. Durante uns seis meses deixei de fazer visitas com o Dr. Levine, trabalhando apenas uma vez por semana na clínica cardíaca de pacientes de ambulatório. Logo se tornou difícil evitar admitir minha inépcia como clínico. Era óbvio o contraste existente entre a reação dos doentes do Dr. Levine e a dos confiados aos meus cuidados. Ele, com pequeno conhecimento da fisiopatologia aplicável, receitava poções não testadas e o paciente melhorava, se recobrava e recuperava a saúde, ao passo que eu, repleto dos últimos descobrimentos relatados no *New England Journal of Medicine*, não conseguia tais resultados.

Para mitigar a minha frustração, reiniciei as visitas seis dias por semana, com a esperança de aprender a arte. Devo ter sido um aprendiz muito lento, pois foram precisos mais onze anos com Levine para adquirir confiança como clínico. Mas, afinal, sua arte se incutiu em mim, permitindo-me fazer rápidos apanhados do caráter único de cada cliente e assim chegar a uma prescrição terapêutica individualizada. Durante todos esses anos, cresceu a minha admiração pelo prodigioso dom de Levine como clínico. Ele reconhecia, como o Dr. William Osler, que "a medicina é a ciência da incerteza e a arte da probabilidade". Acreditava que a maior parte das informações relevantes poderia ser obtida de uma história médica devidamente registrada e de meticuloso exame físico. Ensinava que uma bateria de exames não devia ter primazia sobre a mente disposta a pensar e asseverava que a arte da medicina consistia em levar a ciência médica à cama do doente. Havia examinado mais de trinta mil cardíacos e dava a impressão de que cada um deles ocupava um nicho permanente em sua memória. O apoio fundamental de sua acuidade clínica era a extraordinária capacidade de recordar dados minuciosos mas exatos, fabulosa massa de reconhecimento que lhe permitia distinguir entre as linhas mestras e os irrelevantes arabescos decorativos.

Levine ensinou uma geração inteira de cardiologistas quanto ao caráter único da síndrome da angina do peito. Por incrível que pareça, não me recordo de um único engano de sua parte quando diagnosticava a angina. Ele ensinava que, quando o paciente tinha dores no peito, em geral não havia a menor dificuldade em determinar se o mal provinha de circulação coronária defeituosa. Em especial, isso é verdade, reiterava ele, se o médico dedicar algum tempo a uma entrevista sem pressa, prestando a máxima atenção aos numerosos pormenores surgidos da minuciosa investigação. Poucos médicos modernos estão capacitados a reconhecer o caso sutil da angina, em grande parte por ignorar esses detalhes ou por não dedicar muito tempo à coleta de dados. Atualmente, o diagnóstico de uma enfermidade da artéria coronariana é feito principalmente por meio de estudos não invasivos e invasivos, inclusive pela angiografia da coronária. De um milhão de angiogramas executados em 1993, duzentos mil revelaram coronárias normais. Se as lições de Levine fossem seguidas, poucos pacientes com coronárias normais seriam submetidos a tal estudo, invasivo e dispendioso.

O método de Levine possibilitava o diagnóstico correto da angina do peito no primeiro contato com o cliente. Ele punha em destaque a arte do indício errado, pedindo, por exemplo, que o paciente "apontasse com o dedo" o ponto em que se localizava "a dor". A angina não se manifesta em forma de dor e não é possível apontá-la com o dedo. Mesmo assim, se o paciente lhe obedecia e colocava o dedo em algum ponto do tórax, isso ajudava a concluir que não se tratava de angina. Mas, se o paciente, em vez de apontar, cerrasse o punho ou pousasse a mão espalmada num ponto da metade do esterno, havia a possibilidade de que tivesse angina. O que seria depois confirmado se o paciente, ao descrever a sensação, usasse termos como "acho difícil descrever, não é bem dor, é mais uma pressão, um peso, uma contração". Aí não restavam dúvidas. Levine relacionava diversos outros sintomas, de forma que o médico raramente se sentia incerto quanto à presença da angina, mesmo antes de concluída a entrevista inicial.

Quando, nos anos 60, trabalhei como professor visitante em Los Angeles, ouvi o Dr. M., ex-aluno de Levine, recordar publicamente o seu procedimento. O Dr. M. relatou que uma vez haviam examinado um jovem de aparência saudável que se queixava de dificuldades na parte superior do abdome. Depois de fazer algumas perguntas, o Dr. Levine descreveu sem vacilar o sintoma como de angina do peito e escreveu na papeleta do paciente: "Este homem tem angina do peito". O paciente, de apenas trinta e quatro anos, não apresentava fatores de risco de mal das coronárias. Os exames revelaram uma situação inusitada em jovens: uma vasta hérnia de hiato, que explicava claramente os sintomas que Levine atribuíra à angina. Segundo o Dr. M., "Levine mostrou estar alguns pontos acima da média dos médicos. Escreveu na papeleta, em letras grandes: 'Meu diagnóstico estava errado!'. Poderia ter facilmente disfarçado o engano. Mas SAL, o bom velhinho, não procedia dessa forma. Foi o que todos testemunhamos".

Fiz visitas com o Dr. Levine após esse episódio. Quando nos afastávamos do leito de um enfermo, perguntei inocentemente se era comum haver dificuldade com aquele tipo de hérnia de hiato. Assombrou-me a resposta de Levine:

"De jeito nenhum. Estou perfeitamente convencido de que o homem tinha problema com as coronárias e sofria de angina."

"Então, por que o senhor escreveu aquela anotação?"

"Sou professor. Por isso acho importante salientar diante dos médicos do hospital que ninguém é infalível."

Deu uma risadinha chocarreira: "Até o grande Levine pode enganar-se. Eu não quis fazer papel de homem mesquinho na frente daqueles jovens médicos que bebiam minhas palavras".

Essa história teve uma reviravolta irônica e trágica. Três anos mais tarde, aos trinta e sete, o homem sofreu um infarto agudo do miocárdio. Evidentemente, a primeira opinião de Levine fora certa. Em retrospecto, deve haver um tremor de inquietude por não haver Levine revelado ao paciente sua condição real. Cumpre recordar, contudo, que isso aconteceu há mais de quarenta anos, quando a medicina nada oferecia que pudesse alterar o resultado.

Levine transmitiu a seus estudantes um processo de descobrimento clínico em que indícios minúsculos concorrem para tecer elegante diagnóstico com os fios já obtidos. Em primeiro lugar, e acima de tudo o mais, deve haver um relato minucioso capaz de distinguir entre sinais decisivos e espuminhas irrelevantes. Em seguida, o exame físico deve confirmar ou refutar as conjeturas diagnósticas. O instrumento supremo, de acordo com Levine, é o estetoscópio, por meio do qual se pode ouvir os mistérios do coração. Esse aparelhinho, simples e barato, é inestimável para ouvir os sons e os sopros do coração. Levine assegurava que, mesmo depois de um exame ultraminucioso, pode às vezes restar alguma dúvida quanto ao diagnóstico. Insinuava que o frequente recurso a uma série de exames, pondo em marcha a artilharia pesada daquele tempo, tais como raios X, fluoroscopia cardíaca, eletrocardiografia, fonocardiografia, análises de sangue e de urina, denunciava falta de perícia clínica.

Levine compilou uma verdadeira enciclopédia de pequenos indícios de diagnósticos geralmente ligados a condições curáveis. Por exemplo, o médico que sabe que a endocardite bacteriana subaguda, uma infecção das válvulas defeituosas do coração, é extremamente rara quando não há nenhum sopro cardíaco ou em pacientes com confirmada e crônica fibrilação atrial poupa ao paciente custosos procedimentos diagnósticos e o desconforto de várias culturas do sangue.

Levine era um gênio em engendrar enfoques simples para problemas difíceis, como, por exemplo, a chamada "coarctação da aorta", a constrição congênita da parte superior da aorta, principal conduto que leva o sangue do coração ao resto do corpo. Essa condição, amiúde não suspeitada mas curável, causa uma elevação da pressão arterial que se limita à parte superior do corpo. Levine raciocinou que, se fossem apertados simultaneamente o dedão do pé e o polegar, e em seguida soltos, o empalidecimento duraria mais tempo no dedão se houvesse coarctação. Este demonstrou ser o caso. Esse teste pode ser feito em uns dez segundos e não requer mais aparelhagem do que um relógio com ponteiro de segundos, e não custa nada.

Levine também foi extraordinariamente astuto em distinguir entre o mal cardíaco e a tireotoxicose, produzida pela tireoide hiperativa. Na época, essa condição geralmente passava despercebida, e com frequência ele a diagnosticou corretamente quando ninguém sequer suspeitava dela. O paciente tireocardíaco apresenta muitos sintomas clássicos de doença do coração e arritmia, embora o problema subjacente não resida no coração, mas numa glândula tireoide hiperativa, condição perfeitamente curável. Levine procurava sinais insignificantes, um ligeiro tremor dos dedos da mão espalmada, vigoroso apetite sem aumento de peso ou mesmo perda de peso, excessivas mas aparentemente normais defecações, transpiração num ambiente frio, preferência pelo inverno numa pessoa idosa, mãos quentes em dias frios, encanecimento prematuro, bochechas cor de salmão. Ao encontrar um desses sinais, lançava-se a uma busca intensa de mínimos indícios adicionais. Por exemplo: pele macia, quente e úmida, um ligeiro tremor da língua, a hiperatividade dos reflexos e em especial um olhar alerta e brilhante com aumento quase imperceptível da tireoide e aceleração dos movimentos concorriam para confirmar o diagnóstico.

Lembro-me de uma vez em que o endocrinologista do hospital pediu a Levine que examinasse uma mulher de quem se suspeitava sofrer das coronárias. Assim que chegou à beira da cama da paciente, Levine começou a dar pulos de agitação e, depois de auscultar o coração, diagnosticou tireotoxicose. Perguntou-me o que eu achara do primeiro som do coração e respondi que estava a pique de arrebentar.

"Como você reconcilia isso com o longo intervalo de P-R* como aparece no eletrocardiograma?", perguntou o mestre. "Você sabe que as únicas ocasiões em que um prolongado intervalo de P-R se associa ao som bem alto do coração se dão nos casos de gestação, de estenose mitral, de fístula arteriovenosa, de mal de Paget ou de forte anemia? Acaso estará grávida essa sexagenária, ou possuirá alguma das outras condições?".

Meneei a cabeça negativamente, mas protestei que ele estava amarrando o diagnóstico num fiozinho de prova. Aí ele me passou uma descompostura pela minha falta de acuidade clínica:

"Bernie, você deixou de enxergar o óbvio!"

"O que é tão óbvio?", perguntei, irritado.

"Não notou a olhada unilateral do olho esquerdo dela?"

Fixei a vista e, com efeito, vi, embora não fosse exatamente óbvio, que havia assimetria entre os dois olhos da paciente, com a pálpebra esquerda retraída alguns milímetros. O que não é sinal raro em tireotoxicose. Levine, agora triunfante, ralhou:

"Isso confirma o diagnóstico de tireoide hiperativa, apesar de eu não poder palpar o bócio da tireoide inchada."

Para enorme mal-estar do endocrinologista, cuja especialidade eram as doenças da tireoide, o diagnóstico foi posteriormente confirmado.

Levine impressionava-se com a vivacidade e a rapidez do raciocínio dos pacientes hipertireoideos. Admirava-os imensamente e acreditava que essa condição os protegia dos males das coronárias. Mais

---

* P-R é o intervalo, medido em centésimos de segundo, necessário para que um impulso elétrico se transmita do átrio ao ventrículo.

tarde, eu soube, quando foi meu paciente, que durante mais de trinta anos tomara diariamente 190 miligramas de tireoide. Afirmava que as pessoas com alta função tireoidea tinham olhos luminosos, brilhantes, e pareciam muito interessantes porque a personalidade se projeta principalmente pelos olhos. Levine achava que o fascínio universal da Mona Lisa provinha de seu hipertireoidismo. Insistia em dizer que uma breve olhada fazia com que os apreciadores do quadro achassem que a dama estaria olhando para eles, e que isso é a origem da atenção que a obra de Leonardo merece há séculos. Uma vez, Levine me confidenciou: "Se observar cuidadosamente a Mona Lisa, verá que tem o pescoço um pouco avolumado, devido ao bócio".

Em diversas visitas ao Louvre, estudei a extraordinária donzela de Da Vinci, mas nunca consegui localizar o bócio. Com isso, não tenho a intenção de menosprezar o diagnóstico de meu mentor, pois Levine frequentemente enxergava o que os outros não logravam ver. Pensando melhor, por que não estender aos mestres a mesma licença dos voos de imaginação que damos aos poetas?

Levine ensinou-me a arte de ouvir, que é a essência da arte da medicina praticada à beira do leito. Escutar com atenção envolve todos os sentidos, não apenas os ouvidos. A prática da arte da medicina exige não apenas o conhecimento adquirido sobre a doença, como a apreciação dos íntimos detalhes da vida emocional do paciente, que em geral se presume ser terreno do psiquiatra. A necessidade de complexo envolvimento com o paciente jamais é mencionada nos compêndios médicos ou citada no treinamento de profissionais. Para ter êxito no curar, o médico precisa ser treinado acima de tudo o mais a ouvir. Apenas o ouvir atentamente já produz efeito terapêutico, pois proporciona o conhecimento de histórias interessantes. São poucos os livros que expõem a condição humana com mais clareza do que o paciente que nos permite olhar profundamente dentro de seus olhos.

No pouco tempo que se leva recolhendo dados para o relatório, o objetivo é obter, além dos fatos essenciais, uma boa visão do ser humano. Isso pode parecer fácil, mas ouvir é o método mais complexo e difícil que o médico tem ao seu dispor. É preciso ser ouvinte ativo para perceber um problema que não foi mencionado.

OLHAR FIXO NO TETO

Toda vez que Chang Goyang, um cientista de Maryland, vinha ao meu consultório, trazia sua diminuta esposa, também chinesa, que sempre me fitava com um olhar penetrante. Dava-me a impressão de ser uma boneca budista, calada e desprovida de emoções. Goyang havia sido meu cliente por todo um decênio, por causa de sua angina do peito, resultante de forte estreitamento das artérias coronárias. Foi inicialmente ver-me em Boston porque, onde morava, os médicos aconselhavam ponte de safena, cirurgia que o apavorava. Voltava para consultas anuais, pois sua condição permanecera estável durante muitos anos.

Em certa visita, o seu relato confirmava a estabilidade da doença coronária. Deu-me a entender que não houvera modificação na gravidade do mal nem na frequência do mal-estar produzido pela angina; também continuava imutável sua capacidade de exercitar-se. Nadava pelo menos cinco vezes por semana e caminhava sem ser incomodado pela angina. Para exercitar-se, usava sob a língua uma única pastilha de nitroglicerina como preventivo. Fiquei satisfeito com o que ouvi.

No entanto, durante o exame físico senti que algo me perturbava. Após alguns minutos, descobri o motivo. Ao contrário das dez visitas anteriores, algo dessa vez parecia diferente. A Sra. Goyang, que sempre me fitava de frente, dessa vez só olhava para o teto, evitando dirigir a vista a mim ou ao marido. Ela jamais se portara dessa forma. Estaria dando algum sinal? Talvez os dois tivessem brigado durante a longa viagem de automóvel. Talvez estivesse chateada. Por outro lado, talvez desejasse comunicar-me alguma coisa. O que seria?

"Bobagem", disse eu com os meus botões. "Não deixe a fantasia dominá-lo. Pare de se fazer de Hamlet."

Mas aqueles pensamentos tornaram-se obsessivos e me impediam de examinar Goyang apropriadamente. Mas por que me comportar como um sacerdote antigo, procurando tirar conclusões de indícios esparsos, quando poderia simplesmente perguntar à Sra. Goyang o que estava acontecendo?

O exame físico não revelou nada diferente do passado. Tranquilizado a respeito do estado do paciente, eu estava prestes a dispensá-lo por mais um ano, com a aplicação do mesmo programa. Mas, em vez de admiti-la no consultório junto com o marido, como costumava fazer, procurei vê-la a sós. Perguntei-lhe como ia o Sr. Goyang. Ela respondeu que ele já fizera o seu relato.

"Mas mudou alguma coisa?", indaguei.

Ela tentou esquivar-se das minhas perguntas com evasivas, reiterando que seu marido era a única pessoa que poderia responder às minhas perguntas. Durante uns cinco minutos travamos batalhas verbais fúteis. Minha irritação começou a patentear-se, pois era evidente que ela estava escondendo alguma coisa. Por fim, indaguei, com voz estridente:

"A senhora não se importa com o que pode acontecer a seu marido? Uma esposa dedicada nunca recusa dar informações importantes ao médico do marido."

Aquela mulher aparentemente valente e impassível desfez-se em lágrimas: "Esposa chinesa não fala do marido pelas costas".

Abandonando os rodeios, perguntei-lhe, com toda a meiguice: "O Sr. Goyang está tomando mais nitroglicerina?"

"Está. Toma nitro o dia inteiro", disse, entre soluços.

"E faz exercício?"

"Não. O peito dele dói muito. Faz um mês que não se exercita."

"Mas continua nadando?"

"Não, tem medo de nadar."

"Então por que toda essa representação?"

"Está apavorado com a ideia de ter de operar o coração."

Então, fiz Goyang andar na esteira elétrica, o que fizera muitas vezes sem reclamar de dor no peito. No passado, havia conseguido caminhar até onze minutos, seguindo à risca o programa de exercícios graduais. Agora, após cinco minutos, sentiu fortes dores no peito e começou a suar profusamente, o que o levou a parar o exercício. Sua pressão arterial caiu e ele queixou-se de tontura. O eletrocardiograma apontou profundas modificações e períodos curtos de taquicardia ventricular, distúrbio potencialmente perigoso do ritmo do coração. Levamo-lo em ambulância para o Brigham and Women's Hospital, onde um angiograma revelou sério estreitamento da artéria coronária esquerda. Esse é o tipo mais grave de obstrução, pois essa artéria é a principal alimentadora de duas das três coronárias principais. Quando essa condição se configura, reza consenso médico que a única opção terapêutica é a cirurgia, que deve ser imediata. Goyang submeteu-se a uma operação de emergência de desvio da coronária, recuperou-se sem complicações e está passando excepcionalmente bem.

Se a esposa não o tivesse acompanhado e eu não a houvesse "escutado" com os olhos, não teria percebido a profunda alteração no estado de Goyang. E o meu paciente provavelmente não teria sobrevivido a esse erro.

Ouvir não é ato passivo. O levantamento da história médica é uma entrevista cuidadosamente arquitetada, que passa em revista sistemática a doença atual, a história familiar e depois examina amplamente a história passada, literalmente da cabeça aos pés. Ao conhecer um novo paciente, e depois da apresentação inicial, o médico aprende que deve focalizar a atenção na queixa principal, a que levou o cliente ao consultório. Infelizmente, a queixa principal pode não ser o que mais afeta o paciente e até ter uma relação distante com algum problema subjacente. Aprendi isso quando ainda estudava na Faculdade de Medicina da Johns Hopkins.

Mais de cinquenta anos após graduar-me, lembro-me de poucos professores, porém recordo com precisão o Dr. Leo Kanner, psiquiatra pediátrico, cujo impacto sobre mim cresceu com os anos. Para mim, é difícil acreditar que com efeito só o tenha visto duas vezes na vida – em 1943, meu segundo ano de medicina – quando ele apresentou casos.

A QUEIXA PRINCIPAL

Em uma aula, que tenho gravada na memória, o Dr. Kanner falou-nos de uma mulher que o havia consultado várias semanas antes. Sua queixa principal consistia em problemas de comportamento de seu filho Dicky, de oito anos. No terceiro andar da casa, seus pais haviam lhe montado um quarto de brinquedos equipado com tudo o que era possível oferecer. No entanto, todas as manhãs o garoto descia para a sala de estar e espalhava sobre o tapete persa gibis e as páginas de tiras de quadrinhos do jornal diário. Nem súplicas, nem subornos, nem ameaças faziam a mínima diferença na conduta do menino. A mãe, supondo que o filho sofria de grave distúrbio, procurou o Dr. Kanner.

Na noite do mesmo dia, Kanner foi a um banquete cuja finalidade era a promoção da venda de livros sobre a Segunda Guerra Mundial. Sentou-se ao lado de uma senhora de meia-idade, de ar distinto, que durante o jantar contou, fazendo esforços para manter uma atitude senhoril, que seu filho Robert era fuzileiro naval no Pacífico. Estava muito preocupada com que o rapaz pudesse ser morto num ataque a alguma ilha distante, ocupada pelos japoneses. A essa altura, inesperadamente, ela fez uma curiosa pergunta:

"Dr. Kanner, talvez o senhor, como psiquiatra, possa explicar a estranha força psicológica de acontecimentos triviais. Quando penso no passado, uma de minhas recordações mais prazerosas é das manhãs de domingo, quando Robert espalhava no chão as páginas de tiras de quadrinhos dos jornais."

Kanner explicou que a primeira cliente, que se queixara do hábito do filho, estava profundamente perturbada. Seu casamento estava se esboroando e o marido, tendo um caso. Ela se sentia abandonada, desesperada e inerme. Sua principal queixa pouco tinha a ver com seus problemas. Sua queixa, continuou Kanner, era apenas o bilhete de um espetáculo teatral. E perguntou-nos:

"Imaginemos um crítico teatral. Seria capaz de escrever uma crônica inteligente dispondo apenas de um bilhete de entrada para uma peça a que não assistiu? Tudo o que poderia escrever seria que tal peça com tal título fora apresentada em certa noite. Talvez saiba o nome do autor, mas é a única coisa que sabe ao certo. É o que acontece com a queixa principal. Ela conta que alguma coisa está amargurando a paciente e a leva a procurar ajuda. Mas é só. A queixa principal com frequência nem se identifica com o órgão certo."

Kanner nos instruiu, como estudantes de medicina, a nunca prescrever algo para a queixa principal sem conhecer bem o paciente e saber com segurança o que na verdade o perturba. O médico devotado à arte de curar não podia nem devia focalizar sua atenção exclusivamente na queixa principal, nem mesmo num órgão doente. Para que fôssemos capazes de ajudar os doentes, era necessário expor os aspectos da vida que mais estresse produzissem.

Lamentavelmente, alguns médicos tratam da queixa principal. Mas, concluiu o professor, esse método não é aconselhável.

Ouvi frequentemente pacientes que descrevem um mal-estar que produz dor, mas, depois de levantar minuciosamente toda a sua história médica, descobria um difícil problema social ou familiar que nada tinha a ver com a queixa principal. "Doutor, na verdade, não vale a pena incomodar-se com isso." Muitas vezes encontrei-me a braços com problemas domésticos, de trabalho, questões psicológicas, assuntos de família e até problemas globais. Os problemas mais críticos são invariavelmente os de relações familiares conturbadas. Uma vez identificado o problema, é comum que o medicamento eficaz conste de palavras, em vez de drogas. Estou persuadido de que a maioria das receitas, cuja finalidade é aliviar queixas principais, é em grande parte irrelevante. Talvez seja por isso que tantos preparados receitados se demonstram inócuos, o que, sem dúvida, é fator de peso na elevação dos custos. O indivíduo com problema não resolvido continua buscando a solução e sai à cata de formulações. Além disso, muitos remédios prescritos para queixas principais podem causar efeitos colaterais nocivos. Desesperados, os pacientes acedem em submeter-se a procedimentos invasivos.

Em geral os médicos se concentram na queixa principal porque as escolas de medicina não lhes ensinam a arte de ouvir. Embora se dê ênfase à história médica, na verdade nem ensinam sua obtenção nem sua compilação. Entre os médicos circula um cínico aforismo: "Se tudo o mais falhar, fale com o paciente". Outro fator que concorre para essa situação é que a investigação que vai além da queixa principal leva tempo, e tempo é dinheiro. Acresce também que a história médica proporciona dados um tanto vagos, ao passo que os médicos querem fatos comprovados. Todavia, a tendência de recorrer à tecnologia não é fruto exclusivo da fome de certeza. A meu ver, o outro fator é ser a tecnologia encarada como legítimo substituto do tempo.

Limitar a obtenção da história médica à queixa principal amiúde inicia um vão processo de pesquisa de tópicos irrelevantes que, na melhor das hipóteses, são apenas tangenciais em relação ao problema maior. O que acontece quando a questão maior fica relegada em detrimento da focalização na queixa principal é ilustrado por uma experiência por que passei no começo de minha carreira.

DEFEITOS NO CORAÇÃO DE UM PAI

Uma senhora me apresentou a seu pai dizendo: "Meu pai tem um defeito no coração". Ela torcia o lenço e parecia bastante agitada. O velho, muito retraído, olhava vagamente para o espaço remoto, claramente desinteressado da conversa. Não era senil, pois respondia lúcida e precisamente às perguntas. No entanto, exibia uma aura de total desesperança.

Quando perguntei ao paciente o que o incomodava, a filha interveio dizendo que ele estava doente demais para responder. Disse que o pai sofria de séria angina do peito. Falava como se o pai não estivesse ali presente e ele não dava atenção ao que a moça dizia. Tinha os dias contados, insinuou ela. Quando perguntei ao homem se sentia algum mal-estar no tórax, ele, desconsolado, confirmou com a cabeça. Mas em seguida se contradisse, garantindo que não tinha nenhuma doença física.

"Papai, como você pode negar o que é óbvio para todo mundo?", exclamou a jovem.

Fiquei confuso. Por mais laboriosamente que eu tentasse, a filha, como boa jogadora de defesa, sempre se antecipava. O pai tinha cara de doente, descarnado, aéreo, aparentando muito mais que os seus setenta e cinco anos. O exame físico revelou coração pequeno e sadio, baixa pressão arterial, sem nenhum sinal de distúrbio cardíaco.

Quando corri a comunicar as boas novas à filha, ela reagiu de forma que me deixou estupefato.

"Não, não, não e não!", berrou e rompeu em pranto convulso. Por fim, consegui acalmá-la um pouco.

"O senhor não acredita que papai tem algum defeito no coração?", indagou, incrédula.

Finalmente consegui arrancar os fatos da moça, que continuava a soluçar incontrolavelmente, interrompendo o pranto com a pergunta retórica: "O que é que vou fazer?".

Ele era dono de uma próspera farmácia, na qual o genro trabalhava como farmacêutico. Cinco anos antes, quando a mãe dela falecera, filha e genro tinham convencido o velho a mudar-se para a casa deles. Haviam mobiliado o terceiro pavimento da casa e o convertido num apartamento completo. Um ano depois, haviam persuadido o ancião a transferir ao genro a direção do negócio. Nos últimos anos, o pai começara a aborrecer o genro, que, por sua vez, insistia que o velho não devia tomar refeições com eles. O marido da moça implicava quando o pai simplesmente andava pelo apartamento. O pai dava-se conta da agitação e tinha medo até de mexer-se na cadeira quando o genro estava em casa. Comendo parcamente, perdera muito peso. Tornara-se cada vez mais isolado e recluso. A filha, tomada de culpa e remorso, temia contrariar o marido rabugento. Alguns meses antes, o genro havia dado o ultimato: um dos dois devia ir embora – ou ele ou o velho. Foi nesse ponto que ela se convencera de que o pai estava morrendo de grave doença do coração.

Uma tragédia humana escondida atrás da queixa principal. O problema imaginário nada tinha a ver com a realidade daquela família enferma.

O INDÍCIO OCULTO

Tenho a convicção de que ouvir além da queixa principal é o método mais eficaz, mais rápido e menos dispendioso de chegar ao âmago da maioria dos problemas médicos. Um estudo feito na Inglaterra descobriu que 75 porcento das informações que levam a um diagnóstico correto provêm de uma história médica detalhada; 10 porcento, do exame físico; 5 porcento, de alguns simples exames de rotina; 5 porcento, de exames caríssimos e invasivos; e 5 porcento, não têm resposta. O resultado não surpreende. Afinal de contas, o paciente é o banco, o único lugar onde se deposita dinheiro. Para retirar o dinheiro, é mister ter fundos no banco. Alguns dos mais complicados problemas médicos que encontrei só puderam ser resolvidos com o auxílio de informações proporcionadas pelo consulente.

O tempo que se investe no levantamento de meticulosa história nunca é mal aplicado. Na verdade, a cuidadosa obtenção da história poupa tempo. O relato é como um mapa rodoviário: sem ele, a viagem seria somente uma romaria a vários postos para obter informações. Quando escasseiam os dados históricos minuciosos, o médico vê-se paralisado pela inação ou recorre a opções terapêuticas impróprias.

Nos dias anteriores à eletrocardiografia móvel, estava eu junto ao leito de um paciente que apresentava renitente arritmia. Várias vezes por dia, uma acelerada arritmia o dominava. Mas, estando hospitalizado já havia uma semana, não se descobria a razão do problema. Em conversa com o pessoal médico do hospital, comentei, frustrado: "Se pudéssemos precipitar a arritmia, o problema seria fácil de resolver." O paciente, que escutava atentamente, olhou-nos espantado e disse:

"Doutor, eu sei como provocar uma crise."

"Como?", perguntei, um tanto incrédulo.

"Ficando de pé e me abaixando para amarrar os cordões dos sapatos."

A resposta parecia estapafúrdia, mas eu não quis desapontá-lo e pedi uma demonstração. O homem inclinou-se e, acreditem, precipitou a taquicardia que tanto havíamos esperado sem saber o que fazer.

É frequente que o paciente não só revele o problema como dê informações capazes de aliviá-lo. Um presidente de faculdade consultou inúmeros médicos durante um decênio a respeito de sua taquicardia ventricular, grave desordem do ritmo cardíaco. Estivera internado em renomados centros cardiológicos do país, tomando mais de uma dúzia de diferentes medicamentos, sem o menor efeito. Em sua primeira visita, perguntei-lhe a que horas ocorria a arritmia. Respondeu que o fenômeno se verificava de manhã, antes de ele sair correndo para o trabalho. Perguntas em busca de mais detalhes revelaram uma resposta mais precisa: entre as sete e meia e as oito e meia da manhã.

Após obter mais dados, sugeri ao paciente que o problema se resolveria se regulasse o despertador para as cinco e meia e, assim que acordasse, tomasse uma dose dupla da medicação antiarrítmica e tornasse a dormir. E aconselhei a não tomar mais remédio o resto do dia. Seguindo esse método durante oito anos, ele viveu totalmente livre da arritmia.

É assombroso que nenhum médico tivesse identificado a hora exata em que surgia o problema. Em vez disso, havia tomado dose maior do mesmo remédio a certos intervalos durante o dia, como lhe fora prescrito, excesso que lhe produzia muitos sintomas adversos, sem conter a arritmia. A razão do fracasso era clara: a dose tomada à noite dissipava-se de manhã cedo. A dosagem matutina era tomada muito próximo do início da desordem do seu ritmo cardíaco, de modo que a droga na corrente sanguínea não tinha tempo de alcançar o nível terapêutico efetivo. Além do mais, precisava de dose maior naquele momento para impedir que a arritmia se manifestasse. Grau algum de feitiçaria tecnológica teria resolvido esse problema. A solução nunca teria sido encontrada sem a cooperação do paciente.

CONVERSA DE ESPOSA

O levantamento da história médica é sempre melhorado quando está presente outro membro da família, especialmente o cônjuge. A maioria dos médicos prefere ver os pacientes a sós, com o argumento de que esse método permite focalizar aspectos essenciais e manter o controle. Outra justificativa é que, sozinho, o paciente se sente menos inibido. Podem-se abordar certos problemas íntimos, o que não seria o caso se houvesse companhia.

Discordo desse ponto de vista. Naturalmente, sempre consulto a pessoa se deseja que o marido ou a esposa esteja presente à entrevista. Invariavelmente, a resposta é afirmativa. Tenho plena certeza de que essa presença estimula, ao invés de impedir, o fluxo de importantes informações e abrevia o tempo necessário para conhecer o paciente. Sem o cônjuge, às vezes algo fica esquecido; perguntas embaraçosas ficam sem resposta. Mais importante ainda: o casal proporciona uma visão profunda da dinâmica familiar, que as meras palavras não comunicam. Ouvindo as respostas do paciente e observando o cônjuge, o médico é imediatamente alertado para zonas de possível perturbação. O casamento é feliz, ou marido e mulher vivem às turras? Há algum esqueleto escondido no guarda-roupa da família? Há conflitos com os filhos, genros, noras e cunhados ou outros membros da família? O trabalho do paciente será tão frustrante – um beco sem saída – ou é doloroso demais para ser discutido? Esses e muitos outros problemas podem ser rapidamente trazidos à luz quando marido e mulher estão juntos.

Muitos dos exemplos que cito demonstram a importância da esposa na focalização de questões essenciais que levam o paciente ao médico e proporcionam maior veracidade às histórias. Digo "esposa" em vez de "marido" por várias razões. A mulher, de um modo geral, sabe muito mais a respeito da saúde do esposo e tende a ser mais informativa do que o marido em relação à esposa. Além disso, os males coronários, que formam boa proporção de minha prática médica, são muito mais comuns entre os homens que entre as mulheres. Também há maridos que não querem ou não podem afastar-se do trabalho para acompanhar a esposa. Mas a mulher invariavelmente arranja tempo para estar com o marido.

Às vezes, detalhes menores, como a Sra. Goyang fixar os olhos no teto, só vêm à tona quando a esposa está presente. Tive um paciente que, cada vez que lhe perguntava sobre sexo, respondia sem pestanejar: "Sexo não é problema".

A cada visita anual, a conversa era a mesma:
"Sexo?"
"Sexo não é problema", respondia ele, imediatamente.

Ele já era meu cliente fazia uns cinco anos quando pela primeira vez a esposa veio com ele. Ao colher dados para a história médica dos últimos meses, fiz a velha pergunta sobre sexo e ele deu a mesma resposta. A esposa pareceu estarrecida e olhou inquisitorialmente para o marido. Perguntei:
"Como o senhor pontua exatamente essa resposta?"
Ele respondeu, um tanto embaraçado:
"Sexo? Não. É problema!"
E defendeu-se dizendo:
"Há cinco anos venho dando a mesma resposta, mas o senhor não prestou atenção a ela."

Tenho plena consciência de que, com o passar dos anos, vai-se transformando a maneira pela qual o médico escuta. Os fatos e dados fluem mais rapidamente, fazendo-me indagar por que se dedica tanto tempo à aquisição de informações irrelevantes. No entanto, as perdas são compensadas pelas vantagens. Focalizo mais minha atenção nos interstícios entre as palavras, nos significados embutidos nas pausas, nas inflexões, nos termos vacilantes. Comumente, o silêncio comunica essência. A gente aprende a decifrar um assunto de que não se falou. A intuição se aguça, permitindo-nos captar uma nova ordem de complexidade, absorver o subliminal e integrá-lo quase instantaneamente num conjunto – numa Gestalt, como diriam os psicólogos – que enfeixa outras verdades. Pena que se leve uma vida toda para se adquirir a sabedoria clínica que possibilita captar o essencial com grande economia de palavras.

DOR NO PEITO E MAL DE AMOR

Um californiano de setenta e tantos anos procurou-me para uma segunda opinião quanto à necessidade de uma cirurgia de implante e desvio coronário. Durante os últimos dois meses, o Sr. A. vinha sofrendo uma pressão no peito que o afligia no fim da tarde e se prolongava até a hora de deitar-se e às vezes lhe perturbava o sono. Seu médico em La Jolla, onde morava, avançara tecnologicamente, embora deixasse de obter histórias médicas de grande alcance. O teste de estresse com uso de tálio havia revelado várias áreas de reperfusão, sinal de desordem ameaçada pelo bloqueamento das coronárias. Embora o Sr. A. tivesse artérias coronárias afetadas, a dor no peito não se devia, como se provara definitivamente, à angina. Ela sobrevinha quando estava em repouso, não em exercício, e era especialmente grave à noite; o episódio durava horas e não era aliviado pela nitroglicerina. Esses fatores faziam duvidar muito de que se tratasse de angina. Mas não bastavam para garantir que não era. O médico deve ser capaz de dar ao paciente uma explicação que não apenas faça sentido como seja aceitável e ajude a suportar os sintomas.

Dois anos antes, eu vira a Sra. A. numa única consulta. Estava seriamente incapacitada por grave problema do coração, porém ainda mais ameaçador era o adiantadíssimo enfisema de que sofria. Era uma grande dama em todos os sentidos, irradiava encanto e dignidade. Embora estivesse em cadeira de rodas e cada alento fosse um sacrifício, transmitia uma alegria de viver que me deixava mudo de admiração e respeito.

"Cada dia é uma alegria quando desperto e vejo a luz do sol. Conto minhas vantagens, que são muitas. Acima de tudo, ter um companheiro que continuo amando depois de quase cinquenta anos", dizia com um sorriso, como se estivesse saboreando um fato deleitável naquele momento.

Tudo isso me veio à mente ao ouvir a queixa de dor no peito do Sr. A. Também recordei vivamente, como se ela acabasse de dizê-lo, que no Texas, onde viviam naquela época, o *smog* e o ar carregado de pólen agravavam imensamente seus problemas de saúde; por isso, planejavam mudar-se para a Califórnia.

Perguntei ao Sr. A. quando se haviam mudado para a Califórnia.

"Em 28 de janeiro", respondeu.

Exatamente dois meses antes, na mesmíssima ocasião em que começara a sentir dor no peito. Anotei esse pequeno fato para uso posterior e guiei minha entrevista médica a familiares e amigos. Os filhos ainda estavam no Texas, da mesma forma que a maioria dos amigos.

Comecei a perceber uma aura de depressão. Quando o inquiri sobre o sono, o Sr. A. disse que, preocupado com a esposa, raramente dormia a noite inteira. Amiúde lhe fazia massagens nas costas para ajudá-la a respirar. Tornou-se claro que ambos viviam amarrados ao lar, mas que ele não se importava porque sair dava muito trabalho. Ela era prisioneira da cama e da cadeira de rodas. Com frequência tornava-se necessário cancelar os compromissos sociais quando a Sra. A. tinha falta de ar e ficava totalmente dependente do oxigênio.

O teste de exercício na esteira mecânica não provocou nenhum mal-estar torácico. Surpreendentemente, o Sr. A. perseverou pouco mais de dez minutos, antes de parar, cansado. Resultado excepcional, como seria para um homem vários decênios mais moço. Refletia as duas horas diárias de exercício intenso a que se entregava para "conservar o equilíbrio mental".

Quando nos encontramos no consultório para o sumário, em presença de seu filho, comecei a alinhar os fatos:

"O senhor possui aparelho cardiovascular notavelmente sadio; a doença coronária surgida há vários anos manteve-se absolutamente estável, como demonstra o angiograma. O senhor não tem angina do peito. A dor no peito não tem nada a ver com o coração, porém surpreende-me que seja tão leve."

Ele me olhou, atônito, e eu continuei:

"Em vista da situação impossível em que se encontra, admiro enormemente a maneira sadia, calma e humanitária pela qual vem se portando. Mudou-se para a Califórnia por amor à esposa. O senhor não dispõe mais de nenhum sistema de apoio. Seus deveres começam antes de o sol nascer e não terminam senão muito depois do poente. Serve de médico vinte e quatro horas por dia. Nem mesmo um interno jovem e robusto, muitos anos mais moço que o senhor, acharia fácil suportar tamanha abnegação. O peso que sente no peito, no fim da tarde, é a linguagem do corpo resumindo o estresse a que está sujeito. E é pior à noite porque de noite todos nós nos sentimos desamparados."

Enquanto eu falava, o Sr. A. virou para mim os ombros convulsionados e o filho dele abertamente enxugou os olhos. Fiz algumas sugestões concretas para ampliar seu círculo de responsabilidade. Quando se preparava para ir embora, mencionou que iria reduzir o intervalo entre as consultas. Da próxima vez que apareceu, havia se livrado completamente do mal-estar no peito.

A coleta atenta da história médica faz mais do que acrescentar detalhes. É o aspecto mais importante da profissão médica. Conquanto a obtenção dos dados demande tempo, não há tempo que possa ser usado mais proveitosamente. Em última análise, nela reside o alicerce do relacionamento humano entre paciente e médico, baseado no respeito mútuo. O tempo que nela se emprega é um pequeno sacrifício na via do tratamento e da cura.

2
Ouvir pelo tato

EM SEU LIVRO *The Youngest Science,* Lewis Thomas observa sabiamente que o tato é o elemento mais eficaz da arte da medicina*. A afirmativa parece-me verdadeira. Tenho a convicção de que tocar o paciente é uma vantagem para o internista, ao passo que o psiquiatra senta-se distante e apenas escuta. O tato é um meio de conseguir significativas visões íntimas.
    Na primeira entrevista, a conversa frequentemente é impessoal. Mas às vezes, depois do exame físico, o relacionamento com o cliente altera-se substancialmente. O distanciamento entre as pessoas se esfuma e é substituído pela conversa fácil, confortadora e fluida. Material que não fora nem divulgado nem suspeitado surge quase naturalmente. O interrogatório deixa de ser ressentido. O estranho de minutos atrás abre-se em intimidades a que comumente só se chega em longa e confiante amizade.
    Na Idade Média, os doutores encostavam o ouvido no abdome ou no peito do paciente para escutar os sons dos intestinos ou o ritmo do coração. Alguns treinaram ouvir sopros ruidosos. Seria difícil ficar mais próximo do doente. O ouvido grudado à parede torácica era uma demonstração de afinidade humana.
    "É difícil imaginar gesto mais amistoso, sinal humano mais íntimo de preocupação pessoal e de afeto do que aquelas cabeças in-

---

* Lewis Thomas, *The Youngest Science: Notes of a Medicine-Watcher.* Nova York, Viking, 1983.

clinadas afixadas à pele", escreveu Thomas, observando ser este um dos grandes avanços da história da medicina.

O primeiro contato, quando o médico conhece o paciente, deve ser um aperto de mãos – saudação de boas-vindas, gesto de hospitalidade e sinal da disposição de aceitar alguém em sua qualidade de ser humano, de semelhante. Para o médico, é um verdadeiro tesouro de informações. Em primeiro lugar, toda a interação é a mini-imagem do caráter e do estado psicológico que transmite dados importantes: a mão é oferecida com vigor, ou trêmula de desconfiança, ou estendida com hesitação, somente como resposta relutante à mão do médico? O aperto de mão firme, de uma pessoa que se sente segura, contrasta com os dedos moles e fugidios, que vacilam em tocar, como os de um paciente indeciso ou perturbado.

Poder-se-ia escrever um tratado sobre o valor diagnóstico do aperto de mãos. Tenho um exemplo. Um ancião de sessenta e cinco anos procurou-me em meados do inverno, preocupado com palpitações no coração. Quando trocamos um aperto de mãos, causou-me espécie sua palma quente, ligeiramente suada. Como lá fora soprava um vento frio, comentei que devia estar com luvas grossas de pele de carneiro. Ele respondeu que raramente usava luvas. Suspeitei imediatamente de uma tireoide hiperativa, o que mais tarde se confirmou em análises de laboratório. Quando a tireoide é hiperativa, acelera-se o metabolismo de todos os órgãos, e a pele, recebendo maior fluxo de sangue, fica quente e úmida, enquanto o coração, batendo mais rapidamente, predispõe-se a arritmias.

Como salientou Thomas, o mais antigo ato de perícia do médico foi o toque das mãos. Até o século atual, na maioria dos casos era relativamente pouco o que o médico podia proporcionar. Com a passagem do tempo, esse simples ato de compaixão se transformou em arte. Eventualmente, adquiriu foros de perícia científica e a mão tornou-se importante instrumento de diagnóstico. Apalpava-se o pulso para sentir os batimentos do coração e seu ritmo. O grego Galeno, o mais conhecido médico dos tempos romanos, foi o primeiro a analisar o ritmo do coração por meio do pulso. A apalpação da parede do tórax podia revelar o tamanho do coração ou a existência de um aneurisma; o pescoço denunciava a glândula tireoide inchada ou a presença de anormalidades da válvula aórtica.

A dedos sensíveis, o ventre dava abundantes informações – uma inflamação do baço ou do fígado, dilatação da aorta e presença de tumor ou de apêndice inflamado eram primeiro percebidas por meio de apalpações. Embora eu nunca tenha dominado a arte de escutar com o ouvido grudado no peito ou na barriga, em muitas ocasiões fui recompensado por apalpar com atenção e cuidado uma caixa torácica. Minha asserção de que por vezes é possível descobrir, por meio de toques, a aproximação de um infarto do miocárdio era geralmente recebida com descrença pelos colegas. Mas num dia quente de julho, uns trinta e cinco anos atrás, foi exatamente o que fiz. Quando dois candidatos a pós-doutorado chegaram para trabalhar comigo no Peter Bent Brigham Hospital, o primeiro paciente que visitamos foi um corpulento ex-atleta de meia-idade, antigo zagueiro de futebol americano de Salt Lake City. Naquele mesmo dia havia sido operado da vesícula biliar e a nossa visita era pós-operatória de rotina. Os sinais vitais estavam perfeitos, mas, quando coloquei as mãos no rijo peito do homem, percebi um paradoxal movimento de aspiração na parte superior esquerda, que normalmente não tem movimento algum. Sussurrei aos meus ajudantes que o paciente deveria ser submetido de imediato a um eletrocardiograma, pois podia estar sofrendo um ataque do coração. Os estudantes se entreolharam, atônitos. O mais expansivo e cínico dos dois deu uma risada sarcástica, sugerindo que eu estava fazendo troça deles.

Continuamos a visita. Cerca de vinte minutos mais tarde houve um alerta na enfermaria que acabávamos de visitar e soubemos que o homem tivera uma parada cardíaca. Os esforços para reanimá-lo foram inúteis e a necrópsia identificou infarto do miocárdio. Os dois estudantes, intimidados e um pouco confusos, passaram a tratar-me com reverência, pelo menos durante alguns dias.

Outro método de tato é a percussão, introduzida no século XVIII pelo médico Leopold von Auenbrugger, para sondar melhor os mistérios do corpo. O jovem Leopold obervou que seu pai, comerciante de vinhos, dava pancadinhas nos barris com a mão para verificar a quantidade de vinho neles contida. Quando se formou em medicina, aplicou a mesma técnica às cavidades do organismo. A percussão ajuda a identificar a consolidação dos tecidos pulmonares (como sucede em pneumonias) e líquidos nas cavidades do peito e do abdome, dando uma ideia aproximada do tamanho do coração. Como também concorre para aproximar médico e paciente, é uma técnica que promove a confiança.

TOCAR SEGREDOS ÍNTIMOS

Lembro-me de duas pacientes cujas histórias médicas, levantadas com toda a minúcia, pouca coisa importante continham. Apesar disso, durante o exame físico, verdadeiro ato de comunhão por meio do tato, surgiu uma catadupa de dados chocantes.

No primeiro caso, uma senhora de oitenta e cinco anos queixava-se de múltiplas dores. Sua história médica nada registrava de estranho e parecia objetiva; porém, a paciente tinha um ar vago e parecia possuída de acabrunhante mágoa. No exame físico, num acesso de desvairada imaginação, enquanto delicadamente lhe apertava o antebraço, perguntei:

"Se a senhora quer que a ajude, por que guarda tanto segredo?"

Ao enunciar a pergunta, arrependi-me de haver sido tão metido e atrevido. Seu corpo estremeceu e ela me pareceu uma presa acuada. Movia a cabeça repetidamente de um lado para outro e, num murmúrio suave, quase inaudível, disse: "Não. Oh, não!".

Depois de uma pausa quase interminável, disse meio como afirmativa, meio como pergunta:

"Então, o senhor sabe?".

Permaneci calado, sem ideia do que deveria saber e despreparado para o que viria. Olhando à frente, lembrando alguma tristeza remota, ela contou uma história sufocada durante muitos anos.

Havia crescido no seio de uma próspera e distinta família de Boston, mas aos dezenove anos tivera um romance com um homem de uns trinta e cinco anos. Os pais da moça opuseram-se veementemente ao relacionamento, advertindo-a de que o seu fim seria triste. Quando ela descobriu estar grávida, arranjou emprego numa fazenda em Vermont. Aí teve a criança sozinha e jogou a criatura num poço. Continuou sendo a solteirona gentil e fantasmagórica, sem nunca revelar, até aquele momento, que matara o próprio filho.

A outra paciente era brasileira, carioca, miúda, atraente, impetuosa. Aparentava ter quarenta, mas na verdade tinha sessenta e um anos. Consultou-me por causa de numerosos episódios de taquicardia atrial paroxística. Parecia pertencer à alta sociedade e evidentemente estava acostumada a ter tudo o que queria, desde o berço. Exigia atenção a seus menores caprichos e não aceitava que a contrariassem. Quando me contou que fazia psicoterapia em Nova York, cidade que visitava para esse fim várias vezes ao ano, indaguei: "Por que não no Rio?".

"Oh, nossa comunidade é muito pequena e o mexerico, seu maior passatempo", respondeu.

Tentei descobrir as origens da sua turbulência emocional por meio de extraminuciosa interrogação para a história médica, mas nada consegui. Contou-me que era católica muito fervorosa e que tinha um filho, casado. Quando cheguei ao ponto do relato referente à vida conjugal e sexual, ela esquivou-se de responder, declarando categoricamente que essas questões nada tinham a ver com o coração. Além do mais, eram da área do psiquiatra.

Fiz-lhe uma longa preleção a respeito de nossa pesquisa sobre conexões entre o cérebro e o coração e como o tratamento amiúde fracassava quando esse relacionamento não era levado em conta. Ouviu-me com ar absorto e não reagiu. Mas, depois de um exame físico bem detalhado, algo sucedeu. Deixou de afigurar-se tão reticente e pareceu empenhada em falar quando a levei ao fluoroscópio. Naquela época, a fluoroscopia era feita em aposentos escuros como o breu; para adaptar-se às trevas, usávamos óculos vermelhos. Ela estava encostada na prancha fria quando lhe coloquei a tela fluoroscópica sobre o peito. Eu estava sentado bem perto dela e nossos corpos quase se tocavam. Quando liguei o fluoroscópio, vi sobre o coração um grande crucifixo que ela não havia tirado do pescoço. De repente, ela perguntou:

"Doutor, é possível que a masturbação torne anormal o ritmo do coração?".

Apaguei o fluoroscópio, mas não acendi a luz. Naquela treva espessa os sons pareciam amplificados. Eu disse, num cochicho: "Questão muito interessante! Por que essa pergunta?".

Em voz baixa, com toda a calma, começou a contar.

Loucamente apaixonada, havia se casado quarenta e três anos antes. A cerimônia nupcial fizera época no Rio, mas depois dos esponsais o marido desaparecera. Fora ver a amante, no dia de suas núpcias! Quando mencionou isso, sua voz pela primeira vez traiu emoção. Somente uma semana depois soubera da traição do marido e jurara nunca mais ter relações sexuais com ele. Em vez disso, masturbava-se frequentemente. Como obediente católica, nem pensava em divórcio.

"A senhora discutiu o caso com o psiquiatra?", perguntei.

"Não. Nunca falei disso a ninguém. É uma cruz que tenho de carregar sozinha. É o meu destino."

Na prática médica, o tato tornou-se perfunctório, da mesma maneira que o exame físico se transformou em mera formalidade. O distanciamento começou cento e setenta e seis anos atrás, quando o médico francês René Laennec fez um rolo de cartolina que mais tarde evoluiu e se transformou no estetoscópio. Embora tivesse aperfeiçoado vastamente a auscultação, desfez um elo de contato direto. Como ciência, a jornada da medicina nos levou longe e, em sua maioria, os avanços foram positivos. Seria insensato desejar o retorno à cabeça inclinada e ao ouvido à escuta de sons do corpo para descobrir problemas funcionais do coração ou dos pulmões. Mas o progresso científico e os avanços tecnológicos não demandam o abandono das qualidades que incrementam a intimidade e promovem carinhosa atenção.

"A medicina deixou de ser a aplicação das mãos; hoje, é mais uma leitura de mostradores de máquinas", escreveu Lewis Thomas.

O que deve ser deplorado é a perda do vínculo íntimo entre o paciente e o médico.

3
Mente e coração

SE OUVIR É TÃO importante, o que o médico quer ouvir? Fundamentalmente, a meta é compreender o problema médico, bem como entender a pessoa que apresenta os sintomas. É isso que comumente precisa de esclarecimento. Ao colher a história médica, o médico começa a conhecer o indivíduo como ser humano. O que significa não apenas apreender os fatos básicos sobre família, educação, trabalho e outros, mas também compreender o caráter do que "faz o sujeito funcionar". O foco incide em extraordinários estresses emocionais e nos consequentes comportamentos psicológicos.

Desde os primórdios da medicina, os médicos perceberam que as emoções tanto predispõem a pessoa à doença como influenciam seus efeitos. Os cardiologistas aprenderam que os estresses psicológicos podem influir nos mais íntimos aspectos da função do coração. Os estresses de comportamento são capazes de acelerar os batimentos do coração, elevar a pressão arterial, reduzir o fluxo do sangue arterial nas coronárias, agravar a irritabilidade elétrica do coração e afetar a capacidade de contração do miocárdio, o músculo que bombeia o sangue. Efetivamente, a mente conturbada pode atrapalhar o ritmo do coração do indivíduo, predispô-lo à angina do peito, precipitar-lhe um ataque do coração e provocar-lhe súbita morte cardíaca.

Por isso, a coleta de informações não deve incluir apenas dados sobre doença, como captar a agitação que domina a mente do paciente. Hoje em dia, ouvimos falar muito do papel da mente como se fosse o mais novo descobrimento, mas na história da ciência a mente antecede muito o cérebro físico. Até fins do século XIX, a mente era considerada parte inseparável do corpo, mas, com o progresso da ciência, o dualismo passou a invadir o pensamento médico. A mente foi tirada do corpo e adquiriu entidade de órgão à parte, uma entidade mais espiritual do que científica. O corpo, como objeto da indagação científica, pode ser sondado, analisado, penetrado, dissecado e materializado. Amostras de seus líquidos e secreções podem ser quimicamente analisadas; cada processo patológico, identificado; sua progressão, prevista; reação a tratamentos, avaliada e quantificada. Tudo isso continua sob o domínio da ciência. Tal não é, porém, o caso da mente, cujas tonalidades são percebidas e imaginadas, mas não medidas. Até hoje não existe metodologia que materialize a perturbação dos estados internos expressos pelas sensações de ansiedade, tensão, inadequação e depressão. Esses estados emocionais são fatores de risco para as doenças, moldam a aparência dos males, determinando o andamento e a marcha da recuperação.

 Quando os problemas psicológicos dominam uma doença, como frequentemente acontece, o clínico geral amiúde diagnostica psiconeurose, denominação vaga de uma cesta de lixo à qual se consigna uma porção de condições que carecem de explicação científica. O paciente sai perdendo, e muito, com a exclusão dos aspectos psicológicos da doença, e a desconsideração da dimensão emocional reduz a capacidade do médico de aliviar uma doença crônica. Durante certo tempo, as drogas podem aliviar alguns dos sintomas surgidos, porém a doença subjacente não é curada. A desatenção ao domínio psicológico fratura a medicina no seu âmago, fazendo distinção entre tratamento e cura. Esse enfoque comum prejudicou a imagem dos médicos e reduziu muito o seu papel na sociedade.

 Minha preocupação com a psicologia antecedeu meu interesse na medicina. Nos meus tempos de ginásio, devorei Freud e me absorvi na psicanálise, que considerava o maior avanço científico do século. Como já afirmei, planejei tornar-me psiquiatra, mas logo que ingressei na faculdade de medicina descobri como a psiquiatria era subjetiva e o desencanto impulsionou-me impensadamente para o outro extremo. Após formar-me em medicina, passei um ano de amargura dissecando cadáveres no Grace Hospital, em New Haven, como interno de patologia. No entanto, mesmo rejeitando a psiquiatria como disciplina formal, não perdi meu fascínio pelo relacionamento mente-cérebro, a essência do que nos faz seres humanos. Após estabelecer-me na cardiologia acadêmica, retornei ao meu namoro científico inicial. É estranho como os ciclos e epiciclos da vida nos induzem a voltar a fixações juvenis. Conquanto abandonasse rapidamente meu interesse inicial pela psiquiatria, o trabalho de minha vida culminou na preocupação com os aspectos psicológicos da doença. Apesar de não o haver planejado conscientemente, o meu não deliberado trabalho de pesquisa de três décadas foi se concentrando cada vez mais na exploração dos vínculos entre a mente e o coração. Não há dúvida de que o que o indivíduo faz resulta no que ele é. Regressei ao meu ponto de partida como se dirigido por um destino implacável.

Meu interesse pelo aspecto psicológico foi constantemente reavivado pela observação clínica e pela leitura de literatura enciclopédica. O artigo "Morto pela Imaginação"*, publicado por uma revista médica da Índia, imprimiu impressão indelével em minha carreira.

Um médico hindu foi autorizado por dirigentes de uma penitenciária a usar em assombroso experimento um criminoso condenado à forca. O médico persuadiu o preso a deixar-se dessangrar – sangrar até morrer –, garantindo-lhe que a morte seria indolor e gradual. Depois de concordar, ele foi amarrado numa cama e teve os olhos vendados. Nos quatro suportes do leito foram pendurados frascos de água que gotejavam em recipientes dispostos no piso. Nas quatro extremidades do corpo praticaram-se lacerações e a água começou a gotejar nas vasilhas, rapidamente no início e depois cada vez mais devagar. Pouco a pouco, o penitenciário foi se debilitando, condição reforçada pelo cantochão do médico em tom cada vez mais baixo. Por fim, o silêncio tornou-se absoluto e o gotejamento da água parou. Embora o preso fosse jovem e robusto, ao fim do experimento e do corrimento de água, ele parecia ter perdido os sentidos. Quando examinado, porém, verificou-se que havia falecido, sem perder uma única gota de sangue.

* N. S. Yagwer, "As Emoções como Causa de Morte Rápida e Súbita", *in Archives of Neurology and Psychiatry*, 36,1936, p. 875.

Através dos séculos foram compiladas inúmeras histórias desse teor. Os praticantes de medicina sabem há muito tempo que a ação nervosa influencia todas as partes do corpo. Há quase trezentos e cinquenta anos, o descobridor da circulação sanguínea, William Harvey, escreveu: "Toda ação da mente, quer se distinga pela dor ou pelo prazer, esperança ou temor, é causa de uma agitação cuja influência atinge o coração".

Em minha carreira profissional, também me preocupou o problema da morte súbita cardíaca, importante causa de óbito nos Estados Unidos. Por essa razão, foi natural que combinasse minhas duas preocupações ao investigar os estresses psicológicos como "estopins" da morte súbita cardíaca. Muito antes que os médicos tratassem dessa correlação, o folclore das mais variadas sociedades e culturas concluiu que as emoções que produzem estresse podem causar morte súbita. Nossa linguagem cotidiana está cheia de expressões como "morreu de coração partido", "com peso no coração", "com o coração prestes a estourar", alusões evidentes ao insuportável estresse emocional. Hoje, as notícias da imprensa correlacionam morte repentina com emoções intensas. Não obstante tudo isso, a profissão médica hesita em atribuir crendices ao folclore ou à sabedoria popular e continua profundamente cética ante a massa de dados epidemiológicos sobre o papel das emoções em mortes causadas por distúrbios cardiovasculares.

No início deste século, Karl Pierson, cognominado "pai da bioestatística moderna", estudou as datas do falecimento dos casais nas lápides de cemitérios da Grã-Bretanha, Holanda e Alemanha e verificou que maridos e esposas tendiam a morrer no mesmo ano que o companheiro. Essa aparente coincidência vem sendo corroborada desde aquela época. Os que sofrem a dor da morte do cônjuge ou de parente próximo estão mais arriscados à morte súbita cardíaca. Desde a época de Pierson, numerosas pesquisas epidemiológicas apontaram variados estresses sociais ligados a crescentes taxas de doença e óbito causados pelas artérias coronárias. Um estudo abundantemente documentado ressalta as variações na morbidade e na mortalidade dos primeiros japoneses a se mudarem para o Havaí e depois para a baía de San Francisco, na Califórnia. No Japão, a doença das coronárias é pouco frequente. Subiu entre os que se fixaram no Havaí e chegou a igualar, entre os nipo-americanos residentes na costa do Pacífico, à incidência vigente nos Estados Unidos. A explicação corriqueira é de que os nipônicos sucumbem a hábitos americanos malsãos, como a elevada ingestão de gorduras, maior consumo de tabaco e sedentarismo. O fato estranhíssimo, porém, é que os japoneses da costa do Pacífico americano que resistem à assimilação, apesar de apresentarem semelhantes taxas de colesterol, pressão arterial e níveis de uso do fumo, caracterizam-se por mais baixos índices de doença do coração e de morte cardíaca. Se a preservação da cultura japonesa protege contra os embates das doenças cardíacas, os processos psicológicos devem desempenhar importante papel nessa imunização.

Dados semelhantes, relativos ao impacto dos estresses provocados pelo trabalho, são apresentados por pesquisas levadas a cabo entre funcionários públicos londrinos. O pessoal executivo e administrativo apresenta a mais alta esperança de vida, ao passo que os trabalhadores braçais se caracterizam por uma taxa de mortalidade por doenças cardiovasculares quatro vezes mais alta. A correção de dados, levando em conta os conhecidos fatores de risco, presumindo-se que as classes econômicas mais baixas adotem hábitos nocivos, não altera essas disparidades estatísticas. Mais uma vez, a implicação é que os fatores psicológicos ligados a empregos insatisfatórios e mal remunerados redundam em riscos de doenças do coração. Isso também é verdade nos Estados Unidos.

Além da ocupação, o nível de educação é indício efetivo da esperança de vida. Em média, os diplomados por universidades vivem mais tempo do que aqueles que só completaram o curso elementar. E, se um emprego estressante é fator de risco de doença e morte cardíacas, isso acontece também com a falta de emprego. Nos Estados Unidos, a cada 1 porcento de aumento no índice de desemprego corresponde uma elevação de seis mil mortes anuais por doenças das coronárias. Do lado positivo, as enfermidades cardíacas fazem muito menos vítimas entre os cidadãos felizes no matrimônio que participam de questões sociais amplas, os membros de famílias muito unidas, aqueles que possuem *hobbies* atraentes e grande diversidade de interesses. Entre os que vivem sós, a companhia de animais de estimação reduz os riscos. Entre indivíduos que têm uma extensa vida social, é provável que um ataque do coração tenha consequências menos danosas. Por exemplo, os que moram com cônjuges, parentes ou amigos apresentam – seis meses depois de sofrer ataque do coração – metade da taxa de recaída que caracteriza os solitários.

Na verdade, entre os doentes das coronárias, a solidão representa o mesmo risco que uma congestão cardíaca, uma das mais sérias complicações do ataque do coração. Esses fatos revelam enfaticamente o poder da mente de afetar a doença cardíaca e seu desenlace.

Outros dados colaterais provêm de desastres naturais e de guerras, que acarretam pesados estresses psicológicos, do que resulta o aumento da morbidade e da mortalidade cardíaca. O terremoto ocorrido na Grécia em 1981, por exemplo, foi seguido, entre 24 e 48 horas, da triplicação dos óbitos por causas cardiovasculares. O ataque de mísseis iraquianos contra as cidades israelenses resultou em aumento da mortalidade cardíaca. No dia em que os primeiros mísseis Scud atingiram os alvos verificou-se forte alta de falecimentos por males cardíacos – 58 porcento –, notando-se que a vulnerabilidade entre as mulheres foi o dobro da dos homens.

Ao contrário dos eventos negativos, que geram aumentos de morbidade e mortalidade cardíaca, os acontecimentos positivos e significativos adiam as mortes. Dois psicólogos de San Francisco, D. P. Phillips e E. W. King, sugeriram que os doentes terminais podem obter um "compasso de espera", rogando a Deus que adie a chamada até sobrevir um evento importante, como um nascimento, casamento, aniversário, feriado religioso etc. Se algumas pessoas de fato conseguem esse adiamento, deve registrar-se uma queda antes de um acontecimento psicossocial, seguida de alta logo depois. Phillips e King investigaram a distribuição de óbitos entre judeus e gentios na época do Pessach, um dos mais importantes feriados religiosos judeus. Constataram que os judeus idosos apresentavam teor muito inferior de mortalidade na semana anterior ao Pessach. Esse resultado foi observado em dezenove primaveras sucessivas, período para o qual se dispunha de dados.

Como o Pessach para os judeus, o Festival da Lua da Colheita, no outono, é uma ocasião de grande alegria para as chinesas idosas, que gozam do adiamento da morte durante a semana precedente. Depois do feriado, segue-se um período de aumento de óbitos.

Já notei que é bastante difundida a crença de que há relação crítica entre estresse e coração. Quando pergunto a alguém qual é o mais provável dia da semana em que vai morrer, a resposta invariavelmente é: segunda-feira. Visto que a maioria considera o trabalho uma atividade ingrata, também acha que o primeiro dia da semana é o que mais causa estresse. Essa crença popular foi confirmada por um amplo estudo de pesquisadores canadenses, que esmiuçaram a vida de mais de mil e quinhentos adultos durante mais de quarenta anos*. Embora as mortes por câncer se distribuíssem igualmente pela semana, esse não era o caso das mortes cardíacas: na segunda-feira, sua incidência era o dobro da notada nos outros dias da semana.

Não é fácil esclarecer o papel dos fatores psicológicos na morte cardíaca súbita (MCS). Até mesmo a tarefa menor de definir objetivamente o estresse é difícil. O que a um indivíduo produz estresse em outro pode ser fonte de prazer. As descrições psicológicas de estresse ou de características da personalidade são em grande parte verbais e subjetivas. Outro problema encontrado na investigação dos laços entre o cérebro e a mente deve-se ao fato de a literatura médica ser dominada por modelos mecanicistas em que causa e efeito são vistos como ligados no espaço ou no tempo. Isso é verdade no domínio macrofísico, em que é possível medir os estresses e seus diferentes resultados. Mas no caso do complexo domínio psicológico-cerebral, a que me refiro como atividade nervosa superior, o estímulo, seja inócuo ou produtor de estresse, não existe como absoluto, divorciado das qualidades de sua percepção. Por exemplo, quando um filho demora a voltar para casa à noite, a campainha do telefone pode provocar uma premonição agourenta; de súbito, o coração dispara, a pressão arterial sobe e suamos frio. Em outras circunstâncias, a campainha do telefone não provoca nenhuma reação psicológica.

A possibilidade de certo acontecimento provocar estímulos emocionais e ansiedade é determinada por vários fatores: predisposição genética, experiências da primeira infância e longo processo de condicionamento, bem como uma série de influências sociais e culturais. Todos eles moldam o clima psicológico, único e altamente

---

* S. W. Rabkin e outros, "O Eletrocardiograma em Homens Aparentemente Saudáveis e o Risco da Morte Súbita", *in British Health Journal*, 47, 1982, pp. 546-552.

individualizado, em que têm lugar os acontecimentos diários. Além disso, um estímulo adverso raramente é singular, oculto ou substancial. O mais comum é que seja crônico, intermitente e aparentemente insignificante. E, também, as reações psicológicas podem sofrer longo atraso, o que tende a toldar a nossa capacidade de percepção das conexões causais.

Na investigação da complexa questão do papel do estresse na morte súbita, o primeiro passo foi determinar se o estímulo elétrico de determinados centros cerebrais predispunha as cobaias à fibrilação ventricular (FV), o ritmo do coração eletricamente perturbado que causa a MCS. Trabalhando com animais anestesiados e usando eletrodos especiais, estimulamos o centro cerebral, que tem o tamanho de uma ervilha e controla os batimentos do coração. A hipótese subjacente era de que o estímulo elétrico de tais críticos centros cerebrais assoberbaria um coração já danificado e provocaria FV.

Confiei essa tarefa ao Dr. Jonathan Satinsky, candidato ao pós-doutorado clínico. Sua inexperiência relativa era um fator positivo, pois não se deixou perturbar por esse assustador projeto, que outros estudantes mais instruídos haviam rejeitado. A preparação e a familiarização com a complexa anatomia do cérebro exigiram um ano de trabalho árduo. Por sorte, foi um tempo bem empregado, porquanto os resultados foram muito mais convincentes do que esperávamos.

No animal anestesiado, a FV sempre sobrevém após a inopinada oclusão de uma grande artéria coronária. Escolhemos um pequeno vaso coronário cuja oclusão raramente produzia FV. Nos animais de laboratório, o vaso coronário foi obstruído sem estímulo do cérebro, embora o eletrodo estivesse devidamente colocado no cérebro. Apenas 6 porcento dos animais de laboratório sofreram FV em consequência da oclusão da coronária. Contudo, quando os dois eventos ocorreram simultaneamente, isto é, o cérebro foi eletricamente estimulado ao mesmo tempo em que a artéria foi primeiro estreitada e depois totalmente fechada, a incidência de FV foi de 60 porcento – dez vezes maior.

Logo descobrimos não ser preciso estimular estruturas do cérebro central para predispor o coração à FV. Os nocivos estímulos do cérebro perturbado são transmitidos através dos nervos do ramo simpático do sistema nervoso autônomo. O estímulo desses nervos no caminho do coração redundava em resultado semelhante, sem a necessidade de sondar cegamente a rede de neurônios do cérebro.

Como ponto de estímulo, escolhemos o gânglio estelar, espécie de transformador que controla o tráfego dos nervos simpáticos do cérebro ao coração, localizado num ponto acessível do pescoço. O fisiologista Dr. Richard Verrier dirigiu essa pesquisa em meu laboratório. Quando o coração foi privado da corrente sanguínea pela lenta constrição do vaso coronário, o ritmo do coração continuou intato. Mas, quando a constrição foi acompanhada de estímulo do gânglio estelar, em cada caso houve FV. Para ter certeza de que esse resultado era consequência direta da atividade neural simpática, bloqueamos outros efeitos do estímulo, como os inevitáveis aumentos de pulsação e de pressão arterial. Quando essas modificações foram impedidas, o estímulo do gânglio estelar continuou a incrementar a vulnerabilidade cardíaca à FV. Novos experimentos provaram que a arritmia maligna se derivava do efeito da noradrenalina diretamente sobre o músculo do coração. A noradrenalina é o neurocondutor simpático, substância emitida em quantidades minúsculas pelos terminais nervosos que estimulam a pulsação elétrica e servem de base para a transferência de informações neurais.

A tremenda potência da atividade nervosa simpática, o sistema que distribui aos órgãos do corpo dados sobre emoções que produzem estresse, foi-me revelada num experimento em que a circulação coronária ficou intata, porém o simples estímulo dos nervos simpáticos que levam ao coração podia precipitar a FV. Há no ciclo cardíaco um lapso fixo em que um estímulo elétrico de força suficiente pode provocar a FV. Esse lapso é conhecido por período ventricular vulnerável (ver capítulo 13). Nesse experimento averiguamos que os débeis estímulos elétricos sequenciais, fracos demais para perturbar o coração quando aplicados durante o período ventricular vulnerável, infalivelmente induziam a FV quando acompanhados de estímulo nervoso simpático através do gânglio estelar. Por si só, cada forma de estímulo era completamente inócua, porém a combinação elétrica simultânea dos nervos simpáticos e do músculo do coração causava morte por arritmia.

Depois de descobrir que a mais forte atividade nervosa podia provocar desordens potencialmente fatais no batimento do coração, sentimo-nos prontos a atacar um problema muito mais difícil – a questão de saber se fatores psicológicos ou comportamentais têm o mesmo efeito. Tínhamos pela frente dois problemas metodológicos: um relacionado com a FV, a arritmia que era o alvo de nossa experiência, e o outro, com a escolha do estresse psicológico adequado para cães, nossas cobaias. Para o estudo de seus fatores psicológicos, os animais tinham que estar despertos e não sedados. Isso representava um problema aparentemente insuperável. Parecia lógico esperar que, com o fito de estudar a FV, tínhamos de induzi-la. Mas a indução da FV é muito traumática, principalmente quando seguida de dolorosas manobras de reanimação; não somente esse procedimento seria desumano como o sofrimento e a agitação do animal impediriam a investigação válida das variáveis psicológicas.

Como, então, pesquisar a suscetibilidade à FV? Concluí ser necessário criar um ponto final apropriado que pudesse substituir a vulnerabilidade à FV sem ultrapassar os limites e provocar a verdadeira FV, objeto de nossa experimentação. A compreensão clínica adquirida no desenvolvimento de desfibrilador de corrente contínua guiou-me à solução final (ver capítulo 13). Nos pacientes que morrem subitamente de FV, a arritmia maligna em geral não ocorre sem aviso prévio. Precedem-na frequentes arritmias menores, chuvas de sequências repetidas de extrassístoles estreitamente ligadas. Poderiam esses prenúncios de FV servir como alvos substitutos de FV? Em vez de ter a FV em mente, poderíamos obter boa cópia de informações se tentássemos provocar essas arritmias premonitórias? Verificamos ser esse o caso em diversas condições psicológicas e fisiológicas, sem que as cobaias tomassem conhecimento dessas arritmias.

Para a criação do estresse psicológico, utilizamos inicialmente o clássico condicionamento adverso. Os cães foram colocados em dois ambientes diferentes: uma jaula em que o animal era deixado em paz, e um balanço pavloviano em que o animal ficava suspenso, com as patas quase a tocarem o solo. Em três dias sucessivos, colocados nos balanços, os cães receberam um pequeno choque elétrico – e não receberam choques posteriores. Vários dias mais tarde, os cães foram de novo testados nos dois ambientes para a verificação da facilidade de induzir arritmias premonitórias de FV.

Os animais colocados nos balanços estavam inquietos, com batimentos do coração rápidos e pressão arterial elevada. Os animais enjaulados pareciam calmos. Parecia incrível que a mera transferência dos cães da tranquila jaula ao estresse do balanço reduzisse tanto a facilidade de indução de arritmias premonitórias de FV. Muitas semanas e mesmo meses haviam passado desde a aplicação de choque nos animais; no entanto, a recordação do pequeno trauma estava profundamente enraizada no cérebro e havia alterado profundamente a reatividade cardíaca. Esses dados provaram pela primeira vez que o estresse psicológico pode incrementar substancialmente a suscetibilidade cardíaca e elevá-la a arritmias cardíacas potencialmente malignas.

As arritmias – inclusive a fibrilação ventricular – foram provocadas em animais com artérias coronárias estreitadas acomodados num ambiente adverso. O tipo de estresse psicológico não foi crítico; dessa forma, os resultados foram os mesmos quando os animais aprenderam a acionar uma alavanca para evitar levar um pequeno choque. Outras pesquisas indicaram que o estresse era veiculado pelo sistema nervoso simpático, um dos dois ramos do sistema nervoso autônomo. Isso se deduziu do fato de que a atividade neural simpática, farmacologicamente bloqueada, protegia os animais da FV induzida pelo estresse psicológico.

Outro elemento desse quebra-cabeça de mil peças era o papel do outro ramo, o sistema nervoso parassimpático. Esses nervos limitam a atividade neural simpática durante os estresses psicológicos e físicos. Como já disse, o sistema simpático excita o coração e os vasos sanguíneos, preparando o organismo para antever e reagir ao perigo, o que o grande fisiologista de Harvard, Walter B. Cannon, chamou de "reações de luta ou fuga". Por outro lado, o sistema parassimpático tem efeito oposto: reduz a marcha do coração, diminui a pressão arterial e o músculo do coração fica menos irritadiço.

O nervo vago é o condutor primário do sistema parassimpático entre o cérebro e o coração. Por isso, o incremento da atividade do vago é desejável e pode ser aumentada por meio de exercícios. Quando saudável, o sistema cardiovascular controlado pelo vago caracteriza-se por pulsações lentas, pressão arterial baixa e uma contração mais eficiente do coração, que precisa de menos oxigênio. Era importante, portanto, definir o papel da intervenção do vago em caso de estresse psicológico. Desemaranhar o labirinto das relações neurais tomou-nos mais de cinco anos. Pode-se resumir o trabalho numa única frase: a atividade do vago reduz ou anula a excitação emocional neuralmente veiculada pelo simpático, protegendo contra a súbita morte cardíaca. Por meio de experimentos com animais e estudos clínicos, chegamos à conclusão de que a MCS é um acidente elétrico num coração faminto de oxigênio, como acontece em pessoas que sofrem de doença coronária. O evento que a provoca, ou fator passageiro de risco, pode advir de estresses emocionais ou de comportamento. Estes últimos atuam episódica e momentaneamente e diferem dos conhecidos riscos crônicos, tais como elevada taxa de colesterol, hipertensão, obesidade, falta de exercício e diabetes, que atuam continuamente durante a vida toda e predispõem a doenças das artérias coronárias. O funcionamento dos transitórios fatores de risco, muitos dos quais se originam da elevação da atividade nervosa, explica o enigmático paradoxo da morte súbita sem os sinais familiares de ingurgitamento agudo de uma grande artéria coronária.

A validade do conceito dos transitórios fatores de risco me foi ressaltada por uma experiência clínica pouco comum. O Sr. Jones, professor de trinta e nove anos, aparentava gozar de boa saúde; tinha um físico robusto e nunca esteve doente. Estávamos em 1974, ano em que minha clínica era um centro procurado por pacientes com perigosas arritmias. Jones foi-me enviado por um pequeno hospital comunitário de Connecticut com o diagnóstico inicial de parada cardíaca súbita causada por um ataque do coração, presumivelmente resultante da obstrução de uma artéria coronária. Esse diagnóstico de doença de artéria coronária causava surpresa, pois seu colesterol não ultrapassava os 160 mg/dl, nunca fumara, sua pressão arterial estava dentro dos limites normais e seus pais, ainda vivos, não apresentavam histórico de doença do coração.

O dia da parada cardíaca não fora de modo algum excepcional. Por motivos não explicados, ele havia resolvido voltar para casa no começo da tarde. Brincava com as filhas adolescentes quando desmaiou, ficou azul, começou a estertorar e logo depois deixou de respirar. Jones recebeu reanimação cardiopulmonar de um membro da família e foi imediatamente levado para o hospital próximo, onde prontamente o desfibrilaram. Doze horas depois recuperou a consciência e parecia livre de deficiências neurológicas. Eletrocardiogramas sucessivos não haviam revelado nenhum dos conhecidos indicadores de ataque do coração. As enzimas cardíacas específicas também estavam normais. Apresentou numerosas extrassístoles, sobre as quais não fizeram maior efeito várias drogas antiarrítmicas. Após vinte dias no hospital comunitário, foi enviado aos meus cuidados para o Peter Bent Brigham Hospital.

O tratamento analítico completo, inclusive cateterização cardíaca e angiograma, revelou um coração perfeitamente normal e vasos arteriais coronários sem problema. No entanto, a monitoração do coração indicava frequentes extrassístoles e breves paroxismos de taquicardia ventricular, rápidas séries de batimentos anormais que podiam ser pródromos de FV.

A parada do coração foi um completo mistério. As entrevistas psiquiátricas não tinham assinalado qualquer perturbação emocional séria, porém revelaram consideráveis estresses em sua vida. Crescido no seio de uma empobrecida família de classe operária, Jones foi o primeiro a cursar a universidade. Trabalhador admirável, desabrochou em entusiasmos intensos e passageiros, além de ser resolutamente enérgico, atirando-se com zelo em todos os projetos que empreendera. Entretanto, as falhas dos companheiros frequentemente o desapontavam e por isso era constantemente presa de vívida raiva ante traições reais e imaginárias. O elevado teor de sua cólera dissipava-se em vigorosos exercícios solitários. Tinha com frequência sonhos violentos com nítidos aspectos eróticos, que ele rejeitava com a explicação de que nada tinham a ver com o seu verdadeiro eu. Educado desde pequeno numa família de religião fundamentalista, era imbuído de fortes preceitos morais concentrados em especial na pecaminosidade do sexo. Negava qualquer atração sexual, além da esposa, admitindo, porém, que no seu ambiente de trabalho várias mulheres lhe haviam feito propostas amorosas. Temia a violência sexual e a perda de controle. Seu tema mais comum na vida era manter a agressividade sob controle.

Sua primeira crise no trabalho, que pôs em xeque seu emprego numa época de problemas econômicos, ocorreu seis meses antes do episódio quase fatal. Possuído de uma perturbação emocional, recebeu pouco apoio da esposa, preocupada com seus pais idosos e enfermos, bem como dos filhos, que cada vez passavam mais tempo fora, com os amigos. Pouco antes do episódio de fibrilação ventricular, Jones se dedicara, segundo declarou, à "brincadeira envolvendo contato físico" com as filhas adolescentes. A brincadeira, de que fazia parte muita provocação sexual, foi interrompida pela campainha, tocada pelo vizinho. No momento em que uma das filhas abriu a porta, ele despencou no chão, dizendo: "Desculpem".

Durante as entrevistas psiquiátricas, Jones pareceu estar completamente à vontade, mas, quando o psiquiatra entrava no quarto, o ritmo do seu coração se agitava com ondas de arritmias. A modificação era extraordinária e facilmente quantificável; as extrassístoles no mínimo quadruplicavam durante as entrevistas com o psiquiatra, em comparação com o resto do dia. Nas sessões psiquiátricas, manifestaram-se certas arritmias complexas, antes controladas por drogas antiarrítmicas.

A bem cuidada monitoração do coração, levada a cabo por muitos dias, produzia dados desencontrados. A maior incidência de extrassístoles ocorria de madrugada, quando Jones parecia dormir calmamente. Esse comportamento foi confirmado por um estudo do sono que registrava as ondas do cérebro, os movimentos oculares e o tônus muscular, possibilitando a identificação de rápidos movimentos dos olhos (REM), estágio ligado aos sonhos. Durante o sono com REM, Jones apresentava maior frequência e mais complexas formas de extrassístoles do que quando estava acordado. Em geral, as extrassístoles ventriculares diminuem e as formas avançadas desaparecem quase por completo durante o sono. O sinal de que as extrassístoles prenunciavam perigosas arritmias foi bruscamente confirmado quando ele teve nova parada cardíaca que coincidiu exatamente com o sono com REM.

Após ser novamente reanimado, Jones entrou em pânico, implorando-me que não deixasse que isso tornasse a suceder. Pela primeira vez mostrou-se disposto a revelar o conteúdo de um sonho, especificamente aquele que tivera imediatamente antes da parada de FV. Sonhou que estava num automóvel com uma mulher completamente nua. O motor estava ligado e o carro, parado à beira de um penhasco. As paixões se aceleraram e sua conduta se tornou mais violenta.

De repente, ficou congelado ao ver no retrovisor um policial que se aproxima. Horrorizado com seu procedimento, pisou no acelerador, o carro mergulhou no abismo e tudo ficou escuro.

O papel crítico de mais elevada atividade nervosa na origem das arritmias também foi demonstrado pelas medidas que as eliminaram. O relaxamento fez amainar a frequência das extrassístoles e três medicamentos usados sucessivamente como antiarrítmicos, cada qual com uma ação diferente, modificaram o tráfego neural ao coração. A primeira droga agia diretamente no cérebro para impedir os intempestivos acessos de raiva, que simulavam convulsões epilépticas; a segunda bloqueava a atividade nervosa do simpático; e a terceira incentivava a atividade do nervo vago parassimpático. Combinadas, as três drogas aboliram todas as arritmias, que não podiam ser mais induzidas pelas visitas do psiquiatra. Para proteger-se das perigosas recaídas, Jones foi aconselhado a relaxar-se sempre que o nível de tensão se elevasse e a submeter-se a um programa de exercícios condicionadores. Hoje, mais de vinte anos depois, ele leva uma vida produtiva e satisfatória. Embora haja passado por vários eventos capazes de produzir estresses, nunca mais seu coração foi submetido a um ritmo desordenado.

O caso único do Sr. Jones ilustra o considerável papel da mente--cérebro de causar a morte. O fato extraordinário é que, não obstante intensa investigação, não conseguimos descobrir quaisquer anormalidades estruturais em seu coração. Tanto quanto sei, nunca se identificou tamanho vínculo entre profundos problemas psiquiátricos e os batimentos desordenados do coração. Continuamente, Jones lutara para controlar um comportamento erótico e violento. Os dois episódios de parada cardíaca haviam sido detonados por expressões simbólicas de sexualidade e violência. Seu ritmo cardíaco fora sobrecarregado de estágios adiantados e complexos de extrassístole ventricular, prenúncios e talvez geradores de FV. A arritmia podia ser provocada por estresses psicológicos, inclusive sono com REM, reduzida pelo relaxamento e finalmente abolida por medicamentos que diminuíam o efeito do tráfego nervoso entre o cérebro e o coração. É raro encontrar um paciente que proporcione tão extraordinárias visões de um processo complexo que por tanto tempo se furtara à elucidação científica. No entanto, será o caso de Jones uma exceção com relevância mínima para a condição humana em geral? Não acredito que seja. Creio que o seu problema foi uma caricatura exagerada da verdadeira realidade.

Estimulados pela experiência com Jones, examinamos o papel do estresse psicológico num grupo maior de pacientes reanimados após uma parada cardíaca ou que tivessem sofrido FV quase fatal. Pensávamos que, se os fatores psicológicos podem de fato provocar a morte súbita, deveríamos encontrar maior incidência de intenso estresse emocional nas vinte e quatro horas anteriores a uma assustadora arritmia cardíaca.

Em cooperação com o Dr. Peter Reich, então diretor do Departamento de Psiquiatria do Brigham and Women's Hospital, averiguamos que 20 porcento de um grupo de 117 pacientes havia experimentado distúrbios psicológicos agudos nas vinte e quatro horas que precederam o episódio cardíaco, e mais frequentemente na hora anterior. Entre as situações resultantes em estresse psicológico alinhavam-se conflito entre indivíduos, humilhação pública, separação conjugal ou ameaça de separação, luto, falência nos negócios e, em vários exemplos, pesadelos. O sentimento predominante, em casos de distúrbio psicológico, era o ódio não resolvido. Outros dos principais estados eram depressão profunda, medo, excitação antecipada e luto.

O fato de não se conseguir identificar os estopins psicológicos na maioria dos casos não significa que estivessem ausentes. As técnicas psicológicas que aplicamos eram subjetivas e demasiado imprecisas para expor as perturbações emocionais latentes. Não obstante isso, assinalamos pela primeira vez que havia interferência de estímulos psicológicos em 21 porcento dos pacientes expostos a paradas cardíacas latentes.

Muitas pessoas sofrem estresses de raízes profundas, não descobertos pelos médicos nem percebidos por parentes próximos; todavia, são verdadeiros cânceres que minam o bem-estar psicológico. À medida que o tempo passa, emoções nocivas, plenas de estresse, cobram um preço biológico em doença e morte prematura. Como detectar objetivamente os estados de estresse deletério e crônico? Esse repto tem grau menor do que a questão de como aliviá-los, uma vez identificados. Seria muitíssimo melhor prevenir os prejudiciais estresses, mas a vida raramente nos dá essa opção.

É possível classificar arbitrariamente as tensões psicológicas em duas categorias: as causadas por condições objetivas e as que geram a si próprias e se relacionam com tipos de comportamento, profundamente arraigados e parcialmente genéticos. Com o refinamento da experiência clínica, fico ainda mais desconsolado com as perspectivas de minorar o comportamento mal adaptado e inato, quer seja caracterizado por alcoolismo, tabagismo, uso de entorpecentes, obesidade, ausência de autoestima, hábitos obsessivos de trabalho ou simplesmente pela ausência da alegria de viver. A questão exige menos arrogância. Nesse nível de conhecimento psicológico inadequado, talvez devêssemos satisfazer-nos com aliviar a angústia de Prometeu em vez de tentar futilmente quebrar os grilhões que o prendem ao penhasco. Para o cardiologista, a questão, em seus termos mais chãos, é como diminuir o tráfego nervoso, potencialmente adverso, entre o cérebro e o coração, mesmo na presença desses nocivos estresses, sejam estes autoinduzidos ou provocados por elementos externos. Nova possibilidade foi aberta pelas inovadoras investigações do professor Richard Wurtman e seus colegas da Divisão de Neurociências do Instituto de Tecnologia de Massachusetts. Descobriram que a síntese de neurotransmissores cerebrais, como a serotonina e outros, pode ser alterada por meios dietéticos. Os neurotransmissores, mensageiros químicos entre os nervos, são produzidos nos terminais nervosos, com base em precursores, aminoácidos veiculados pelo sangue e derivados da dieta diária. Por essa razão, a concentração dos neurotransmissores no cérebro depende em parte da nossa alimentação.

Focalizamos a atenção inicialmente no neurotransmissor serotonina porque parece reger o tráfego nervoso no sistema simpático. Ignorava-se se o aumento da concentração de serotonina no cérebro poderia reduzir significativamente a atividade neural simpática cardíaca, mas, quando demos a animais os aminoácidos precursores da serotonina, descobrimos que o tráfego nervoso do cérebro ao coração diminuía notavelmente. Protegia o coração, por exemplo, contra as arritmias fatais que se seguem à abrupta oclusão de uma grande artéria coronária. Esses resultados abriram novo caminho para a análise da modulação neural central da atividade cardíaca, experimento que aguarda testes no organismo humano.

Por que os efeitos do cérebro e da mente no sistema cardiovascular foram negligenciados durante tanto tempo? Uma das razões é a dificuldade de encontrar técnicas adequadas para enfrentar temíveis complexidades. Calcula-se que o cérebro humano possua umas 20 bilhões de células nervosas. Cada neurônio residente pode comunicar-se com mais de 10 mil vizinhos. Essas permutas geram até cem mensagens por segundo. A algaravia pode transformar-se potencialmente numa cacofonia de endoidecer, visto que há mais de 1 quatrilhão de ligações possíveis.

Ademais, o cérebro não é isolado; ele recebe uma enxurrada de dados sensórios. Acrescente-se à complexidade o fato de que o cérebro, que nos define, talvez não seja o instrumento mais indicado para determinar sua própria natureza. O paradoxo é que, se o cérebro fosse suficientemente simples em sua organização para que o conhecêssemos bem, talvez fôssemos simples demais para o conseguir.

No mundo de trevas das circunstâncias sem sentido, podemos topar com outros obstáculos para a compreensão da atividade da mente-cérebro. Pontificava o grande filósofo medieval judeu Baruch Spinoza que "tudo na vida é uma causa da qual provêm alguns efeitos". Os poetas, da mesma forma que a moderna teoria do caos, captam essa essência no pensamento de que a queda de uma folha faz cintilar uma estrela remota. O que chamamos de "efeito de Spinoza" torna altamente problemática a interpretação dos dados científicos. No reino da mente-cérebro, transforma-se num verdadeiro pantanal de escuridão. Um artigo de Sigwart Ulrich na revista *Sáence* aprofundou minha maneira de entender essa dimensão. O quesito para o qual o autor buscou resposta era: havia diferença na recuperação de um operado da vesícula no caso de a janela do convalescente abrir para uma área de estacionamento ou para um bosque? À primeira vista, a pergunta de Ulrich parece insensata, mas, quando se raciocina sobre ela, vê-se que as implicações são acabrunhantes. Ele demonstrou um efeito de Spinoza averiguando que os pacientes se recuperavam mais depressa em aposentos com janelas que abrissem para áreas arborizadas. Precisavam de menor dose de narcóticos, saravam mais depressa e recebiam alta do hospital mais cedo do que os pacientes cujos quartos davam para um desolado estacionamento.

Essas complexidades, algumas determinadas mas muitas ainda indefinidas, tornam mais íngreme a escalada para a luz, mais do que eu imaginara na juventude. Ainda estou convencido de que a busca deve continuar, embora pareça um trabalho de Sísifo. Escrevendo no Talmude, o velho rabino Tarfon conclamou: "Não vaciles ante uma tarefa que, por sua própria natureza, não pode ser concluída". Não diminuiu em nada a minha convicção de que, em medicina, a conexão mente-cérebro é o problema mais instigante que temos pela frente.

4
A síndrome de Münchausen

OUVIR É O PRIMEIRO passo quintessencial para chegar ao diagnóstico correto, mas, como vimos, não é simplesmente oral. É preciso prestar igual atenção à palavra não dita, às contrações faciais que desmentem as palavras, à involuntária contração nervosa, ao cerrar e descerrar dos punhos e, em geral, à linguagem do corpo. Ouvir por completo – ocupação proveitosa – é indispensável no caso de pacientes que procuram deliberadamente enganar os médicos. Numerosas e estranhíssimas razões que levam os pacientes a iludirem o médico podem ter algo a ver com narcomania, alcoolismo ou fraudes para receber seguro por falsas lesões ou doenças. Os pacientes mais difíceis ou empulhadores são indivíduos psicologicamente alienados que desafiam até o limite a sagacidade dos médicos. Desconfiar de um quebra-cabeça escondido em plangente queixume é a prova ácida da imaginação e da capacidade clínica do médico.

Tais pacientes fazem perceber claramente quão pouco os profissionais da saúde compreendem a natureza humana. Depois de clinicar durante vários decênios, os médicos acreditam conhecer todos os tipos de comportamento excêntrico. Por isso surpreendem-se quando topam pacientes com a síndrome de Münchausen. Essa denominação deve-se àquele barão alemão e mercenário que, no século XVIII, escreveu uma série de aventuras, fictícias mas bem urdidas. Pessoas acometidas dessa síndrome exageram suas simulações de doenças. A conduta delas parece ter motivos bizarros, que por vezes escapam ao controle, embora os sintomas e a impressão que produzem sejam intencionais. Muitos desses personagens têm refinados dotes e tecem uma fantasmagórica teia de lorotas. Alguns são viciados em drogas em busca de aquisição fácil; outros são histéricos, sociopatas ou gente impelida por poderosos estresses, aparentemente sem saída, salvo a de simular doença.

Não menos crentes do que os leigos, os médicos são quase invariavelmente tapeados. A julgar pelo sucesso obtido pelos imitadores de Münchausen em seu afã de mascarar-se de enfermos, poder-se-ia concluir que a classe médica tem especial suscetibilidade aos artistas da vigarice. Essa predisposição talvez seja inerente à ética do trabalho médico, que postula confiança nas descrições de problemas dos pacientes, pois é de seu interesse contar a verdade. Detectar os estratagemas do impostor bem treinado não é fácil, porém, às vezes, o médico é ludibriado por falta de curiosidade ou de bom senso, ou por pura obtusidade. O comportamento aberrante muitas vezes é grotesco e despido de fácil explicação. O contato com um êmulo de Münchausen é quase sempre desconcertante, deixando o médico confuso e perturbado ante as maquinações da mente humana.

Tive meu primeiro caso de Münchausen quando era interno. A paciente, uma jovem de vinte anos no máximo, acabara de dar à luz o terceiro filho. O marido, membro da marinha mercante, estava em viagem. Como a progenitora da cliente ficara em casa cuidando dos outros filhos, não havia visitantes dos quais pudéssemos obter informação sobre a situação familiar da jovem. A paciente fora hospitalizada com febre pós-parto. Presumimos que tivesse infecção uterina, mas não conseguíamos encontrar quaisquer sinais corroborativos. Por mais que tentássemos, não conseguíamos identificar a causa da sua elevada temperatura.

Magra, espectral mesmo, pálida e sujeita a acessos de choro, não parecia passar de uma meninota. Dotada de prazerosa disposição, era a imagem da inocência e a favorita dos médicos e enfermeiras do vasto pavilhão hospitalar. Quase todas as tardes tinha uma febre alta, invariavelmente acima de 39 graus, e de bom grado permitia estudos invasivos, que nada revelavam.

Finalmente, alguém mencionou a hipótese de febre factícia, ou seja, elevação artificial da temperatura, obtida pela dissimulada manipulação do termômetro pelo paciente. Mas ninguém quis acreditar que aquela angélica criatura estivesse forçando o mercúrio a subir. Por amor à necessidade de esclarecer tudo, porém, afastamos sua cama do aquecedor, passamos a tirar temperatura retal e pusemos uma enfermeira de sentinela sempre que se media a temperatura. Mas a febre não declinava.

Os médicos sentem intenso mal-estar quando são obrigados a admitir que não sabem o que está acontecendo. A solução comum em tais casos é designar uma condição com diagnóstico sem qualquer significado, mas que aparente revelar um distúrbio real. Seguindo essa tradição, rotulamos o problema da moça de "FOI", ou seja, febre de origem indeterminada.

Uma vez por mês apresentávamos nossos casos difíceis a um médico assistente. O Dr. L., veterano diabetólogo e clínico astuto, ouviu atentamente e pareceu ficar perplexo diante da nossa incapacidade de chegar a uma conclusão durante todo um mês. Postou-se ao pé do leito da jovem, fez algumas perguntas e de repente se transformou num ogre, furioso e demoníaco:

"Conte aos médicos como é que adultera a temperatura!".

Ela encolheu-se, puxou o cobertor para cima, deixando de fora apenas os medrosos olhos verdes. Soluçando, implorou:

"Não me forcem a ir para casa. Não posso ir para casa. Se for, mato as crianças e me mato."

Aquele agoniado lamento feria o nosso ouvido.

Quando nos afastamos do leito, perguntei ao Dr. L. como soubera que a paciente conseguia elevar a temperatura. Explicou que era improvável que uma pessoa com temperaturas tão altas não apresentasse outros sinais de infecção, como batimentos do coração acelerados, contagem mais elevada de glóbulos brancos e aparência de enfermidade. Ela não apresentava nada disso. Além do mais, continuou ele, a situação havia durado vários meses, mas a paciente continuava com apetite e mantinha o peso. Tinha que haver falsificação; e ele concluíra que a única maneira de elevar a temperatura, sob os olhos da enfermeira, era friccionar o termômetro no esfíncter anal. Por estranho que pareça, mais tarde a paciente confirmou que era assim que fazia a temperatura subir. Ela foi transferida para a ala psiquiátrica do hospital e melhorou muito.

O segundo paciente chamava-se Sam, tinha vinte e sete anos e sofria de feridas supuradas nas pernas, úlceras nos pés e flebite grave, origem dos frequentes coágulos de sangue que se haviam propagado aos pulmões, pondo-lhe a vida em perigo. Atendi-o como médico residente do Montefiore Hospital, de Nova York. O sofrimento de Sam, tão jovem, tão culto, tão alerta, tão humano e tão doente, me roía as entranhas. A perna esquerda parecia ter sido vítima de uma explosão de mina. Depois de semanas de imersões e antibióticos locais e endovenosos, uma granulação de bom aspecto começava a cobrir as feridas. Assim que parecia curada, a perna misteriosamente abria-se de novo em chagas, de onde escorria pus fétido. Quando sofria essas recaídas, Sam tinha muita febre, rápida elevação dos glóbulos brancos e calafrios. Começava então a berrar como se estivesse sofrendo torturas e só se acalmava com fortes doses de morfina, na qual já se viciara. Isso já durava meses.

Após passar muitos momentos de lazer com ele, conversando e procurando animá-lo, comecei a ter um bom relacionamento com Sam. Finalmente, por volta de fevereiro, ele começou a melhorar visivelmente. Pela primeira vez a perna parecia totalmente recuperada. Estávamos nos congratulando e preparando uma festa para celebrar sua alta do hospital no dia seguinte. Naquela noite eu estava de folga.

Na manhã seguinte, ao chegar à enfermaria, Sam parecia muito doente. Cobria-se com uma pilha de cobertores, e não parava de tremer. Olhou-me com ar de acusação, como se eu o houvesse abandonado. A perna parecia pior do que nunca.

Uma das enfermeiras da noite chamou-me a um lado. Disse que, antes de comiserar-me daquele desgraçado, queria contar-me algo. Parecia-lhe difícil conter a raiva enquanto falava:

"Ontem à noite, durante a nevada, não consegui achar Sam. Não estava no banheiro. Como a cortina do corredor que levava para fora do prédio estivesse um pouco corrida, dei uma espiada, mas não pude enxergar nada na escuridão. Tudo o que se podia distinguir era a neve caindo. Aí apaguei as luzes da enfermaria e então vi a sombra de uma pessoa de branco. Pus o capote e corri para fora. Quando cheguei perto, ouvi gemidos de dor e reconheci Sam, curvado, fazendo não sei o quê. Parecia que estava sendo torturado. Nem me viu, nem me ouviu chegar perto. Aí vi a cena mais

horripilante que presenciei em toda a minha vida de enfermeira: Sam batia na perna com um pedaço de pau que tinha um grande prego na ponta e com ele rasgava a própria pele. Dei um grito. Ele largou o pedaço de pau e correu para a cama."
"É difícil de acreditar", murmurei.
"Venha comigo", disse ela. Da porta até o meio do caminho havia um rastro de sangue sobre a neve rala. No fim do rastro via-se o brutal instrumento descrito. Sam foi transferido para um hospital de alienados naquele mesmo dia.

Anos mais tarde, no Peter Bent Brigham Hospital, em Boston, encontrei meu terceiro portador da síndrome de Münchausen: ex-marinheiro de navio mercante, de cerca de quarenta e cinco anos, com diversas tatuagens em cada braço, foi trazido para a unidade de tratamento coronário intensivo com dores insuportáveis. Transpirava, mas não parecia muito doente. Sua temperatura estava normal, bem como a pressão arterial; os batimentos do coração não eram muito acelerados e a contagem de glóbulos brancos se encontrava dentro dos limites. A curto prazo, tivemos que lhe administrar alta dose de morfina para aliviar o mal-estar. Ninguém suspeitara de qualquer simulação, porque as primeiras imagens do eletrocardiógrafo sugeriam possibilidades de ataque do coração.

Quando entrei no quarto, ele estava deitado no leito de olhos fechados, resmungando e contorcendo-se, apesar dos narcóticos. Sentou-se na cama, de frente para mim, e começamos a falar de histórias de Jack London, que muito lhe interessavam. A discussão prolongou-se por uns dez minutos. De repente, algo estranho me acudiu à mente. Aquele homem não tinha dor nenhuma. À medida que a conversa se animava, as caretas desapareciam de seu rosto; estava completamente à vontade e sorria sem esforço. Não era o mesmo paciente que eu havia encontrado ao entrar no quarto. Naquele exato momento ele pareceu ler meu pensamento, pois se jogou na cama de repente e voltou a gemer e grunhir melodramaticamente.

Eu disse às enfermeiras que lhe injetassem um placebo, ou seja, uma boa dose de soro fisiológico por via muscular. A essa altura, as enzimas tinham voltado ao normal. Suspeitei que fosse viciado em

drogas e resolvi enfrentar a situação de cara. Quando entrei no quarto, ele se levantou e começou a colocar seus parcos pertences na maleta.
"Por que essa pressa?", perguntei. "Vamos conversar. Estamos ansiosos por ajudá-lo."
Ele pareceu divertir-se:
"Devo cumprimentá-lo. O senhor é bem mais esperto que os outros médicos."
"Por que está dizendo isso?"
"A dor no peito funcionou em três mil casos de hospitalização até agora. Só porfiria era melhor."
"Não estou entendendo."
"Tudo começou há quinze anos, em Seattle. Eu era viciado em drogas e fui levado para o hospital da Universidade de Washington com fortes cólicas abdominais. O interno examinou-me cuidadosamente e me encheu de Demerol. Na manhã seguinte, procurou-me e disse, entusiasmado: 'Tenho o diagnóstico! Tenho o diagnóstico! Você está com porfiria. Provamos. Sua urina é escura e positiva!'. Eu nunca tinha ouvido falar daquela doença. Sabe o que ele fez então? O idiota me trouxe o tratado de medicina de Harrison e vários artigos sobre porfiria. Em um dia virei autoridade nessa doença bizarra. Todo o serviço médico ficou alvoroçado comigo. Ninguém havia visto um caso verdadeiro, legítimo, autêntico, de porfiria. Até me levavam para as visitas hospitalares. Permaneci no hospital duas semanas e fiquei famoso. O interno vivia me trazendo novos artigos. Fiquei realmente afiado em porfiria. Rendeu mais de duas mil hospitalizações."
Essa história, e outras semelhantes, eram tremendamente impossíveis de acontecer, porém eu não ia discutir com o paciente. Estava mais interessado nas respostas a outras perguntas.
"O que é que você fez com a urina? Como é que conseguiu pigmentá-la para dar resultado positivo no exame?"
"Eu também fiquei intrigado", disse o velho marinheiro. "Mas logo me lembrei de que durante alguns dias, antes de ser internado no hospital, andei tomando bebida de alambique clandestino. Na véspera do dia em que queria ir para o hospital, eu bebia uma cachaça, e a urina saía positiva."
Ao fim de algum tempo, havia estado em todos os hospitais do oeste e do noroeste do país. Contava com orgulho que seu caso

havia sido discutido em várias revistas médicas. Mas, depois de cinco ou seis anos, a porfiria deixou de ser diagnóstico aceitável. E ele passou a ter dores no peito.

Uns oito anos mais tarde, eu estava substituindo um colega cardiologista no plantão de emergência do Brigham Hospital quando um residente me pediu que fosse ver e avaliar um homem de meia-idade que sofrera um ataque do coração. Preocupado com as fortes doses de narcóticos administradas e com o fato de o paciente ainda sentir dores, queria que eu desse uma opinião; precisava abrir vagas na unidade de tratamento coronário intensivo, e para isso teria que transferir aquele paciente para outra enfermaria.

Imediatamente fui procurar o paciente, um homem de uns cinquenta e cinco anos, cuja fisionomia não me parecia estranha, mas não conseguia identificar. Apresentava a ficha médica de uma recente admissão num hospital do Brooklyn. O diagnóstico de alta era angina instável, condição que resulta de forte estreitamento da artéria coronária e constitui sinal de ataque do coração a qualquer instante. A julgar por sua ficha hospitalar, parecia ter enlouquecido os médicos com sua incontrolável dor de peito e os altos e baixos no eletrocardiograma; pouca informação mais havia na ficha. Examinando-a, tive a impressão de já conhecer o caso. Quando puxei os cobertores e vi as tatuagens nos braços, o reconhecimento foi instantâneo.

"O barão de Münchausen em pessoa!", exclamei.

O homem tirou o roupão de exame e começou a vestir-se.

"Continuo dizendo que os cardiologistas são uns burros!", disse com desprezo. "Mas em caixa de maçãs há uma podre, e o meu azar é dar de cara com a podre."

"O que aconteceu desde a última vez?", quis saber.

"Dor no peito é muito melhor do que porfiria como internação em hospital, e não preciso tomar nenhuma bebida miserável."

"Como assim?"

"Estive em hospitais mais com angina instável do que com qualquer outra doença que já tive na vida. Tudo o que preciso fazer é imitar o gesto de Levine", disse, cerrando um punho sobre a base do esterno. "Dá para várias semanas. Mas preciso lutar para não ser cateterizado."

"Não conseguiu livrar-se no Maimonides Hospital", disse eu. "Teve que fazer angiograma. Não foi arriscado?"
"Minhas leituras de tratados médicos indicavam com certeza que só poderia estar certo. Calculei que para um cara como eu, homem de meia-idade, com colesterol elevado, as possibilidades eram acima de 80 porcento de que tinha uma coronária bloqueada. Se fosse negativo, não poderia mais voltar ao Maimonides, mas, se fosse positivo, estaria com tudo! Tinha internação garantida em qualquer hospital deste grande país."
Ele estava ficando impaciente com o interrogatório.
"A pergunta final", disse eu. "O que você faz para embaralhar as ondas do eletrocardiógrafo?"
"Isso é segredo profissional", disse. Mas logo depois acrescentou, sorrindo: "Ora bolas! Eu hiperventilo!" (Há muito tempo os médicos se deram conta de que é possível alterar eletrocardiogramas por meio de fundas inspirações sustentadas, fazendo indicar inadequada circulação coronária.) Em seguida, foi-se embora da unidade de tratamento intensivo, para surpresa do pessoal, que minutos antes o havia considerado um paciente crítico.

O quarto e último caso de síndrome de Münchausen com que me deparei foi o mais bizarro. O paciente, internado na unidade de tratamento das coronárias do Brigham Hospital, havia sido trazido em ambulância de um hospital de Rhode Island, ao qual fora encaminhado por causa de crises de desmaio. Em minha visita, na manhã seguinte, perguntei por que razão estava no hospital, e a resposta nada tinha a ver com desmaios.
"Porque tenho mercúrio no coração."
"Como o mercúrio foi parar no coração?"
"Comendo sonhos", disse ele. "Você não conhece? Aqueles bolinhos!"
"Comendo sonhos?", estranhei.
"É, doutor. Comendo sonhos", reiterou em voz baixa.
"Conte-me essa história."
"Ué, a gente comprou uns sonhos. Eu, minha mulher e meu filho comemos sonhos. De repente, um dos bolinhos caiu no chão, e o mercúrio rolou pelo soalho."

"Como sabia que era mercúrio?"
"Eu trabalho com mercúrio. Sou técnico hospitalar e trabalho com o aparelho de Van Slyke, que mede o oxigênio do sangue. Usamos muito mercúrio. O estado da minha esposa e do meu filho é crítico: estão com problemas renais. Estamos processando a padaria."
Fiquei boquiaberto de espanto. Estaria lidando com um esquizofrênico? A essa altura, como se lesse meu pensamento, o homem disse: "Se não acreditar, doutor, basta mandar tirar uma chapa do coração e vai ver o mercúrio no raio X."
Resolvi fazer-lhe a vontade e levei-o ao fluoroscópio cardíaco.
Para o meu mais completo espanto, vi no ventrículo direito do paciente uma espécie de massa pesada e informe de um material que se deslocava como as peças coloridas de um caleidoscópio.

Não existe absolutamente modo nenhum de um metal pesado e não absorvível como o mercúrio chegar ao coração por via oral. Ingerido, teria que passar primeiro pelo sistema digestivo e seria eliminado nas fezes. Naturalmente, poderia chegar ao coração se fosse injetado numa veia, mas isso seria uma louca temeridade. E, além disso, a esposa e o filho apresentavam os mesmos sintomas? Não, não era possível! Telefonei para o hospital de Providence, onde ele disse que a mulher e o filho estavam sendo tratados, e, com efeito, lá estavam internados. O mistério tornava-se cada vez mais denso.

Alertei as enfermeiras para que mantivessem estreita vigilância sobre o paciente e um dia depois me comunicaram que ele havia sofrido várias paradas cardíacas. No osciloscópio de acompanhamento, sua linha cardiográfica de repente caiu na horizontal, como se o coração tivesse parado. Mas logo descobriram que o paciente havia desligado um dos fios, pois já o haviam flagrado fazendo isso outras vezes. Depois que lhe comunicaram que os alarmes eram causados por um eletrodo desligado, eles cessaram.

Acreditando tratar-se de um psicopata, pedimos uma avaliação psiquiátrica. No entanto, o psiquiatra, por incrível que pareça, acreditou na história do mercúrio. Disse-nos que o paciente, pessoa estável e sem nenhum indício psicopatológico, tinha se queixado de que nós não acreditávamos nele e achávamos que ele havia forjado toda a história. O psiquiatra me acusou de conduta inaceitável num profissional:

"Afinal de contas, o senhor mesmo verificou que havia mercúrio no coração do homem."

Na visita seguinte, pedi às enfermeiras que colhessem urina do paciente, pois àquela altura o mercúrio sem dúvida fora excretado pelos rins. Ele escutou-me com grande interesse, acompanhando o meu conto da carochinha para as funcionárias. Depois que saímos do quarto, expliquei ao pessoal da enfermagem que não havia absolutamente nenhum jeito de o mercúrio ser excretado pelos rins, mas insisti que mantivessem a vigilância, inclusive sobre os termômetros. No dia seguinte, a urina do homem continha bolinhas de mercúrio – e uma enfermeira atenta havia achado termômetros quebrados, embrulhados em papel, na cesta de lixo.

Como técnico hospitalar, o homem tinha como função medir o conteúdo de oxigênio no sangue por meio do equilíbrio da coluna de mercúrio. Tinha fácil acesso ao mercúrio, bem como a agulhas e seringas. Dispunha, pois, dos meios de injetar mercúrio numa veia, único conduto para o metal atingir o compartimento direito do coração, onde se alojara. Deveria ter procedido da mesma forma com a esposa e o filho. Havendo chegado a essa conclusão, tentei obter corroboração do paciente. Mas, quando comecei a falar do assunto, ele se mostrou chocado e ofendido, e minha firmeza fraquejou. O meu inepto interrogatório deu em nada.

No dia seguinte, o leito estava vazio. Informaram-me de que ele havia ido embora, insultado, dizendo estar chocado com a ausência de profissionalismo num hospital de tanto prestígio.

Telefonei ao médico de Providence que o havia encaminhado a Boston e contei-lhe as minhas suspeitas. O médico ficou chateadíssimo. Retrucou que conhecia bem o paciente e que tramitava no Judiciário uma ação contra a padaria, acusada de misturar mercúrio nos sonhos. Criticado por querer esmiuçar detalhes sobre o misterioso caso, interrompi as investigações. Até hoje tenho insatisfeita a minha curiosidade.

Meus entreveros com a síndrome de Münchausen induziram-me a compulsar a literatura médica, em que logo encontrei casos ainda mais estranhos. Um relato dos institutos nacionais de saúde conta que uma paciente, após injetar-se adrenalina sub-repticiamente, sofreu hipertensão maligna e rápida ação cardíaca, simulando um tumor numa das suprarrenais. As duas glândulas suprarrenais foram cirurgicamente removidas, numa tentativa desesperada de salvá-la. Posteriormente, em sua mesinha de cabeceira, encontraram-se seringa, agulha e ampolas de adrenalina; porém, o dano irreparável já havia sido cometido pelos cirurgiões, que tentaram tratar um problema difícil e insolúvel.

Piores ainda são os casos de síndrome de Münchausen por procuração, em que os pais simulam doenças nos filhos pequenos. Num desses casos, uma mãe levou um bebê ao hospital, queixando-se de que ele dormia demais e vomitava fezes. Um exame minucioso revelou que a criança era normal, a outra investigação descobriu que a mãe inundava o filho de sedativos e o fazia ingerir as próprias fezes.

Talvez sejam dignos de encômios os praticantes de medicina tão frequentemente ludibriados por êmulos de Münchausen, porquanto o médico deve confiar nas palavras do paciente, da mesma forma que a lei presume a inocência do cidadão até prova em contrário. É de compreender-se que o médico bem treinado e crédulo seja surpreendido por uma trama de incrível impostura. À medida que a arte de ouvir se atrofia e a medicina passa a depender mais ainda da tecnologia – que não pode de modo algum denunciar a disfuncionalidade da mente humana –, os pacientes tipo Münchausen terão mais êxito do que no passado.

II
Curar o paciente: a arte de ser médico

5
Palavras que fazem mal

RECOLHER A HISTÓRIA médica é o aspecto mais importante da arte do médico. O tempo assim consumido é um modesto investimento na arte de curar e de ser médico, e uma história médica bem levantada tem por si só efeito terapêutico. As palavras são o elemento mais valioso do médico. Mas as palavras, como uma espada de dois gumes, podem fazer tanto mal como bem.

A primeira vez que testemunhei a força catastrófica das palavras foi logo no começo da carreira médica, quando me iniciava no treinamento superior em cardiologia com o Dr. Samuel Levine, no Peter Bent Brigham Hospital, numa clínica cardiológica para clientes particulares, uma manhã por semana. Após um estagiário examinar o paciente, o Dr. Levine aparecia com um magote de médicos visitantes para aquilatar o problema e orientar em matéria de diagnóstico e tratamento. Avesso a discursos quilométricos, o mestre exigia uma súmula dos pontos principais. Com uma ou duas perguntas lacônicas, Levine punha em destaque o problema essencial. Em contraste com os rodeios contidos nas respostas a meus quesitos, a ele os pacientes respondiam com exatidão e notável brevidade. A interação, por vezes fascinante, era sempre instrutiva. Seu exame físico parecia abreviado: uma rápida apalpação do alto do coração, uma palmadinha de percussão na parte inferior das costas, breve auscultação estetoscópica, seguidas de um diálogo socrático que culminava em perfeito diagnóstico. Depois de animar o paciente com algumas palavras, ele passava ao cubículo seguinte. Cada sessão com Levine tinha atmosfera de alta tensão e raramente durava mais que cinco minutos, durante os quais eu sempre aprendia algo importante.

Era um daqueles dias calorentos de julho e o ar-condicionado ainda não existia. Naquela manhã, a visita era uma mulher de quarenta e tantos anos, cliente da clínica havia mais de trinta. Levine a tratara na infância de um episódio de febre reumática aguda, que deixara como lembrança uma válvula tricúspide escalavrada e contraída. Essa válvula, que fica do lado direito do coração, bloqueia, quando restringida, o sangue que vai para o fígado, o abdome e as extremidades, porém não afeta os pulmões. Os que sofrem de estenose da tricúspide apresentam inchaço em vez de falta de ar e frequentemente a inchação se comunica ao ventre, dando a impressão de avançado estado de gravidez.

A Sra. S., conquanto fosse afetada pela fadiga quando se exercitava, não apresentava falta de ar e dormia em cama comum, sem precisar apoiar-se em travesseiros. Embora as pernas e a barriga estivessem constantemente cheias de líquido, continuava a trabalhar como bibliotecária. Ela venerava Levine tanto quanto ele admirava a fortaleza de ânimo e o estoicismo dela. Os sentimentos recíprocos de alta consideração e afeto eram óbvios. Ouvi Levine dizer, entre dentes: "Uma mulher decente e corajosa". Era o maior elogio que ele se permitia. A Sra. S., que tampouco era loquaz, reconhecia que se aguentava principalmente por causa do incentivo recebido do médico.

No dia em que se deu o drama, a Sra. S. estava sofrendo forte grau de congestão, que não cedia a injeções diuréticas. As pílulas receitadas já não a ajudavam a livrar-se do excesso de líquido. O peso continuava estável, índice enganoso, pois a doente perdia tecido por causa da inapetência, sendo o tecido substituído por líquido.

Como de costume, estava otimista e esperava que Levine fizesse mágica, tirando a solução da cartola, como fizera em diversas ocasiões. Mas naquela manhã ele estava rodeado de visitantes e claramente mortificado. A consulta foi mais breve que de costume e o exame, um tanto superficial. Reinava um clima desagradável, com todos aqueles médicos se atropelando para ouvir as palavras de sabedoria do mestre. Levine resmungou que se tratava de um caso de ET, gíria médica para estenose da tricúspide. Enquanto os médicos aguardavam, depois de Levine auscultar algum possível sopro, a enferma, geralmente tão calada, tornou-se cada vez mais ansiosa e visivelmente agitada. Por fim, quando ficamos a sós, ela murmurou: "É o fim".

Quando indaguei da razão de seu pessimismo, respondeu, aterrorizada:

"O Dr. Levine disse que eu tenho ET".

"É claro que a senhora tem ET", afirmei.

Ela começou a chorar baixinho, como se houvesse perdido toda a esperança.

"O que a senhora pensa que é ET?", indaguei.

Quase soltei uma gargalhada quando ela respondeu: "*Episódio terminal*".

Expliquei-lhe que o Dr. Levine usou ET como abreviatura de estenose da tricúspide, mas a essa altura ela já não me dava ouvidos. Foram vãs todas as minhas iniciativas de tranquilizá-la. Notei, alarmado, que a sua respiração estava ficando laboriosa e rápida. Pela primeira vez ela se viu incapaz de deitar-se na cama, pois a falta de ar a forçava a sentar-se.

Tornei a examiná-la e assustei-me ao notar estertores úmidos em seu peito, denotando séria congestão pulmonar. Cinco minutos antes seus pulmões haviam estado completamente desobstruídos. Os raios X do tórax confirmaram que os pulmões estavam inundados de líquido e ela foi imediatamente internada numa clínica. Nenhuma das medidas costumeiras, tais como administração de oxigênio, morfina, diuréticos, fez muita diferença. Recorri a toda a minha coragem para chamar Levine ao consultório, mas, depois de ouvir-me, tive a nítida impressão de que duvidava do meu parecer e de que achava o caso inacreditável. Comentou que gente com estenose da tricúspide não se portava daquele jeito, em termos clínicos. Levine prometeu vê-la por volta das sete horas da noite, depois de atender as consultas particulares, mas, antes de ele chegar para desfazer a aparente maldição, ela sofreu um edema pulmonar e faleceu. Pacientes que sofrem de estenose da tricúspide definham e morrem aos poucos. Lentamente, não com espuma a congestionar-lhes os pulmões. Congestão desse tipo é invariável resultado de falha no ventrículo esquerdo, que, no caso da Sra. S., era normal. Ao vê-la morrer, quedei-me petrificado, inerme e consternado.

Durante toda a vida clínica presenciei diversos tipos de reação a palavras de médicos. Durante o doutorado em cardiologia, acompanhei um médico em sua visita a um paciente que recentemente havia sofrido um ataque do coração. Estávamos no comecinho de novembro, e o convalescente quis saber se poderia ir para casa celebrar com a família o Dia de Ação de Graças. O médico respondeu, com ar de pilhéria, que com muita sorte teria alta antes do Natal. De imediato o paciente perdeu os sentidos, atacado por súbita aceleração das batidas do coração. Foi reanimado com dificuldade, quase a pique de sofrer uma parada cardíaca.

Num grande hospital, é praticamente impossível isolar os pacientes das palavras dos inexperientes ou dos levianos. Palavras erradas podem ferir tanto quanto um ato físico. Recordo-me de um paciente que convalescia de um ataque do coração. Parecia desanimado, com pulso rápido, e apresentava sinais de congestão cardíaca iminente. Como não havia razão clínica objetiva para essa reviravolta, imaginei que havia recebido alguma notícia ruim da família.

"Sr. Jackson, por que está tão deprimido e carrancudo?"
"Qualquer um ficaria se ouvisse o que me disseram esta manhã."
"O que foi?"
"O interno que me atende disse que tive ataque do coração, o residente assistente falou de um infarto agudo do miocárdio, o residente mais graduado referiu-se a trombose da coronária, ao passo que o médico que me atende disse que sofri um episódio isquêmico agudo. Pelo amor de Deus, como é possível um cristão sobreviver com todos esses defeitos no coração? Pior ainda: quando pergunto à enfermeira o que está acontecendo, ela responde que é melhor eu não saber."

Ora, todos esses termos são modos diferentes de descrever a mesma condição. O paciente pode ser lançado a desespero mórbido, imaginar o pior, quando ouve uma expressão incompreensível ou um termo impreciso.

Os médicos não deveriam jamais instilar incerteza e receio no paciente; porém, infelizmente, o fazem com muita frequência. Como consultor cardiovascular, vejo muitos pacientes que me pedem uma segunda opinião sobre a necessidade de uma operação de válvula do coração ou de ponte de safena. Frequentemente parecem ansiosos e cheios de mórbida apreensão, e eu aprendi, confrangido, que essas emoções são em grande parte iatrogênicas – simples resultantes do jargão médico. Nos últimos anos, registrei diversas observações atemorizantes que os pacientes recordam, provenientes da primeira opinião do médico. Como sigo a praxe de ver marido e esposa, anotei apenas as opiniões repetidas por ambos os cônjuges, separadamente. Já colecionei centenas de frases desastrosas. Eis as mais comuns:

"Você está vivendo horas extras."
"Você está declinando rapidamente."
"Sua próxima pulsação talvez seja a última."
"A qualquer minuto, pode ter um ataque do coração, ou coisa pior."
"O *Malach amoveth* (anjo da morte) está te perseguindo."

Ouvi numerosas variantes das frases: "Você tem uma bomba-relógio no peito" e "Você é uma bomba-relógio ambulante". Um consultor de cardiologia apontou uma artéria obstruída num angiograma de coronária e disse à esposa do paciente:
"Esse vaso estreitado produz muitas viúvas."
Outro paciente lembra-se das palavras de seu médico:
"Fico assustado só de pensar em seu esqueleto".
Um paciente que sofreu um ataque do coração e não aceitava a ideia de colocar uma ponte de safena relatou-me:
"Meu médico disse que não podia garantir que o meu próximo ataque do coração não seja o último."
A urgência da operação foi dessa forma destacada a outro paciente: "A cirurgia tem que ser já. Ontem, se possível."
Um paciente de ataque do coração chegou ao pronto-socorro com taquicardia ventricular, rápida e séria perturbação das pulsações, e recordava como a coisa mais aterradora que ouvira em sua agonia as palavras de um médico a gritar:
"Estamos perdendo o cara! Ele está indo!"
Essa é uma pequena amostra, e me parece assustador que se encontrem essas palavras nocivas com frequência cada vez maior. Às vezes, é fácil não lhes dar atenção e esquecê-las, mas de vez em quando elas causam um sofrimento interminável.

SEM POSSIBILIDADE DE SEGUNDA OPINIÃO

O Sr. Glimp, que beirava os setenta anos, morava na Flórida. A calva circundada de cabelos brancos não combinava com o rosto liso e jovem, nem com os risonhos olhos azuis, porém havia melancolia e desânimo em sua voz ao pedir à esposa, ainda bem atraente:

"Você conta!"

Isso depois de procurar, sem êxito, as palavras certas. Tinha o braço direito imobilizado na altura do cotovelo, em consequência de um derrame recente. Os pormenores eram cristalinos. Mas por que desejava colocar uma tranca na porta depois de arrombada? Por que viajou a Boston para fazer uma consulta comigo? Já tinha uma ponte de safena.

"Nunca estive doente em toda a vida", afirmou com voz triste.

"Mas o senhor teve angina, o sintoma que mais comumente redunda em cirurgia da coronária, e foi por isso que o operaram."

"O que é angina?"

"Pressão no tórax ou aperto quando se faz exercício", disse eu, fazendo com a mão espalmada um movimento horizontal no peito, o lugar comum do desconforto da angina.

"Não, nunca tive angina", redarguiu ele.

"Quais os sintomas que levaram à operação?"

"Doutor, deixe-me explicar. Sempre fui sadio. Raras vezes tomava aspirina. Resolvi fazer um *checkup* anual. Uma famosa clínica, de excelente reputação, havia se mudado para perto da minha casa. Fui apenas para fazer um *checkup*. Sexta-feira de manhã. O médico achou que eu precisava de um exercício para completar o teste. Depois insinuou que havia surgido um problema e aconselhou uma prova de tálio para medir o estresse. A clínica era muito eficiente: mandava a gente de um exame a outro, sem espera. Depois do tálio, o médico me disse que eu tinha um sério problema. Explicou que devia fazer logo uma cateterização. Não devia ser adiada. Explicou que era um teste que daria ideia do que acontecia nas minhas coronárias. Confiei nele. Médico muito simpático. Deu a entender que, basicamente, não tinha muito o que escolher: o cateterismo era um teste benigno, que todo mundo considera fabuloso. Achava que não seria bom adiar, porque um ataque fatal do coração podia ocorrer a qualquer momento. O que poderia eu dizer?"

Tudo isso foi contado de forma claudicante, pontuado por muitas pausas, as palavras emitidas em tom chiante, numa mistura de saliva borrifada, devido ao derrame.

A esposa continuou a história:
"Sexta-feira à tarde, fiquei preocupada por Harold demorar tanto tempo. Afinal, foi apenas fazer um *checkup* rotineiro. Minha preocupação chegou ao auge quando o Dr. P. telefonou e me pediu que fosse imediatamente à clínica porque Harold tinha 'um sério problema'. Cheguei à clínica mais morta do que viva. O médico me esperava para mostrar a chapa das coronárias de Harold. Que entendo eu de coronárias? Pareciam umas minhocas brancas retorcidas. O médico me disse que todas as principais artérias estavam bloqueadas. Quase enlouqueci quando o médico disse que Harold era um 'cadáver ambulante'. Segundo ele, não se podia esperar mais. 'Pode morrer a qualquer momento', disse ele.

Perguntei: 'Onde eu assino?'

'A senhora não precisa assinar. Harold já assinou.'

Achei que Deus estava tomando conta de nós. Por um triz! Agora estávamos em mãos seguras. O médico disse que tínhamos sorte; havia vaga na sala de cirurgia na manhã seguinte, sábado. Já na mesa, Harold teve um infarto do miocárdio. Os médicos não sabiam se ele escaparia. Seu azar não acabara ainda. Dois dias depois, na segunda-feira, teve um derrame. Ele precisava mesmo da operação? O médico foi tão persuasivo! Depois do que aconteceu, ele ficou muito perturbado. É um homem muito bondoso, não tem jeito de vendedor – tem jeito de médico de verdade. Confiei nele e acreditei que cada segundo poderia custar a vida a Harold."

A Sra. Glimp parecia confusa e colérica. Antes da operação, o marido fora sempre calmo, imperturbável, controlado. Agora se deprimia por qualquer coisa e chorava à toa.

Mas o que esperavam de mim? O dano estava feito. Eu nada podia fazer que reabilitasse seu cérebro afetado ou reconstruísse o músculo do coração, tão profundamente atingido. Perguntei por que não haviam procurado uma segunda opinião antes da operação.

Ambos se mostraram surpreendidos ante o que lhes devia soar como uma pergunta idiota. "Era uma questão de vida ou morte. Não admitia atraso. Onde vamos obter segunda opinião e por que haveríamos de buscá-la? 'Ele teve três obstruções arteriais', disse o médico. 'Não podia ser pior'." A esposa estava furiosa: "Quando sua casa pega fogo, o senhor vai pedir segunda opinião? Não, chama os bombeiros. Foi o que pensamos que estávamos fazendo. O médico nos disse que, como o músculo do coração de Harold estava em grande forma, ele nem sentiria a operação".

O músculo do coração de Harold funcionava normalmente e não tinha sintomas. Pacientes desse tipo nunca precisam de cirurgia. Aconselha-se uma operação para impedir morte súbita ou um ataque do coração. Contudo, quando o músculo do coração está intato, o implante de desvio de coronária não prolonga a vida nem adia o ataque do coração. Palavras ferinas aterrorizaram marido e esposa que, nessas condições, estavam dispostos a seguir a recomendação do cardiologista. Com raras exceções, quando um médico descreve uma situação como risco de morte, a maioria das pessoas, por menos que confiem nos médicos, hesita em questionar seu conselho.

Eis algumas regras simples e fundamentais: em primeiro lugar, quando uma pessoa não tem sintomas nem sofre um episódio raro de angina, é muito improvável que necessite de urgente cirurgia cardíaca. Na verdade, há tempo suficiente para obter uma segunda opinião. Em segundo, quanto mais um médico recorre a táticas aterrorizantes, usa terminologia ameaçadora e faz sombria prognose, se não passar à intervenção prescrita, menor é a credibilidade de suas recomendações. O médico que usa faixa preta de luto ou é vendedor ou charlatão que nunca abjurou o desejo infantil de brincar de Deus. Ao buscar uma segunda opinião, diga de cara quais os procedimentos invasivos aconselhados que seriam realizados em outro hospital. O médico que dá consulta não deve ter o menor incentivo financeiro do curso de ação que prescrever.

Médicos e seus pares não estão isentos de ataques com palavras ferinas. O Dr. S. N., um psiquiatra do meio-oeste, havia sofrido vários episódios de séria arritmia, conhecidos como "taquicardia ventricular". O médico disse-lhe que essa condição podia ser fatal e instou na implantação de um dispositivo elétrico no peito, para inverter instantaneamente o ritmo ameaçador sempre que este sobreviesse. Era uma operação cara e complicada, e a esposa do Dr. S. N., que havia lido a respeito de implantes, opôs-se com veemência à cirurgia. Após longos anos de casados, o Dr. S. N. dava valor à intuição da esposa. Por outro lado, confiava no experimentado cardiologista. Por isso, resolvera ir a Boston pedir-me uma segunda opinião. Pela sua história, concluí que os ataques eram breves e nunca haviam produzido desmaio ou tonturas. Apenas ele sentia palpitação. Além disso, o intervalo entre os três paroxismos sofridos eram de três a quatro anos. Identifiquei fatores precipitantes que poderiam ser facilmente evitados e por isso o aconselhei a não se submeter ao implante do dispositivo elétrico. O paciente ficou encantado, mas a esposa continuou apreensiva.

Quando falei com ela a sós, contou-me que o cardiologista que recomendara o implante, muito zangado por não haverem seguido seu conselho, havia dito:

"A senhora terá coragem de viver quando um dia acordar e achar seu marido morto na cama, sabendo que um aparelhinho poderia ter salvado sua vida?"

Ela deve ter pensado muito se um médico seria capaz de dizer uma coisa dessas se não fosse verdade. Como poderia confiar no meu julgamento, ou em outro prognóstico de qualquer clínico? Pouco pude fazer para acalmá-la e ela se foi, ainda agoniada e temerosa.

CRÍTICA A OUTROS MÉDICOS

À medida que a medicina se transforma em grande negócio e dia a dia a concorrência se torna mais feroz, não é raro ouvir médicos ou hospitais criticar uns aos outros, no esforço de aliciar pacientes. A crítica ao médico de um paciente é sobremaneira contraprodutiva. Os médicos têm que ser generosos com os colegas. Até mesmo um profissional experiente pode cometer erros graves. Além disso, ouvir de um paciente a respeito dos erros de um colega é apenas um lado da história. Com grande dose de justiça, muita gente afirma que os médicos há muitíssimo tempo vivem protegendo uns aos outros, raramente denunciando erro crasso, exploração de testemunha e corrupção dos colegas. Esses tipos de conduta repreensível não devem jamais ser tolerados. Mas, antes de condenar, cumpre ouvir os dois lados de um relato.

Com enorme frequência ouço médicos pichando colegas somente porque não concordam com os enfoques alheios. Ouvir um profissional arrasar outro pode ser tremendamente desmoralizante para o paciente. O feitiço pode virar contra o feiticeiro, e minar a confiança no médico acusador, além de diminuir o respeito a uma profissão que, mais do que a maioria das outras, depende da confiança para funcionar com eficácia. Em última análise, a crítica ferina corrompe a capacidade de cura do médico.

Grande parte de meus clientes me contam que seus médicos reagiram hostilmente à ideia de segunda opinião. Disse um cardiologista de Nova York:

"O senhor não precisa de segunda opinião. Vou lhe dar uma recomendação para que o consulte, mas há melhores meios de gastar dinheiro. Faça um donativo a uma instituição de caridade."

Certa vez recebi um telefonema de um cliente em pânico da Filadélfia que me havia consultado três meses antes. Tinha um complicado problema cardíaco e não estava melhorando. Depois que alterei seu programa de tratamento e acrescentei novo medicamento, ele voltou ao trabalho e reiniciou sua vida normal.

"O que aconteceu?", perguntei, ligeiramente cismado.

"Nada mudou. Eu estava me sentindo muito bem até ver o meu cardiologista hoje. Repito exatamente o que ele me disse: 'Estou surpreso por Lown ter receitado esse remédio, que para o senhor é um veneno. Mais cedo ou mais tarde vai ter uma monstruosa complicação'."

Conquanto o novo programa tivesse funcionado bem, o paciente ficou confuso e levou muito tempo para recuperar a confiança.

PERMANÊNCIA DA DOR

Normalmente, os médicos não reconhecem a influência duradoura das expressões mal escolhidas na produção da dor e no agravamento da doença. Ao tempo em que eu cursava a Faculdade de Medicina da Johns Hopkins, havia no corpo docente um psicofisiólogo iconoclasta, o Dr. Horsley Gant, o único estudioso americano do grande fisiologista Ivan Petróvitch Pávlov. Gant havia condicionado cães de modo que sua pulsação se acelerava e sua pressão arterial subia quando dava um pequeno choque elétrico na pata traseira do animal, logo após tocar uma sineta. Após várias repetições, o simples som da sineta elevava a pulsação e a pressão arterial dos cães, mesmo sem choque elétrico. A reação cardiovascular à sineta não diminuía com o tempo. Muitos meses mais tarde, a pulsação e a pressão dos animais se elevavam cada vez que ouviam a sineta.

Invariavelmente, a reação a um estímulo condicionador não doloroso se vai com o passar do tempo e depois se extingue por completo, se não houver reforço. Na opinião de Gant, as reações cardíacas aos estímulos nocivos podem perdurar indefinidamente. Sugeria que o coração adquiria uma memória que não se desfazia com o tempo, algo a que chamava "esquizogênese", condição que identifiquei em muitos pacientes.

Esses reflexos podem se fixar permanentemente no sistema nervoso. Ao contrário da maioria das ocorrências neutras, que some sem deixar rastro, as experiências dolorosas, ameaçadoras e atemorizantes parecem gravar-se no cérebro como se fossem geneticamente programadas. Desgraçadamente, as memórias agradáveis desaparecem, ao passo que as negativas persistem. Durante milhões de anos, a dor foi uma grande mestra porque advertia do perigo. O repertório de reações neurofisiológicas à dor persiste por causa do seu valor de sobrevivência. Para os seres humanos de hoje, talvez tenha função menos adaptativa, conquanto de forma alguma haja perdido o poder de educar. No entanto, vestígios de memória da dor podem influir erroneamente nas reações fisiológicas normais e transformar-se numa fonte de fixações mórbidas, capazes de comprometer a saúde.

Depois de longa ausência, a Sra. Z. havia voltado à clínica para um reexame.

O cabelo louro-escuro e os cintilantes olhos azuis marcavam um rosto simples mas belo. A pele possuía aquela palidez translúcida que se nota em pinturas medievais da Madona. Aos quarenta e seis anos, tinha doces encantos, brejeiros e alegres, talvez por ter sido mestra-escola por vários anos. Tempos atrás seu médico descobriu que ela apresentava frequentes extrassístoles ventriculares, ou "pulos" do coração, e dissera que, em vista do prolapso de sua válvula mitral, poderia morrer a qualquer momento. Medrosa, tomava vários medicamentos receitados, mas não tolerava nenhum deles.

Quando a vi pela primeira vez parecia ensimesmada, introspectiva, e respondia às perguntas como se despertasse de um profundo sono. Tremia muito, e às vezes se mostrava incoerente. Estava tomando dois medicamentos que lhe causavam letargia, fraqueza, tontura, dores como de úlcera e insônia. Não obstante todos esses problemas, tinha muito medo de parar de tomar os remédios.

Uma avaliação minuciosa revelou que seu coração era perfeitamente normal, com exceção de pequeno prolapso da válvula mitral, completamente inócuo. Não havia problemas com as pulsações "puladas". O melhor seria esquecê-las. Mandei interromper por completo a medicação e reiniciar o ritmo normal de vida, voltando ao magistério. Ela despertou como se tivesse um pesadelo. Em subsequentes visitas anuais, sua personalidade se alterou por completo. Estava cheia de alegria e ria facilmente.

Passaram-se cinco anos. A Sra. Z foi examinada inicialmente pelo meu parceiro cardiologista, que a descreveu completamente recuperada. Quando o acompanhei para reexaminá-la, ela lia um livro sobre o ensino de literatura inglesa a alunos de ginásio. Conversamos alguns minutos sobre as dificuldades de ensinar quando tantos jovens hoje consideram ler coisa do passado. Continuei a pensar no assunto e, sem refletir, comentei:

"A senhora certamente tem um problema."

Ela se empertigou na cadeira, com o medo estampado no belo semblante, o pescoço rubro, e começou a tremer, como fazia da primeira vez que a vira.

"Por que o senhor diz isso, doutor? O que significa isso?"

Era mais um apelo desesperado do que uma pergunta. Num instante, aquela senhora calma e tranquila estava dominada pelo terror.

Em tais casos, aprendi que a maneira mais persuasiva é dirigir-me a um colega. Em vez de dirigir-lhe diretamente palavras tranquilizadoras, voltei-me para meu parceiro, sem prestar a menor atenção à paciente, e comentei o que acabara de suceder.

"Eu estava falando dos problemas que os professores de inglês têm nesse país e esta pobre senhora pensou que eu me referia ao seu coração. Pensei que a havia persuadido de que não tem problema nenhum no coração, porém uma dor infligida no passado persiste como uma brasa que se nega a apagar." Ela interrompeu-me: "Oh, graças a Deus! Que alívio! Pensei que estivesse falando do meu coração!"

POR QUE OS MÉDICOS USAM PALAVRAS ASSIM?

Por que os médicos pintam quadros tão sombrios? A mais elementar psicologia ensina que o medo é a via errada para motivar um comportamento construtivo. Em vez de mobilizar os recursos íntimos dos pacientes, conversas desse tipo dissipam a esperança. Quando o medo predomina, a capacidade de tomar decisões inteligentes perece. Mais do que isso: intensas emoções negativas agravam os sintomas, afetam adversamente o processo de cura e prejudicam a prognose do doente. A enfermidade humilha e corrói o sentido do eu, tornando os pacientes sumamente vulneráveis às palavras do médico, de quem dependem para sarar e continuar vivos.

Não há explicação simples e completa dessa conduta exagerada dos médicos. Sabemos, é claro, que a profecia de catástrofes parece fazer parte integrante de nossa cultura como sociedade. A previsão do tempo é feita ou lida em termos bombásticos, que provocam ansiedade. A presunção de que é preciso ser estridente para ser ouvido está se tornando igualmente comum, tanto na previsão do tempo como nos prognósticos médicos. Apresenta-se o quadro mais horroroso possível, na crença de que a verdade não pode ser expressa em termos moderados. O resultado é que os médicos – como disse Reinhold Niebuhr – têm boas intenções, fazem o mal e apresentam as boas intenções para justificar os malfeitos.

Outra explicação possível é que, numa época pródiga em demandas judiciárias como a nossa, os médicos sentem-se obrigados pelos imperativos judiciários a dizer a verdade sem o menor rebuço. Diante de estranhos que podem ser fontes de processos por erros médicos, muitos se convencem de que pintar o quadro mais hediondo os protege contra possíveis acusações futuras. A verdade, porém, é que esse enfoque meramente mercantilista lança as sementes de futuros processos judiciais (ver capítulo 10). Quando o médico não envolve uma grave previsão com palavras carinhosas, o paciente infere que não há compaixão. Com esse procedimento, o médico desprofissionaliza um relacionamento que, para ter bons resultados, precisa ser cimentado com respeito e confiança. É a ausência de confiança que calça a estrada dos tribunais.

Como deve o médico indicar uma via que implica desconforto e perigo? Como Norman Cousins tão bem enfatizou, qualquer problema pode ser apresentado como um desafio solúvel ou como uma proverbial sentença de morte. Por que escolher a última?

O achincalhamento dos valores humanos principia na faculdade de medicina. A meu ver, é um erro crasso iniciar o curso de medicina pela dissecação de cadáveres na aula de anatomia. Para contrabalançar o horror dessa tarefa, os estudantes preferem considerar como objeto inanimado o corpo repugnante que cheira a formol; isso os leva a esquecer que "aquilo" já foi um ser humano como eles próprios. Nessa tônica tem começo uma doutrinação intensa, de seis anos, cujo objetivo é instilar competência científica, dedicando-se pouquíssimo tempo ou esforço ao aprimoramento dos dotes de relações humanas ou ao cultivo da arte de curar. Dessa forma, o jovem médico nem se interessa nem é treinado na arte de ouvir. Posteriormente, poderosos fatores econômicos reduzem ainda mais sua disposição de ouvir. A apresentação de um quadro infausto provoca aquiescência e evita explicações, que consomem tempo.

Creio que há mais outro fator. É raro os médicos estarem seguros do chão em que pisam. Quando se lhe depara a possibilidade de uma séria intervenção, é natural que o paciente analise suas opções. As perguntas percucientes podem expor a rarefeita camada de conhecimentos médicos ligados à prognose. Baseando-se em dados de estudos epidemiológicos que definem probabilidades para um grande grupo, o médico estudioso pode oferecer previsões de consequência a curto e a longo prazo. Mas o paciente não é uma estatística e talvez ligue muito pouco ao que acontece em geral; seu desejo é ter alguma segurança a respeito do seu próprio caso. O médico logo aprende que, quando fraseadas dogmaticamente, as mais sinistras formulações limitam as indagações; podem, na verdade, calar todo e qualquer questionamento.

As previsões calamitosas também podem ser uma forma de *merchandising*, de condicionamento. A utilização de gigantesca tecnologia, inclusive a de mérito duvidoso, precisa do assentimento do cliente. Fazer sombrias previsões sobre o que pode acontecer à vida e ao organismo garante o esvaimento rápido da resistência às vendas e transforma os pacientes em dóceis consumidores.

O que estou dizendo possivelmente enfurecerá muitos médicos que não praticam cirurgia, não "racham" pagamentos e nem recorrem a lucrativos procedimentos invasivos.

É claro que têm razão. O aspecto mais perturbador de tudo isso é que muitos médicos mal percebem que se tornaram prestativos mercadores do tratamento de saúde. Desde os bancos universitários aprendem a reverenciar a tecnologia. Sua formação profissional destaca que a maneira mais eficaz de ajudar o paciente é o uso de um exame completo, que começa pela história médica e é por ela guiado. Invariavelmente, a coleta da história é relegada a quase nada, sendo o paciente submetido a múltiplos especialistas que lhe aplicam uma série de testes. Esse tipo de prática médica é quase universalmente aceito como o mais elevado padrão científico e moral.

O hospital, onde os médicos adquirem a maior parte dos seus conhecimentos práticos e formam seus duradouros hábitos profissionais, pulula de tecnologia e erudição. Em vários casos, tive desavenças com funcionários de hospitais que pretendiam dar alta prematura a um de meus pacientes. Se protesto, recebo sempre como resposta o mesmo chavão, tanto dos internos como dos residentes. Por que ocupar um leito quando já foram completados os testes necessários e não há necessidade de cirurgia? Pouco lhes importa que a condição clínica continue indefinida, ou que ainda não tenha sido traçado o programa de um prolongado tratamento crônico, ou que o paciente, morando sozinho, ainda não está em condições de se cuidar adequadamente.

Outro fator que molda a prática da medicina é a crença, tanto dos pacientes como de seus médicos, de que tudo o que está quebrado precisa ser consertado. Pacientes idosos com frequência apresentam sintomas que seriam toleráveis se lhes fosse dito que são inócuos. Dores e desconfortos, fadiga, perdas de memória e ocasionais insônias fazem parte da vida. O afã de diagnosticar o incurável, de tratar o intratável, de prognosticar o imprevisível é uma forma de arrogância e destapa uma caixa de Pandora com consequências perigosas. Mas quais são os riscos de negligenciar um sinal ou sintoma que pode vir a ser a manifestação inicial de uma doença? Pode-se argumentar que uma exploração pseudodiagnóstica é um preço diminuto a pagar para a identificação de uma enfermidade potencialmente curável, mas que põe a vida em xeque.

A resposta é uma só. Na absoluta maioria dos casos, uma detalhada história médica, um exame físico cabal e uns simples exames de laboratório podem dar ao médico a certeza de que não há risco de nenhuma doença grave. A maior parte das doenças não é catastrófica, e o mero passar do tempo mostra se uma condição merece mais investigação.

Em consideração adicional, os médicos, tanto quanto os outros indivíduos, são produtos de uma cultura consumista de tecnologia. Sua tendência de confiar na tecnologia é reforçada pela ênfase deformada de transformar a busca do diagnóstico numa caça ao tesouro em que os prêmios são o esotérico e o estapafúrdio. Nesse tipo de caçada, lavra um tento o clínico que corretamente suspeita de um mal fora do comum. Para ganhar a corrida, é necessário submeter os pacientes a uma procissão de testes e procedimentos. As faculdades de medicina e os hospitais regurgitam de médicos empenhados em renhida batalha na ascensão da escada acadêmica, passos que exigem publicação de artigos. As revistas lidas pela classe médica demandam multidão de dados em cada artigo. De que outra forma acumular tais dados, salvo pela metamorfose dos pacientes em cobaias involuntárias, sujeitas a inúmeras fisgadas e coletas de material? O médico estagiário incorpora essas práticas aos padrões de ouro que definem a medicina científica.

Voltemos a um fato fundamental. Qualquer que seja o estímulo a prolongados procedimentos, desde o estímulo à ganância ao desejo de aprender, a linguagem pungente ajuda a garantir a concordância dos pacientes. Mesmo que, como indivíduo, o paciente se beneficie minimamente dos tormentos de extensos exames, a retórica tem de ser convincente e nada dá melhor resultado do que insinuar que o seu bem-estar e a sua sobrevivência dependem dos resultados dos estudos ou exames indicados. Até mesmo o paciente mais inteligente e cético sucumbe sem muita resistência a um argumento tão persuasivo.

Nos esforços profissionais de saciar o imenso complexo médico-industrial, os pacientes quase sempre são ingênuos cúmplices. Cheios de pressentimentos e ansiosos por garantias, de bom grado entregam-se a um sem-fim de exames de laboratório e a uma enxurrada de especialistas. Em muitas ocasiões, membros da família de doentes insistiram comigo que tudo fosse feito para descobrir o que estava defeituoso, e que se fizesse todo o possível para obter a cura. Ao mesmo tempo em que os pacientes se queixam da atitude distante e do linguajar impiedoso e aterrorizante do médico, parecem considerar que tal desumanização é o preço inevitável da medicina científica.

Sinto-me, por vezes, desanimado quando vejo que, após investir muito tempo na coleta de detalhada história médica que me diz exatamente o que há, o paciente se mostra incrédulo. Mas quando o levo para minha sala de exames, onde tenho em um canto um antiquado fluoroscópio com intensificador de imagens, máquina cujo painel de instrumentos se assemelha ao de um avião, o paciente fica impressionado e posso imaginá-lo dizendo com seus botões: "Ah, que bom estar num consultório tão bem equipado". Ou talvez: "O doutor vai usar comigo essa máquina maravilhosa?". A fé pueril na magia da tecnologia é uma das razões pelas quais o público americano vem tolerando a desumanização da medicina.

Qualquer que seja a explicação, não há absolutamente nenhuma justificativa para atacar os pacientes com linguajar que os debilita e acovarda. O paciente jamais deve ser compelido pelo medo a fazer uma dificultosa escolha. Para que haja parceria em medicina, o sócio principal tem que ser o paciente, que não deve ser impedido de pronunciar a palavra decisiva, a última palavra.

6
Palavras que fazem bem

CONQUANTO AS PALAVRAS do médico possam ferir e machucar, também têm grande potencial de fazer o bem. O processo de cura exige mais do que ciência. Precisa também mobilizar as expectativas positivas do paciente e sua animadora fé nos serviços médicos. Conheço poucos remédios mais potentes do que uma palavra cuidadosamente escolhida. Os pacientes têm fome de solidariedade, que se ministra principalmente com palavras. A conversa terapêutica é uma das armas menos usadas do arsenal médico. A experiência da medicina oferece constantes lembranças da força curativa das palavras.

Procuro distinguir o que há de positivo na situação mais anuviada. Isso nada tem que ver com a verdade ou a mentira. Brota da mais profunda intenção de servir ao paciente, ajudá-lo quando a situação parece irremediável e a recuperar-se sempre que isso seja remotamente possível.

Faço uso de dois enfoques: um reservado aos pacientes com doença cardíaca e outro para os sadios. Assim que termina o exame de um indivíduo com significativo mal do coração, chamo cliente e cônjuge ao meu consultório para lhes fazer uma súmula minuciosa do que descobri. Esboço claramente as possíveis complicações e consequências dos males da coronária, inclusive a possibilidade de morte súbita. Muitos médicos consideram esse assunto um tabu. Eu, porém, não posso imaginar que um paciente inteligente, portador de doença do coração, ignore tal fato. Mesmo quando o médico não o menciona, o paciente por certo meditará sobre essa horrenda ameaça. Com frequência, todos nós despertamos de um sono profundo, angustiados e atemorizados, e o simples pensamento sobre algum sintoma nos parece ser augúrio de câncer ou outra doença fatal. Ao indivíduo que sofre de distúrbios coronários, até mesmo o mais trivial sintoma, especialmente na calada da noite, parece ser sinal de morte súbita. O terror e o desespero são superestimados pelo fato de esses pânicos mórbidos não poderem ser discutidos com a família ou os amigos.

Minha palestra sobre morte súbita é invariavelmente recebida com tenso silêncio por parte do paciente e seu cônjuge, cuja expressão fisionômica denuncia que prefeririam estar noutro lugar. Raramente me interrompem com perguntas. Depois de referir-me à ameaça, concluo mais ou menos assim: "Toco nesse assunto porque não há, absolutamente, a perspectiva de o senhor, ou a senhora, morrer de repente nos próximos anos. Nunca perdi um cliente totalmente livre de irregularidades cardíacas num período de observação de vinte e quatro horas, como neste caso, com o ventrículo esquerdo contraindo-se normalmente, capaz de exercitar-se até nove minutos na esteira mecânica, sem apresentar mais do que uma pequena elevação nas pulsações e na pressão arterial. Esses resultados benignos são a base de minha boa prognose, que faço com muita satisfação". Quando o caso é diferente e não posso garantir nada categoricamente, simplesmente não me refiro à morte súbita.

Como sucedeu com um paciente a quem falei de morte súbita: de repente, ele se levantou e saiu do consultório, o que produziu imediato afrouxamento de tensões.

Vários anos atrás, tive uma secretária jovem e muito atilada que, após a visita de um paciente, perguntou com ar de quem vinha remoendo uma velha ideia que a perturbava:

"Dr. Lown, o senhor dá erva aos pacientes?"

"O quê?", exclamei, totalmente estarrecido.

"Maconha, *Cannabis*", esclareceu ela.

Intrigado, perguntei-lhe por que fizera aquela pergunta inusitada.

"Eles saem do consultório com cara de *chumbados*, altos, flutuando. E quando são de outra cidade, perguntam qual é o melhor restaurante de Boston, porque querem comemorar."

Eu me pergunto às vezes qual é a origem desse meu etéreo otimismo clínico. Com toda a certeza, boa parte provém de meu grande mestre, Dr. Samuel A. Levine, que continua sendo o modelo que procuro seguir. Além de ser diagnosticador excepcional, suas artes no manejo dos doentes graves eram ainda mais prodigiosas. Levava à beira do leito seu espírito lépido e incorrigível otimismo, mas sempre fundado em uma análise realista. Levine frisava a importância da preocupação construtiva em favor do paciente.

"Quando o médico faz uma prognose sombria ou, pior ainda, quando dá a entender que o paciente não escapará – e erra no cálculo –, toda a profissão médica sofre um forte revés. Em geral, é melhor deixar a porta entreaberta, mesmo nas mais tenebrosas condições."

Muitas das teorias de Levine são hoje descartadas por serem consideradas errôneas; vários dos medicamentos que receitava agora são considerados ineficazes e foram substituídos por outros mais eficazes. Todavia, continua legítima a sua técnica de encarar o paciente, que ele timbrava em ensinar; na verdade, ela ganha ainda maior relevância nesta era de tecnologia impessoal. Numerosas vezes ouvi Levine deplorar o iminente fim da idade de ouro da medicina, tendo sido a preocupação com o paciente substituída pela preocupação com a doença.

Quando se aproximava de um paciente, impregnava todas as palavras com o seu otimismo. Quando terminava uma consulta e se preparava para ir embora, era seu costume arraigado pôr a mão de leve no ombro do paciente e murmurar com um fio de voz:

"Tudo vai dar certo".

Quando Levine se tornou um doente terminal, herdei parte de seus clientes. Um deles, A. B., era um cardíaco que venho atendendo há mais de trinta anos. Durante uma consulta, recentemente, recordou um dia de 1960 em que fora internado no Peter Bent Brigham Hospital com uma enfermidade crítica e sucessivas febres altas. Levine diagnosticou endocardite bacteriana subaguda, infecção potencialmente letal de uma válvula defeituosa do coração. Antes da era dos antibióticos, era um mal quase 100 porcento fatal. Até hoje é uma doença muito séria.

"O Dr. Levine me disse: 'Você está muito doente, mas não se alarme. Eu sei qual é o seu problema. Sei como tratá-lo e sei como curá-lo. Você se recuperará por completo'. Não obstante eu estar muito mal, não me preocupei, e ainda estou por aqui", narrou o paciente.

Embora tenha aprendido muitíssimo com Levine, meus maiores mestres foram os pacientes, que me proporcionaram uma rica experiência clínica e me mostraram a complexidade das reações às palavras do médico: a frequência com que uma palavrinha inócua produz esperança e coragem. Só me dei conta da extraordinária força curativa das palavras quando o paciente me contou o que sucedera. E, mesmo usando um termo com conotações adversas, o efeito positivo que ele deu à palavra pronunciada foi decisivo. O termo se referia ao chamado "coração a galope".

UM GALOPE BENFAZEJO

O paciente, homem de sessenta anos, parecia estar com uma enfermidade crítica. Duas semanas após um ataque do coração, continuava na unidade de tratamento coronário intensivo. Tinha sido uma luta árdua. Havíamos encontrado quase todas as complicações possíveis. Agora, o problema era fácil de definir: quase metade do seu músculo cardíaco fora destruída. Estava numa fase de falha congestiva do coração. Devido à contração inadequada do ventrículo esquerdo, o sangue refluía para os pulmões e cada respiração era um duro esforço. Ao mesmo tempo, o bombeamento insuficiente do sangue baixava a pressão arterial: sentar-se na cama produzia tontura e quase desmaio. Sem fôlego e fraco, não tinha energia para comer; pior que isso, não tinha o menor apetite, e o cheiro de comida lhe causava náuseas. A falta de oxigênio o inquietava e perturbava o sono. O fim parecia próximo; exangue, pálido, lábios parcialmente azulados por causa da insuficiência do oxigênio no sangue, a intervalos certos arquejava em busca de ar, como se estivesse se afogando.

Na visita de cada manhã, meus assistentes e eu entrávamos naquela enfermaria como um bando de taciturnos agentes funerários. Havíamos esgotado nosso repertório de frases animadoras e, evidentemente, achávamos que qualquer frase calmante seria um insulto à inteligência dele e só poderia minar sua confiança. Tentamos acelerar a visita para não enfrentar por muito tempo o seu olhar inquisidor. Depois de consultar a família, escrevi em sua planilha a ordem: "Não deve ser reanimado".

Certa manhã ele apresentou melhor aspecto, dizia sentir-se muito bem e, com efeito, os sinais vitais tinham melhorado. Não consegui explicar a razão da mudança e continuava persuadido de que não sobreviveria. Assim, não obstante as melhoras, a prognose continuava sombria. Acreditando que uma mudança de ambiente poderia lhe proporcionar menos estresse e pelo menos ajudá-lo a dormir, mandei removê-lo para outra unidade, de cuidados menos intensivos. Depois de uma semana recebeu alta e o perdi de vista.

Seis meses mais tarde, ele apareceu no meu consultório, com aparência de muito boa saúde. Embora tivesse o coração bastante danificado, não tinha congestão e não apresentava sintomas. Fiquei estupefato e só consegui balbuciar:

"Milagre! Foi um milagre!".

"Raios, não foi nenhum milagre", respondeu ele.

Fiquei um tanto chocado ante sua tamanha certeza de que a intervenção divina não tinha sido responsável pela sua fabulosa recuperação.

"Então, o que foi?", perguntei, desanimado.

"Sei exatamente o momento em que esse pseudomilagre se deu", afirmou ele, sem hesitação.

Contou-me então que havia percebido que estávamos nas últimas, confusos e errados, e que parecíamos não saber o que poderia ajudá-lo. Ele se sentia entregue às baratas e nós estávamos pouco a pouco persuadindo-o de que estava morrendo e se entregara. Achava que havíamos perdido toda a esperança e que tinha que entregar os pontos. A essa altura, elevou a voz e disse, enfaticamente:

"Na manhã de quinta-feira, 25 de abril, o senhor chegou com o seu bando, cercaram a cama e me olharam como se eu já estivesse no caixão. O senhor encostou o estetoscópio no meu peito e disse a um ajudante que ouvisse aquele 'belo galope'. Matutei que, se meu coração ainda era capaz de um 'belo galope', eu não podia estar morrendo, e sarei. Como o senhor vê, doutor, não foi milagre. Foi a vitória da mente sobre a matéria."

O paciente ignorava que "galope" significava mau sinal, um som gerado por um ventrículo esquerdo esticado e arfante, que luta sem êxito para bombear sangue. "Belo galope" é um oxímoro.

A minha mais notável experiência em matéria de prolongar a vida foi mero acaso, além de pretensiosa bravata. Começou inocentemente quando eu atendia um moribundo de meia-idade; porém, logo depois, eu quis fazer papel de Deus, com os dedos cruzados atrás das costas.

OS DIAS MAIS FELIZES DE MINHA VIDA

Com cabelos brancos emaranhados emoldurando a morena face italiana, ele parecia um leão, amestrado e de cama, mas prestes a rugir. No entanto, Tony estava silencioso e quando falava só emitia monossílabos. Seus grandes olhos pardos, bonitos e cismarentos, e as pálpebras caídas traíam antigas paixões e romances, mas agora só esperava a morte, vítima do coração em pane, gravemente danificado por doença das coronárias. Um único assunto o arrancava do seu torpor: pombos-correio, que ele criou, inscreveu em competições e amava. Quando o assunto eram esses pássaros, ele revivia e contava que uma de suas aves havia voado mil e trezentos quilômetros.

Ele foi encaminhado ao meu serviço hospitalar com cardiomiopatia terminal, doença gravíssima do músculo do coração. Agora havia evoluído para falha congestiva do coração, envolvendo as duas câmaras de bombeamento, os ventrículos direito e esquerdo. Era impossível animá-lo. Por sorte, dormia muito, mas seu sono não era repousante, e acordava mais cansado do que quando adormecia. Longos episódios de apneia eram intermitentemente interrompidos por movimentos convulsos acompanhados de fortes estertores. Esses períodos sem respiração eram assustadores. Cada um deles parecia prenunciar o fim.

Uma bela jovem, que supus ser sua filha, ficava ao lado de Tony dia e noite. Lá estava ela quando eu chegava para a visita às oito da manhã e, às vezes, quando ia para uma inspeção, tarde da noite, sempre a encontrava adejando perto da cama dele, procurando proporcionar-lhe todo o conforto. Raras vezes testemunhei maior devoção filial. Parecia ter uns vinte e cinco anos, elegante e, como Tony, calada. Embora observasse tudo muito atentamente, não se dirigia aos médicos e às enfermeiras, concentrando-se, em vez disso, em prever cada necessidade de Tony, fosse um gole de água ou suco, fosse o "papagaio".

Era uma dessas mulheres tão atraentes que despertam nos homens o desejo de permanecer ao lado delas o tempo inteiro. De vez em quando eu lhe lançava uma olhada de soslaio, para certificar-me de que lá estava ela em toda a sua diáfana realidade. Na presença de uma jovem tão exuberante de vida, era difícil pensar em doenças e em morte próxima. E lá estava ela, calada, procurando sem sucesso não chamar atenção; às vezes chorava baixinho, pois era óbvio que tinha muito afeto pelo pai moribundo.

Um dia eu disse a Tony:

"O senhor tem muita sorte de possuir uma filha tão dedicada; está sempre ao pé do seu leito."

"Não é filha, doutor. É minha amante", respondeu Tony, prosaicamente.

De repente acudiu-me uma possibilidade que não me havia ocorrido antes. Alguns dias mais tarde, eu disse a Tony:

"O senhor devia casar com ela."

Ele olhou para mim, curioso e sonhador:

"Não, doutor, não quero deixá-la viúva logo depois do casamento."

"Quem é que disse que isso vai acontecer?"

"Está bem, doutor. Faço um pacto com o senhor. Lisa quer muito se casar e, se o senhor garantir por escrito que vou durar mais cinco anos, estou disposto a seguir seu conselho."

Imediatamente, ali mesmo, redigi uma declaração garantindo, sem qualquer ressalva, que Tony viveria outros cinco anos. Ele melhorou nos dias seguintes e logo depois sarou o suficiente para ter alta do hospital. Dias depois recebi um cartão-postal do casal em lua de mel. Por muitos anos não tornei a ver Tony e frequentemente me preocupava aquela asserção, impulsiva e pouco racional. Seria justo instigar um casamento entre uma mulher na flor da vida e um velho irremediavelmente doente e moribundo?

Um dia Tony apareceu ostentando boas condições, sem sinal da passagem dos anos, e disse:

"Os cinco anos venceram, doutor. Preciso de novo contrato."

Não parecia possível que os cinco anos houvessem passado tão rápido. Mas, olhando a ficha, vi que Tony tinha razão. Dentro de um mês poderia se celebrar o quinto aniversário da garantia. Por isso, tornei a redigir o mesmo tipo de contrato. Lisa, ainda mais bela, florescia e parecia mais apaixonada do que nunca.

Outros cinco anos se passaram sem que eu tornasse a vê-los. Comecei a olhar para a folhinha, pensando no caso, pois o décimo aniversário se aproximava. Exatamente no dia, Tony apareceu, miseravelmente doente, lutando para respirar e trazendo no abdome um edema do tamanho de um travesseiro. Mas estava calmo, não se queixava e irradiava uma tranquila dignidade. Esperei que me pedisse a renovação da garantia, mas ele não tocou no assunto. No passado, ele havia pedido o impossível, mas tinha plena consciência de que não se pode pedir a um ser humano que faça milagre.

Internei-o no Peter Bent Brigham. Fizemos o possível, sem esperança, drenamos um pouco do edema, facilitamos a respiração, demos-lhe mais conforto. E ele viveu mais dois anos.

Logo depois que Tony faleceu, Lisa apareceu no consultório. Era agora uma balzaquiana consumada e havia atingido uma fase de perfeita maturidade feminina. Queria muito falar e começou com grande emoção, refreada pela serenidade:

"Doutor, o senhor me deu os dias mais felizes de minha vida. Não espero que nada parecido se repita."

Pronunciou as palavras com correção e perfeita entonação.

"O que a senhora vai fazer? Ainda é bastante jovem."

"Meu maior desejo é estudar. Quero cursar uma faculdade. Sabe, doutor? Quando Tony me encontrou eu era uma prostituta adolescente. Vim do sul. Meus pais me abandonaram quando eu tinha catorze anos. Quando conheci Tony, eu não tinha a menor esperança para o futuro. Ele me contratou como garçonete do seu bar. Tony estava envolvido em jogos e Deus sabe o que mais. Era capaz de ser duro e mesquinho, mas comigo sempre foi um amante terno e gentil. Ensinou-me mais do que qualquer livro. Ensinou-me e fez de mim um ser humano. Tony me pediu que lhe entregasse este envelope, uma ajuda para a sua pesquisa do coração. E anônimo."

Levantou-se abruptamente e se foi. O envelope continha uma centena de notas de cem dólares, novas em folha. Isso aconteceu há vinte e cinco anos – nunca mais a vi.

Esses episódios estão longe de ser excepcionais. São exemplos adicionais da aparente capacidade de judeus velhos e chinesas idosas de postergar a morte durante importantes feriados religiosos. Adiamentos curtos, que não duraram mais que uns poucos dias, mas tenho a convicção de que o fenômeno é válido. É perfeitamente concebível adiar a morte por períodos mais longos. Muitos pacientes me contaram haver tido diagnóstico de doença fatal, com expectativa de poucos meses de vida, e no entanto se recuperaram e sobreviveram por muitos anos. Essas ocorrências aparentemente milagrosas frequentemente são propaladas em santuários religiosos no mundo inteiro.

A fé e o otimismo têm qualidades revigorantes. Disse Hipócrates, o pai da medicina:

"Alguns pacientes, embora conscientes de sua perigosa situação, recuperam a saúde simplesmente através do seu contentamento com o médico."

Esse fenômeno é gerado pela confiança que o médico infunde quando transmite otimismo. Por certo, a promoção do otimismo é essencial para a boa prática da arte de ser médico e é um aspecto significativo da arte de curar. Nunca tentei assustar um paciente, nem pintei um quadro ameaçador. Mesmo quando as condições são graves, concentro-me nos elementos encorajadores sem deixar-me tentar por nenhum jogo de Poliana.

No começo de minha prática médica, quando usava o fluoroscópio, coloquei um espelho diante da tela translúcida de imagens. Minha esposa confeccionou uma pequena cortina que eu podia abrir e fechar, expondo ou ocultando o espelho. Os pacientes podiam ver no espelho como batia seu coração. Quando o coração apresentava bom aspecto, eu abria a cortina e apontava, feliz, para a saudável silhueta cardíaca e a boa batida do coração. Quando a imagem não era tão boa, com contrações fracas, quase imperceptíveis, e eu não tinha nada estimulante a esse respeito, deixava a cortina do espelho cerrada e não abria a boca.

Acho que o otimismo também desempenha papel crítico no tratamento de pacientes jovens ou de meia-idade, livres de males do coração, mas enredados nas malhas do complexo médico-industrial. Ostentam exageros na avaliação de desvios minúsculos do normal, o que leva a uma procissão de consultas. Persuadir certas pessoas de que não têm nada anormal é por vezes tarefa ingrata e mesmo fadada ao insucesso. Para alguns, as vantagens secundárias da doença, como a manifestação da solidariedade de um esposo ou esposa indiferente ou o afastamento de um emprego desagradável, podem superar as dores e a incapacitação produzidas por uma doença fingida. Outros indivíduos têm mórbida ansiedade com relação à morte. Simples expressões de conforto talvez não os tranquilizem. Os médicos que tentam animá-los às vezes usam de evasivas quando os pacientes exigem uma resposta inequívoca de que nada vai mal com eles.

Uma forma de tratar esse tipo de situação é desencorajar os pacientes a marcar uma nova consulta com o médico quando não há sinal de doença do coração. Ao fim de uma entrevista, quando o paciente pede que se marque nova consulta, respondo:
"Sim. Gostaria de vê-lo daqui uns dez anos."
O paciente dá uma risadinha amarela:
"Está falando sério, doutor? O senhor acha que vou viver tanto tempo?"
Para esse tipo de dúvida tenho várias respostas: "Tem que durar. Preciso que venha pagar a nova consulta, pois é disso que vivo". Ou então: "O que mais me preocupa é minha própria vida. A respeito da sua, não tenho dúvida".
Em geral, a resposta é uma risada satisfeita, e aqueles que têm senso de humor às vezes pedem que a data e a hora sejam marcadas de imediato. Invariavelmente, o paciente se retira contente da vida e animado.

Para pacientes com condições cardíacas menos graves e estáveis e que vão ao médico todos os meses, a receita de desnecessários medicamentos e tratamentos pode provocar efeitos colaterais adversos. Sugiro nova visita dentro de dois a cinco anos. O valor desse enfoque é ilustrado pelo episódio de um homem que telefonou para a minha secretária insistindo que eu lhe havia pedido que viesse ver-me na quarta-feira da semana seguinte. Eu não conseguia me lembrar dessa consulta; na verdade, nem do paciente.

Quando a secretária perguntou o que o afligia, o homem recusou-se a dizer, embora afirmasse tratar-se de emergência. Por sorte tínhamos um horário livre. Quando ele chegou, tive um estalo, mas mesmo assim não conseguia fazer vir à memória quaisquer detalhes que pudessem preencher o vácuo no cérebro. Ele me perguntou se eu podia avaliar a importância daquele dia. Quando eu disse que não, ele pareceu surpreendido e ofendido.

"O senhor não se lembra? Hoje faz exatamente vinte anos que o consultei pela última vez."

Contou-me que seu pai fora um de meus pacientes do Peter Bent Brigham, quando teve um ataque do coração, duas décadas atrás. E, embora naquela época tivesse apenas vinte e três anos, começou a ter fortes dores no peito, convencendo-se de que tinha sintomas semelhantes aos do pai e que logo sofreria um ataque do coração. Em pânico, crente de que poderia cair morto a qualquer momento, queria uma consulta. O exame revelou um sistema cardiovascular perfeito, mas, quando lhe assegurei que tudo estava bem, ele pediu nova consulta dentro de um mês. Recusei, sugerindo que voltasse ao consultório dali a vinte anos.

"O senhor me disse *exatamente vinte anos*" reiterou o consulente. Contou que até um mês atrás nunca havia tido o menor sintoma cardíaco, mas que agora sentia frequentes e incômodas palpitações, acompanhadas de tonturas. Possuído de novo pelo terror de seu iminente fim, havia percebido que a nova visita estava próxima.

"Eu tinha hora marcada com o senhor ou na Pasárgada", disse, sério.

Uma cuidadosa história e um bom exame físico não revelaram qualquer anormalidade. Com toda a probabilidade, os sintomas haviam sido provocados pelo ressurgimento de antigas ansiedades. Depois de reafirmar-lhe que tudo estava bem, sugeri que tornasse a visitar-me dentro de dez anos, explicando que, ao passo que ele vendia saúde, como antes, eu estava envelhecendo.

Alguns anos atrás, perguntei a uma médica soviética da Sibéria qual era, em sua opinião, a essência da arte do médico. Respondeu-me com simplicidade:

"Cada vez que o médico vê um paciente, o paciente deve sentir-se melhor."

Uma sábia perspectiva e, na minha experiência, são invariavelmente as palavras positivas que proporcionam esse resultado. Hoje em dia, está na moda, e até se considera chique, chafurdar no pessimismo, como se isso revelasse alguma profundidade filosófica. A vida humana é considerada mera existência animal, nada mais do que o afrouxamento da corda de um melancólico relógio biológico. Não obstante suas pretensões intelectuais, esse pessimismo não tem a mínima substância. Rasga o tecido social das conexões e contribui para a alienação. Em vez de expandir-se, o indivíduo é compelido a procurar a plena medida da vida nos estreitos confins do eu. É um processo que degrada a vida e põe em risco a promessa do amanhã.

Thomas Mann recomendou que todos nos comportássemos como se o mundo houvesse sido criado para seres humanos. O otimismo, embora seja uma emoção subjetiva, torna-se um fator objetivo, fundamental, para deslanchar a energia necessária à nossa saúde. O otimismo é um imperativo moral kantiano e, para o médico cujo papel é afirmar a vida, um imperativo médico. Mesmo quando a perspectiva é dúbia, as palavras positivas promovem o bem-estar, embora nem sempre causem a recuperação.

7
Corações nas trevas
– Palavras luminosas

O MÉDICO COMPROMETIDO a curar não pode atentar exclusivamente na queixa principal do paciente nem nos órgãos doentes, mas deve cuidar também dos aspectos estressados de sua vida. Isso alerta o paciente, diz-lhe que o médico está interessado nele, como pessoa, não apenas como um problema a resolver. Essa atitude predispõe o paciente a compartilhar assuntos mais íntimos e mais dolorosos, ficando assim o médico em condições de aquilatar a melhor maneira de efetuar a cura. Como observei no capítulo 3, "a compilação da história médica demanda não apenas o conhecimento da doença, como também o que agita a mente do paciente".

Os estresses podem ser tão numerosos e diversos como a própria vida. Em geral, as áreas mais críticas são as do trabalho e as dos conflitos familiares. Quando elas são relegadas, é muito difícil considerar com acerto uma doença crônica, qualquer que seja sua localização anatômica. Apesar de o tratamento com medicamentos ser capaz de produzir bom efeito durante algum tempo, frequentemente um sintoma totalmente novo se fixa em outra parte do organismo. A busca da cura aparentemente não tem fim e, em última análise, frustra tanto o médico como seu cliente.

As quatro histórias que se seguem têm todas o mesmo *leitmotiv*, não obstante as diferenças culturais entre os pacientes: dois indianos, um cristão de Madras e um hindu de Bombaim, além de dois judeus ortodoxos, um do Meio-Oeste e outro de Nova Jersey.

Apesar de serem culturalmente separados por um mundo em matéria de educação e valores, seus problemas médicos não eram dissimilares e em cada caso a doença era a manifestação de um perturbador conflito familiar. Encarar e ocupar-se dos dolorosos mal-entendidos familiares iniciou um processo de cura.

COMO SER GURU

Depois de um lapso de vinte anos, a Sra. V. me procurou outra vez. Era miúda, morena, de feições delicadamente talhadas e grandes olhos castanhos que faziam entrever inteligência e resignação. Seus movimentos eram etéreos; flutuava graciosamente no consultório – parecia não tocar o chão com os pés –, como se desafiasse a lei da gravidade. Um sari marrom-escuro envolvia a figura juvenil. Como o marido, tinha um problema no coração, mas no caso dela resultava de febre reumática na infância. Sua presença soprou as brasas de antigas recordações.

Rajiv V., o marido, havia sido professor visitante da Universidade de Boston. Falava um inglês impecável, acentuado pelos estudos em Oxford e Harvard, com uma toada rítmica que traduzia a fluidez de suas origens indianas. Com apenas trinta e oito anos de idade, havia sido internado no Peter Bent Brigham Hospital com um infarto agudo do miocárdio. Intrigou-me aquele infarto num indivíduo tão jovem, especialmente na ausência de outros fatores de risco capazes de produzir uma precoce doença das coronárias. Com efeito, seu colesterol era incomumente baixo, como também sua pressão arterial. Nunca havia fumado e nos últimos anos corria cinco quilômetros diariamente. Preocupou-me igualmente o fatalismo com que ele aceitava o evento quase trágico. Ao contrário da maioria dos pacientes americanos, nunca indagava o porquê da ocorrência, apesar de sua inteligência e conhecimentos médicos.

Cerca de dez anos depois, embora eu viesse a conhecê-lo intimamente, continuava ignorante dos motivos que quase lhe haviam roubado a vida. Seus pais eram longevos e ele próprio não era de forma alguma tenso ou impetuoso. Na realidade, eu o considerava uma personalidade tipo B, sereno, com um mínimo de tensão temporal e de ambição. Numerosas vezes lhe perguntei se estava tenso. E sua resposta era sempre a mesma: "Não, doutor. Minha vida é totalmente sem estresse."

Um dia, perguntei à Sra. V, na presença do marido, por que razão, a seu juízo, o marido havia sofrido um ataque do coração. Sem hesitação, ela respondeu que foi causado por estresse. Ele rebateu prontamente e descartou a insinuação. Mas, depois de uma longa reflexão, comentou: "Não tenho estresse algum, fora aquele maldito cunhado."

A feição dele se perturbou, como se ele estivesse arrependido de reconhecer uma verdade. Normalmente plácido e afável, tornou-se exaltado e sua voz adquiriu timbre mais estridente, com as palavras saindo aos borbotões. Ao que parecia, o cunhado, marido de sua irmã, tinha muita vontade de ir para os Estados Unidos, mas precisava da ajuda da família para poder emigrar. Como o cunhado não tinha dinheiro, Rajiv havia trabalhado muito durante anos para pagar a viagem à América do casal e dois filhos, além de pedir num banco cinco mil dólares emprestados, que repassou ao cunhado, sem cobrar juros. Quando a família chegou aos Estados Unidos, Rajiv conseguiu um apartamento para ela e um emprego como engenheiro para o cunhado.

"Não poupei esforços, por causa de minha querida irmã", explicou ele.

Rajiv falava com mais ternura da irmã do que da esposa. As duas famílias moravam no mesmo bairro e as crianças se davam muito bem. No entanto, a amizade entre os dois homens começou a deteriorar.

Durante toda a longa conversa, Rajiv nem uma só vez chamou o marido da irmã pelo nome; cuspia o termo "cunhado" com ira e sempre o antecedia de "maldito". Ao que transpirou, o cunhado havia se recusado a pagar o empréstimo e nem mesmo a admitir que o recebera. Além disso, com o maior desgosto, Rajiv soube que o "maldito" cunhado tinha conspurcado o afeto de Rajiv por sua idolatrada mãe, espalhando boatos que haviam enfurecido sua progenitora na Índia. Várias semanas antes do ataque do coração, Rajiv soube que sua mãe o havia deserdado. Como consequência, Rajiv e sua irmã haviam cortado as relações. Ele falou, pesaroso, da enorme mágoa que sua irmã sofria. Acrescentou que compreendia o sentimento dela, "mas o que pode a coitadinha fazer, casada com um patife que lhe deu três lindos filhos?".

Ao ouvir a torrente de férvida ira, pareceu-me que ela era o fator crítico do ataque do coração. Também parecia provável que, a não ser que se lancetasse o abscesso, logo viria outro ataque, talvez fatal. Rajiv lamentou-se repetidas vezes, dizendo que o que mais doía era a perda do afeto de sua idolatrada mãe. Dizia e repetia, numa voz plangente e atormentada:

"Doutor, como pode a minha mãe me rejeitar?".

Ali, sentado, quase apalpando o fundo sofrimento que acabara de ser explicado, eu me sentia desarvorado, sem saber o que fazer. A aflição de Rajiv era totalmente alheia à minha área de especialização cardiológica, mas estaria também excluída do meu domínio de médico? Que remédio receitar? Que conselho poderia concorrer para desfazer esse nó górdio? Comecei a suar, sentia a gravata apertada e coceira nas nádegas. Tinha metido a mão num vespeiro emocional. Era um problema que estava além do meu alcance.

Ouvi pasmo a enxurrada de conselhos que comecei a dar, com a certeza de uma revelação divina.

"Você deve convidar seu cunhado e a família para jantar, como se nada tivesse acontecido", sugeri.

Mas, antes de eu terminar a frase, ele exclamou, colérico: "Nunca! Nunca!".

Seu rosto ficou vermelho e foi borbulhando de fúria, e continuou: "Prefiro morrer a permitir que esse desprezível calhorda ponha os pés em minha casa. Eu não exporia meus filhos a serem influenciados – Deus que me perdoe! – por esse maldito patife. Não sou como o Mahatma, pronto a oferecer a outra face. Sou cristão, mas não consigo perdoar e esquecer."

A maré de palavras brotara como de uma rachadura de um dique de represa.

Meu papel ali não era o de juiz, adjudicando o que era certo e o que era errado naquele problema complexo. Mas como médico procurei convencê-lo gentilmente:

"A sua profunda ira e seu sentimento de traição são justificados. Esquecer, neste caso, não é um ato religioso. Não é preciso convidar seu maldito cunhado para imolar-se diante dele. Ao contrário, será um ato potentíssimo de vingança, e um ato de educação para os seus filhos, um testamento de sua decência pessoal. Provará quem é humano e quem é selvagem. E tem por finalidade salvar a sua querida irmã dos tormentos do inferno. Como o senhor acabou de dizer, ela é uma vítima inocente."

De repente, Rajiv ficou muito atento, pedindo que eu continuasse, ao passo que sua esposa, ali sentada, parecia uma estátua de um Buda de madeira, sem uma centelha de emoção.

"O senhor pode imaginar a culpa e a consternação dele, quando convidá-lo, e a toda a família, para passar uma noite juntos?", continuei, com entusiasmo, sentindo a crescente excitação de Rajiv. "Ele não saberá o que fazer. Como o senhor mencionará o convite à sua irmã também, ele não poderá fazer segredo. Quem sabe ele tema que o senhor esteja maquinando um desprezível estratagema. Mas não terá meios de resolver o enigma. Ao mesmo tempo a sua irmã recordará ao marido que o senhor se comprometeu a dar o dito por não dito. Pense nas noites de insônia que vai ter! Não marque uma data próxima para a reunião. Espere umas três semanas, de modo que ele tenha tempo de cozinhar-se no caldo ardente da incerteza e da indecisão."

Rajiv, com o rosto agora iluminado, sentia-se obviamente intrigado, mas ainda não persuadido.

Continuei: "Os filhos dele ficarão muito admirados quando o senhor os receber em sua casa com carinho e afeto. Sem dúvida, ele lhes disse que o senhor é um homem malvado, que cortara as relações entre as duas famílias por causa de meros problemas de dinheiro. Tenho certeza de que, quanto maior amizade o senhor demonstrar, mais difícil lhe será negar sua obrigação financeira. E muito breve ele pagará sua dívida."

Rajiv ouvia com enlevada atenção, enxugando com o lenço o suor da testa, apesar de o consultório ser confortavelmente refrigerado. Mas ainda estava claro que não havia se convencido da minha sugestão.

Joguei então o meu trunfo:

"Se o senhor aceitar a minha proposta, escrevo uma carta à sua idolatrada mãe e contarei, tintim por tintim, que o senhor teve um sério ataque do coração que quase o matou. Direi que, temeroso de não lhe causar ansiedade, nunca lhe escreveu a esse respeito.

Sublinharia em minha carta que poucas vezes encontrei um homem como o senhor, tão dedicado a uma mãe. Rogarei a ela que lhe mande umas palavras de apoio nessa difícil crise. Hei de referir-me também ao seu nobre caráter, e como fez as pazes com seu cunhado pelo amor à sua irmã, filha dela. Pela sua paz de espírito."
Ele não vacilou mais. Inclinou-se para a frente, com o corpo arqueado prestes a saltar, como um dos generais de Kipling, ansioso para entrar em combate.
"Vou convidar! Vou convidar todos eles!"
Sua esposa inesperadamente abandonou o transe budista e pôsse a falar baixinho. Fiz força para captar o que dizia:
"O senhor não é médico, é um grande guru."
Cerca de quinze anos antes desse incidente, eu havia passado um mês fazendo visita na unidade de tratamento coronário do Brigham com um jovem e atento médico etíope. No último dia de sua visita, ele havia irrompido:
"Dr. Lown, o senhor é como os antigos curandeiros da Etiópia."
Houve tosses e um movimento embaraçoso entre os funcionários. Mais tarde o médico etíope veio pedir desculpas. Assegurei-lhe que tinha sido um dos mais altos elogios que eu havia recebido.
Ser guindado a guru era também lisonjeiro. Passaram-se seis meses, e eu aguardava com maldisfarçada ansiedade a visita de Rajiv. Teria executado o plano? O cunhado teria aceitado o convite? Reinava a paz entre as famílias? Como prometi, havia escrito à sua mãe, porém houvera alguma resposta de parte dela?
Quando chegou, Rajiv não mencionou nossa última conversa.
"Como vai seu cunhado?", perguntei, afinal.
"Bastante bem. Não é mau sujeito e é muito bom para a minha querida irmã."
"Então fizeram as pazes?"
"Na verdade, nem havíamos brigado."
"E sua mãe?"
"Por insistência dela, logo irei à Índia visitar minha venerada mãe."
Eu deveria estar soltando fogos, mas, em vez disso, encontrei uma debilidade em meu caráter. O tom objetivo do paciente, negando-me o crédito que devia, preocupava-me. No entanto, eu estava

satisfeito do que fizera e o considerava um ato de cura. No fim das contas, porém, a história terminou em tragédia. Rajiv aceitou uma posição de grande prestígio em seu país. Ao contrário do seu posto tranquilo e seguro de acadêmico em Boston, a nova posição era como mergulhar no olho de um furacão, com o conflito entre forças étnicas e políticas derrubando a casa. Recordando que o ataque do coração que quase o havia matado tinha sido desfechado por estresse psicológico, aconselhei Rajiv a não voltar à Índia. Mas não me deu ouvidos, afirmando que aquela nomeação era sua grande aspiração. Depois de apenas um ano em sua pátria, Rajiv sucumbiu numa súbita parada cardíaca.

A viúva regressou aos Estados Unidos para viver com um filho. Uma vez por ano a Sra. V. vem a Boston para uma consulta médica. Todas as vezes recordamos por alguns minutos Rajiv e a histórica visita de mais de trinta anos atrás, quando ela me consagrara guru.

Com enorme frequência, a psicopatologia familiar é tão intrincada e funda que não se vislumbra uma solução para ela. No entanto, para a arte de curar não existe o impossível. Mesmo em casos insolúveis, a carinhosa atenção do médico contribui para mitigar a agonia e tornar a vida mais tolerável.

MALDIÇÃO DE MÃE

O professor B. K. era um cientista hindu que trabalhava em uma das faculdades de medicina de Boston. Viera para os Estados Unidos aos trinta e cinco anos de idade e seis meses depois sofreu um agudo infarto do miocárdio. Estava na unidade coronária do hospital e procurávamos determinar se tivera ou não um ataque do coração. Relendo sua ficha, achei estranho que o tivessem internado, porquanto o formigamento nos ombros e no peito não é sintoma que emane do coração e certamente não se deve à angina do peito. Os leitos da unidade coronariana são escassos. Além disso, estávamos no fim de maio e o pessoal do hospital que faz a triagem das internações devia saber melhor como agir, ao cabo de quase um ano de experiência. O mistério se esclareceu quando conheci o professor K. Muito poucas vezes conheci alguém mais angustiado. Parecia que estava prestes a saltar fora da pele. Seu pânico sem dúvida levara os funcionários da casa a suspeitarem de uma iminente ocorrência cardíaca.

Depois de algumas perguntas para estabelecer sem sombra de dúvida que os seus sintomas não tinham relação com o coração, indaguei se estava dormindo bem. Disse que só conseguia dormir entrecortadamente desde que se submetera, dez meses antes, a uma operação de ponte de safena. Todas as noites, insone, saía do quarto para ver televisão até que, moído de cansaço, afinal caía no sono às duas ou três da madrugada. Levantava-se às seis e meia para levar os filhos à escola. Algumas noites, agitado e inquieto, não conseguia dormir nada. E desde a operação não tivera relações sexuais com a esposa. Privado de sono, mal conseguia arrastar-se o resto do dia. A esposa estava muito agitada e não sabia para que lado virar.

Falei com a certeza categórica de um pai que ralha com o filho assustado: "A sua dor não é de angina! O senhor não vai morrer de repente nem aos poucos. Se quer castigar-se por alguma coisa, não interrompa o sono. Faça outra coisa."

Ele me olhou como se eu tivesse lido seu pensamento e disse: "Sim, doutor. Acredito."

O resto do dia passei ruminando a razão de tão aguda falta de sono depois de uma bem-sucedida operação de desvio da coronária.

Vários meses mais tarde, tornei a ver o professor K. no hospital. Dessa vez, sua internação se devera não a um problema cardíaco, mas a uma massa no quadrante abdominal inferior direito. Era a fonte da febre moderada que havia tido durante semanas. Ele pareceu contentíssimo de me ver.

"Como vai a dor no peito?"

"Desapareceu."

"E o sono?"

"Voltei a dormir na minha cama."

Manifestei minha satisfação com aquele resultado.

"Sem dúvida, o senhor me curou."

"Como? Eu o atendi por uns dez minutos e antes disso havia tido problemas durante dez meses."

"Dr. Lown, espero que não se sinta insultado, mas o senhor é como os velhos médicos hindus do século passado. Eles não contavam lorotas. Não diziam exclua isto ou aquilo. Conheciam os pacientes. Não quero ser desrespeitoso com a ciência e os cientistas, mas a incerteza é o estilo profissional deles. Podem dizer uma coisa agora e outra daqui a pouco. O médico tem que ir além da ciência. Aos pacientes é preciso receitar o tratamento certo, se é que devem ser ajudados."

Com a nova autoridade adquirida, ousei buscar causas mais fundamentais para seus problemas do coração. Perguntei-lhe como explicava um ataque do coração num indivíduo de apenas trinta e cinco anos, livre de todos os fatores clássicos de risco de doença da coronária. Afinal, seu colesterol não ia além de 160 miligramas, tinha pressão arterial baixa, nunca fumara, não tinha diabetes e sua família era de longevos. Ele me interrompeu, impaciente:

"Sei exatamente o que causou meu problema: minha mãe, feudal e tirânica. Dominou por completo minha vida. Quando tive a oportunidade única de ir para a América, nomeado para uma faculdade de medicina de Boston, realizando meu sonho mais ardente, ela proibiu-me terminantemente de vir. Quando deixei a Índia apesar da proibição, ela me amaldiçoou e me rejeitou."

Continuou no tom suave e moderado de sua língua natal, enxertada num inglês mais duro:

"Quando cheguei aqui, todas as noites tinha pesadelo. Um pesadelo contínuo. Sonhava com minha mãe me estrangulando, noite após noite. Eu temia dormir e enfrentar minha velha vingativa. Durante o dia, comia uns quatro ou cinco ovos, estava cansado demais para exercitar-me, mas trabalhava ardorosamente para provar a mim mesmo que fizera a coisa certa. Os pesadelos pararam de repente com o meu ataque do coração."

Pensativo, cismarento, acrescentou:

"Agora paguei minha dívida."

Mas não a havia liquidado. Tornei a vê-lo seis meses mais tarde. Embora fosse assintomático, continuava preocupado. Temia regressar à Índia devido aos parcos recursos médicos lá existentes. A conversação trouxe à tona uma razão mais profunda: o temor de que sua mãe voltasse a sufocar-lhe a vida. Encorajei-o a enfrentá-la.

A última vez que o vi contou-me que havia telefonado para a mãe:

"Caio de joelhos diante da senhora e lhe beijo os pés, mãe. Tenho sofrido muito. Tive um ataque do coração e precisei de uma cirurgia. Fui operado novamente no abdome. Fui mais castigado do que um ser humano merece. Perdoe-me, por favor."

Ela respondeu: "Sim, eu o perdoo agora".

"O senhor deve estar satisfeito", comentei.

"Ela não falava sério."

"Como sabe disso?"

"Pelo tom da voz, que conheço bem. Meu irmão mais moço é agora o favorito."

Era perfeitamente possível profetizar um rápido avanço de sua doença do coração quando voltasse à Índia. Eu não dispunha dos elementos para curar aquele homem tão transtornado. Nossa distância cultural era grande demais.

QUE ATREVIMENTO!

Tratar é uma coisa, curar é outra. No primeiro caso lidamos com um sistema orgânico que não funciona bem. No segundo, com um ser humano que sofre. Essa história de algo que sucedeu há mais de vinte anos ilustra a diferença. Deixou-me uma impressão indelével, que até hoje me causa calafrios.

O Sr. S. D. era troncudo, rechonchudo, do Meio-Oeste. Fizera-se por si mesmo e era afável, bondoso e compassivo. Sua única atividade, além do trabalho e do golfe, era exercer a presidência da sinagoga. Veio pedir-me assistência médica para uma recorrente fibrilação atrial, disfunção dos batimentos do coração em que o pulso se acelera de forma irregular. Embora as palpitações fossem desagradáveis, a situação podia ser considerada benigna. Para o Sr. S. D., porém, os paroxismos da arritmia estavam ficando cada vez mais insuportáveis.

Sua esposa, Rachel, o acompanhava a cada consulta, da qual era testemunha praticamente muda. Devia ter sido muito bonita, com o cabelo negro como azeviche agora retocado por umas pinceladas de tintura. Traços finamente talhados, maçãs salientes, olhos cor de oliva, fundos, austeros e tristes, sempre desviados como se um momentâneo contato de olhares proporcionasse a visão de uma gruta que ela desejava manter indevassável. Magra, era tensa como uma mola, e um cigarro sempre lhe maculava os lábios carnudos e voluptuosos, com espessa camada de batom. Oferecia a mão mole, fria e úmida, que se recusava a apertar ou ceder a um contato humano. Nunca dizia nada, deixando que o marido falasse. Ele pesava uns cento e quinze quilos e ela não ia além dos cinquenta. Não obstante essas diferenças, fazia trinta e cinco anos que estavam casados; tinham três filhos na universidade, e era evidente a calidez de seu afeto.

Uma cuidadosa história médica não revelou nenhum problema psicológico. No entanto, em retrospecto, lembro-me de que ela havia feito um muxoxo quando o Sr. S. D. discutira a família; mas naquele momento não lhe dei maior atenção. Vários medicamentos antiarrítmicos controlavam com êxito o problema dele, mas só a curto prazo. Com o passar dos anos, vim a conhecer bem o casal e a respeitar sua dignidade despretensiosa de gente de cidade pequena. Contudo, cada consulta deixava um laivo de desconforto como se nele se ocultasse uma brasa ardente. Minhas tentativas de identificar a origem daquele ardor eram sempre frustradas pelo casal.

Certo dia, implorei à Sra. S. D. que deixasse de fumar, ao que respondeu que seria impossível. E acrescentou, a propósito de nada: "O senhor deve saber que temos quatro filhos, não três."

Imediatamente minha espinha enrijeceu na cadeira giratória e, com voz matizada de irritação e excitação, pedi:

"Fale-me disso. Por que esperou tanto tempo?"

"Meu marido fez-me jurar que nunca mencionaria o nome dela. Para ele, ela não existe mais. Muitas noites adormeço chorando."

"Não entendo. Sua filha morreu?"

"Não, senhor. Está muito viva."

"A senhora se encontra com ela?"

"Não. E até mesmo quando ela me escreve tenho de esconder as cartas."

Não era uma conversa fácil. Obviamente, cada palavra pronunciada a fazia padecer.

Quando o Sr. S. D. voltou ao consultório, depois de um eletrocardiograma, ela calou-se e lançou-me olhares furtivos, tímidos e culpados. Resisti ao meu ímpeto de saber mais a respeito da filha desaparecida. Faria isso na próxima consulta, seis meses mais tarde.

Dessa vez, tomei providências para ver a Sra. S. D. a sós. Mais uma vez, rogou-me que não comentasse nada da filha com o marido. Temia que ele tivesse um derrame ou que a maltratasse por divulgar o segredo da família, que por certo não podia ser muito secreto, pois todos os membros da comunidade deviam saber do caso. Ao que parece, a menina fora a favorita do pai. Esperta, de raciocínio ágil, temperamental e de personalidade forte, enrolava-o no dedo mindinho. No ginásio, começou a namorar um rapaz não judeu, e quando se formaram fugiram juntos e foram morar em Cleveland. Ao saber disso, o Sr. S. D. mantivera *shivah* (período de luto dos israelitas) por uma semana, teve uma crise nervosa e, depois de recuperar-se, ordenou a remoção da casa de qualquer sinal ou traço que lhe recordasse a filha. Quando descobriu uma carta da moça, teve um acesso de violência. Suspeito até que tenha espancado Rachel, embora ela fosse evasiva nesse ponto.

Exasperado, lancei um assalto frontal ao Sr. S. D., pois agora já nos considerávamos amigos:

"Não posso ajudá-lo se não se abrir comigo. Sinto que há algo que o preocupa, mas que tem vergonha de contar. O paciente que oculta os fatos a seu médico está fazendo o médico de bobo."

Contou-me então a história que a esposa já havia delineado, mas com muito mais paixão e emotividade. A filha se casou para espezinhá-lo. Era uma rejeição deliberada de seu judaísmo. Estando Israel sob ameaça e sendo o Holocausto ainda uma ferida aberta, como poderia permitir à filha tal conduta? Se a moça rejeitava sua qualidade de judia, então não podia mais ser sua filha. Em cada consulta subsequente discutimos o problema, sem fazer maior progresso.

Seu estado de saúde piorou. Não tomava sistematicamente o remédio anticoagulante e teve um pequeno derrame. Estávamos avançando para uma crise. Tive a impressão de que a vida dele tinha ficado intolerável e que estava cometendo uma autoimolação lenta que ninguém parecia saber como deter, inclusive a vítima, que caminhava como sonâmbulo para o precipício.

Houve uma consulta numa tarde chuvosa, fria e escura de outono. Eu girava incessantemente em minha cadeira, diante de uma grande janela que ia do teto ao soalho, e olhava para o estacionamento, seis andares abaixo. Eu estava numa fossa que ampliava a monotonia e a melancolia. Balançando-me na cadeira, sentia-me frustrado, com raiva de todo o mundo por minha inépcia e por minha incapacidade de agir.

De repente, inesperadamente e sem qualquer provocação, comecei a berrar com ele:

"Não sei por que estou perdendo tempo com um sujeito miserável como você. Tenho nojo de sua autopiedade e mais ainda do seu procedimento com a filha, o que fez a ela, o que fez à família dela, à sua esposa e a seus outros filhos. E a você mesmo. Está arruinando a vida de todos. De acordo com o judaísmo, Deus pode perdoar pecados contra Ele, mas não os pecados cometidos contra o próximo."

Eu tremia de apreensão. Quem era esse maluco que falava por minha boca, como o verdadeiro asno bíblico de Balaão? O Sr. S. D. curvou-se para a frente, como um touro prestes a investir contra o toureiro; seus olhos estavam esbugalhados; respirava com estertor, retesava as veias do pescoço. Por um momento, temi ser arremessado contra a vidraça, caindo como uma trouxa de roupa no estacionamento. A Sra. S. D. rompeu num pranto histérico, agitando os braços como as pás de um moinho, uivando como se estivesse endemoninhada. Banhado de suor, agoniado, arrependi-me daquela explosão idiota.

Conduta inaceitável a minha. Mas eu, como um brinquedo com toda a corda, não consegui dominar-me:

"Se você possui um lampejo de decência, vai sair agora mesmo para Cleveland, bater na porta de serviço do apartamento de sua filha, porque não merece entrar pela da frente. Vai se ajoelhar e lhe pedir perdão. Só ela pode perdoar-lhe essa carga de pecado. Nem mesmo Deus pode."

Teria eu ensandecido, supondo-me algum Jeremias, o antigo profeta célebre pelos seus ataques à imoralidade e às injustiças sociais? Não existe bálsamo em Gilead? Ouvi um forte soluço reprimido e vi o corpanzil do Sr. S. D. sacudir-se, convulso. Levantou-se devagar, subitamente envelhecido de idade e de dor, e saiu da sala. Seguiu-o a esposa, como uma folha enrolada.

Consumido de culpa, senti, no entanto, outro pensamento surgir aos borbotões:

"Está certo. Isso também faz parte da arte de curar – às vezes, é preciso infligir dor para aliviar a dor."

No dia marcado para nova consulta, para meu espanto ele apareceu, desencantado, mas sereno. Havia procedido exatamente como eu sugerira. Fora a Cleveland e pedira perdão à filha. As festividades continuavam e ele não conseguia frear o entusiasmo. As duas famílias se haviam tornado inseparáveis e ele não parava de falar do netinho. Considerava os últimos anos uma louca aberração, que preferia esquecer. Incidentalmente, a fibrilação atrial deixou de ser problema. A mesma medicação que antes não conseguia dar conta do recado agora funcionava a contento.

Pensando no Sr. S. D. mais de vinte anos mais tarde, não me orgulho tanto do meu procedimento como na época. O fato de haver sido favorável o resultado não me convence de que os meios tenham sido corretos. Os meios errôneos jamais são sancionados pelas boas intenções ou pelos bons resultados. Seria essa a única maneira de reconciliar o Sr. S. D. com a filha? Com persuasão gentil eu não teria, com o tempo, chegado ao mesmo resultado? A provocação de tamanho vendaval de emoções poderia ter-lhe feito tremendo dano, tanto física como psicologicamente. Isso não é, de modo algum, justificativa para o meu comportamento impróprio. É um elemento custoso na formação de qualquer médico. Os pacientes não são cobaias involuntárias. Nunca mais perdi o controle com um paciente. Numa situação semelhante, ocorrida anos depois, eu havia aprendido com aquela experiência.

QUANDO O INADMISSÍVEL SE TORNA OBRIGATÓRIO

O Sr. G., negociante de sessenta anos de Nova Jersey, era proprietário de uma próspera oficina mecânica e feliz no seu casamento com uma senhora inteligente e carinhosa. Mas por que a prematura doença da coronária? Seu nível de colesterol era normal, bem como a pressão. Nunca fumou. Embora fosse um tipo tenso e aflito, o trabalho não lhe produzia nenhum estresse anormal. No entanto, sua doença parecia obstinada a agravar-se continuamente. Havia sofrido três cirurgias – dois desvios da artéria coronária e uma angioplastia com balão –, mas sua angina aumentava e diminuía num programa médico bastante pesado.

Tratei dele durante vários anos, mas não me sentia à vontade com o tratamento prescrito, experimentando constantemente vários medicamentos antiangina, como nitratos, betabloqueadores e agentes bloqueadores dos canais de cálcio. Em determinada consulta, ele apareceu mais deprimido do que de costume. Nada surgiu de um relato parcial preliminar, mas após o exame físico, quando ele e a esposa estavam em meu consultório, comecei a sentir que faltava alguma coisa. A esposa parecia ansiosa por falar sobre algo, mas não se manifestava.

Propositadamente, voltei a falar dos filhos, suspeitando que naquele mato havia coelho. O casal tinha duas filhas e um filho, que era o do meio. Para uma família israelita ortodoxa como aquela, o filho varão é muito importante na hierarquia, e eu desconfiava que ali estava o problema.

"Há algum problema com as crianças?", perguntei como quem não queria nada.

Aí a esposa se intrometeu na conversa:
"Pelo amor de Deus, fale do Richard."
O marido mandou-a calar a boca.
"Richard não tem nada que ver com a minha angina."
"O senhor se dá bem com o filho?", indaguei.
"Não", respondeu-me com secura.
"Por que não?"
"Porque é homossexual e eu preferiria que morresse de câncer", redarguiu, claramente desgostoso de eu lhe haver extorquido a confissão.

Em tom amistoso e gentil, comentei:
"O senhor me surpreende. Para um homem decente, por quem tenho grande respeito, sua conduta é irracional e até mesquinha."

E implorei-lhe em voz baixa:
"Então tem sentido encurtar a vida de sua esposa, estragar a vida do filho e matar-se, tudo por causa de um julgamento tão tacanho?"

Discorri sobre a homossexualidade como problema biológico e genético – não de conduta ou preferência – que não devia causar sentimentos de culpa em ninguém. Ao mesmo tempo que insisti que um pai não tem o direito de condenar o filho a ser prisioneiro do inferno, manifestei-lhe grande solidariedade com sua vergonha e sofrimento, por mais equivocados que fossem. A conversa foi longa e intensa, e muitas lágrimas foram derramadas. Animei-o a obter aconselhamento familiar, mas, quando se foram, não me deixaram certeza de que seguiriam minha sugestão.

O que pode parecer uma solução feliz no consultório talvez se esfume quando o paciente sai e começa a ponderar sobre a invasão do médico no aspecto mais íntimo de sua vida. Não estava seguro de que o Sr. G. voltaria para a consulta seguinte, se havia ou não considerado o problema e tentado resolvê-lo, se é que poderia algum dia ser resolvido, ou se continuaria a agravar sua seriíssima doença da coronária.

Mas ele voltou e notei imediatamente a mudança: tinha perdido o ar rabugento. Não mais evitava olhar-me de frente. Pela primeira vez um sorriso lhe iluminava o rosto largo.

"Boas notícias?", perguntei.

"Celebramos o *seder* da Páscoa e Richard veio com seu amigo Gilbert. Os dois leram juntos o Haggadah. Gilbert é um excelente rapaz. Não poderíamos encontrar ninguém melhor. Vivem juntos há vários anos. Ambos são bem-sucedidos e cada um ganha mais de cem mil dólares por ano. O *seder* foi muito bonito. Acho que Richard teve uma pontinha de ciúme de eu prestar tanta atenção a Gilbert. Minha esposa e eu agora apoiamos o movimento dos *gays*. Até tomamos parte na última passeata."

Aquele homem, até então taciturno, agora despejava as palavras aos borbotões. Falava com facilidade e orgulho e queria contar e partilhar comigo a incrível história do que lhe sucedera no último ano. A luta contra a discriminação aos homossexuais havia se transformado na maior preocupação social do casal. E sua angina, por fim, deixou de ser problema.

8
A força da certeza

No CASO DO PROFESSOR K.B., o cientista hindu apavorado, eu havia repreendido os funcionários do hospital por aceitá-lo numa unidade de coronária quando era evidente que seu verdadeiro problema consistia na ansiedade. Afinal de contas, o formigamento nas mãos é sabidamente uma manifestação de hiperventilação, a respiração acelerada e pouco profunda que caracteriza um ataque de ansiedade. A equipe da unidade me garantiu que havia dito ao paciente que formigamento não era sintoma cardíaco. Mas por que ele não acreditou? E como aceitou na hora as minhas palavras, como se eu fosse um profeta? Investigando o caso, fiquei sabendo que tanto o interno como o médico residente haviam procurado tranquilizar o paciente, mas que, ao mesmo tempo, haviam gerado dúvidas quando ligaram K. B. a um monitor de uma unidade de coronária. Devido à inexperiência, careciam de certeza e transmitiram ao paciente uma mensagem duvidosa. Eu fora autoritário e havia rejeitado por completo a noção de que os sintomas tinham qualquer ligação com o coração. O professor queria certeza, não tergiversação.

O clínico aprende logo que os pacientes desejam que a mão segura os ajude a sobrepujar a incerteza que provoca ansiedade e que vem a reboque da doença. As palavras do médico precisam soar legítimas e autoritárias, sem ser dogmáticas. Há uma tênue linha divisória entre uma coisa e outra. As palavras devem ser cautelosamente escolhidas para ajustar-se à individualidade de cada paciente.

Uma das razões significativas pelas quais os médicos sofismam é que foram instruídos a considerar a medicina uma disciplina científica. A medicina, como ciência, ensina que os sintomas podem ter diferentes causas. O estudante de medicina aprende que há mais de cinquenta causas para a inflamação do baço, mas ao paciente pouco importam essas minúcias, que não ajudam. Muito ao contrário: as possibilidades podem transformar-se em probabilidades, e estas, se comunicadas ao paciente, incrementam sua ansiedade e induzem todo um catálogo de sintomas. O professor indiano acertou no alvo quando observou que a incerteza é o estilo profissional da ciência e dos cientistas.

O médico tem para com o paciente a obrigação de ser exato e firme. O que não é difícil quando a condição clínica é evidente ou quando os sintomas são insignificantes. A questão torna-se mais problemática quando o médico tem dúvidas – como, por exemplo, quando um estado grave tem ligação remotamente provável com uma possibilidade, mas não pode ser excluída. Por vezes, isso inspira a ampliação da certeza a limites quase absurdos, que, em certos casos, se aproximam do domínio do curandeirismo ou da charlatanice. No entanto, o médico que sabe da força da palavra está ciente de que em alguns casos a certeza pode causar efeito – quando tudo o mais falhou – e aliviar a dor ou os sintomas de um paciente.

Será então ético assegurar ao paciente algo que, em termos estritamente científicos, talvez não seja plausível? Numa época em que a impostura viceja, aqueles que pregam a ética na medicina vivem enfatizando a necessidade de ser o médico honesto com seus pacientes. No entanto, mais de cinquenta e cinco anos atrás, o grande cientista médico L. J. Henderson argumentou:

"A ideia de que a verdade, a verdade total, e nada mais que a verdade, pode ser transmitida ao paciente é um exemplo de abstração falsa, da falácia que Whitehead chamou 'a falácia do concreto mal colocado'."*

Cheguei algumas vezes ao ponto de garantir recuperação embora fosse tênue ou inexistente a base científica da afirmativa. Qual o

---

* L. J. Henderson, "O Médico e o Paciente como Parte do Sistema Social", *in* *New England Journal of Medicine*, 212, 1935, pp. 819-823.

risco de prometer uma cura que não se materializa? Pode-se verificar que o médico errou, o que pode redundar na perda de confiança do paciente ou abrir caminho para um processo judicial de imperícia do facultativo (ver capítulo 10). No entanto, os muitos anos de prática médica me convenceram de que, se o paciente perceber que o seu médico é motivado exclusivamente pela preocupação com o seu bem-estar, é raro que sua confiança seja abalada, até mesmo quando os fatos posteriores demonstrarem que ele tenha cometido um erro. Em diversas ocasiões em que prometi cura que não se tornou realidade, os pacientes quase me pediram desculpas por deixarem de corresponder às minhas expectativas. Quando fiquei contristado pela família de um paciente que morreu na mesa de operação, os parentes me consolaram. Muitas vezes ouvi: "Sabemos que o senhor fez todo o possível". Em minha longa experiência profissional, jamais fui processado judicialmente por imperícia.

Quando descubro que cometi um erro, o que infelizmente acontece com certa frequência, eu falo a respeito dele com os colegas, especialmente com os meus jovens estudantes. Falam-me muito de perto os versos do poeta Ievtuchenko:

"E todos os erros, pecados ocultados
Batem no peito como epilépticos,
Dizendo: 'O que não foi expresso será esquecido,
E o esquecido acontecerá de novo'."*

O reconhecimento de erros representa importante experiência de aprendizado. Admiti-los garante que não se repetirão. O reconhecimento do erro, corajoso mas humilhante, impede que os médicos confundam sua missão com um chamado divino. Não possuímos poderes oniscientes, mas apenas intuição, experiência e um verniz de conhecimentos. São tanto mais eficazes quando se intenta constantemente avançar em prol do interesse de um ser humano enfermo.

---

* Ievguêni Ievtuchenko, "The Unexpressed", in *Almost at the End*, Nova York, H. Holt, 1987.

CURA DE UMA DOR NAS COSTAS

Estava eu fazendo minha visita matinal na enfermaria B do Peter Bent Brigham Hospital, acompanhado por Jim, um clínico que fazia pós-doutorado e havia chegado com boas credenciais como cientista, mas carente de bom senso, como ficou provado. Era dogmático, arrogante e pobre de senso de humor. Visitamos uma paciente que deveria ser cardiovertida (ver capítulo 12) por causa de fibrilação atrial, uma irregularidade no ritmo cardíaco que se instalara como resultado de uma recente operação da válvula mitral. Na cardioversão, uma descarga elétrica através da parede torácica elimina o ritmo anormal. A Sra. H., mulher corpulenta de quarenta e tantos anos, proveniente do Maine, estava totalmente desinteressada de nossos planos e pouco lhe importava a perturbação do ritmo do coração. Estava se torcendo de dor na parte inferior das costas, incapaz de encontrar, por mais que se remexesse de um lado para outro, uma posição mais cômoda; por isso resmungava e fazia caretas. Os narcóticos receitados lhe agravavam o mal-estar, pois produziam náuseas, tontura e prisão de ventre. Foi com veemência que nos disse:

"Não quero sofrer essa operação de fancaria, a menos que alivie minha dor nas costas. Quero uma resposta direta: o tratamento elétrico me curará as costas?"

Respondi, sem hesitação:

"Claro que sim."

Jim, que havia colocado o pé na armação da cama, deu uma palmada na coxa e saiu-se com esta:

"Isso é burrice. Por favor, me explique como é que a cardioversão pode aliviar a ciática!"

Eu girei como um espeto sobre o fogo ardente, corando de desconforto e encabulamento. A Sra. H., surpreendida e irada, perguntou-me:

"Quem é esse sujeito?"

Respondi que se tratava de um noviço que tinha muito o que aprender.

Quando saímos do quarto dela, a raiva borbulhante me emudecia e por isso não disse uma palavra. Na manhã seguinte, cardiovertemos a Sra. H. e restauramos o ritmo normal do coração sem qualquer problema. Mais tarde naquele dia, fui ao quarto dela para saber da dor nas costas. Ela disse que o tratamento foi um milagre porque a dor nas costas havia desaparecido inteiramente. Ela perguntou por Jim, porque essa senhora da zona rural acreditava em ação direta e estava disposta a dar-lhe um soco na cara. Aconselhei-a a não usar de violência e sugeri que lhe dissesse o que pensava dele.

Na manhã seguinte, a enfermagem B fervilhava, um vespeiro de atividade de que participavam médicos, enfermeiras, pacientes que podiam andar e serventes. Jim e eu estávamos examinando as fichas dos enfermos quando inopinadamente a Sra. H. irrompeu. Com o rosto vermelho, pois estivera exercitando sua catilinária, pediu silêncio com voz estentórea. Quando se fez silêncio, ela bradou: "Tenho uma coisa a contar-lhes. Esse ajudante aí do Dr. Lown, que não sei nem quero saber como se chama, está fingindo de médico. É mais estúpido do que um peru e é uma vergonha que vocês o admitam aqui."

E em seguida contou com termos cortantes o que havia sucedido, arrematando com uma fieira de impropérios. No começo, Jim ficou vermelho, em seguida branco, e depois como se tivesse apoplexia. Ignoro qual foi o impacto educativo da cena, porque ele preferiu abandonar o resto dos seus dois anos de curso.

Se um estudante de medicina me perguntasse se a cardioversão pode aliviar a dor nas costas, eu teria que responder categoricamente que não. Jim teria pleno direito de discordar de mim em particular; mas, diante de uma paciente que sentia dores, cometeu uma gafe imperdoável, o pecado de querer apagar a esperança de que a intervenção lhe aliviasse a dor.

Um caso assim apresenta várias facetas. A primeira, naturalmente: é ético dar ao paciente a certeza a respeito de algo improvável? Está claro que não há ligação anatômica direta entre as costas e o coração e teria sido extravagante de minha parte recomendar espontaneamente uma cardioversão para aliviar uma forte dor nas costas.

Mas eu não iniciara aquela via de exploração; foi a paciente que perguntou. Ela estava se agarrando a palhas, querendo crer que aquele tratamento, qualquer tratamento que fosse, reduziria seu sofrimento. Por que então vai o médico suprimir as palhas às quais se agarra uma paciente desesperada? Quais são as leis supremas que saem ganhando com essa louvação categórica à ética? Como poderia alguém ter a certeza de que a cardioversão não ajudaria? O choque elétrico poderia sobrecarregar os circuitos nervosos, bloquear o tráfego neural ao músculo e dessa forma interromper um arco elétrico-cibernético no qual o espasmo muscular estimula fibras dos nervos da dor que provocam mal-estar e, por sua vez, promovem mais espasmos. Afinal de contas, há milhares de anos os chineses vêm curando dores crônicas de todos os tipos por meio da introdução de agulhas de acupuntura em pontos distantes do local da dor e aplicação de débeis correntes elétricas nessas agulhas. É bem possível que a anestesia temporária que antecede a cardioversão tenha efeito salutar. Se o paciente espera mais do que é provável de um procedimento clinicamente justificado, é obrigação do médico assinalar a incerteza, dissuadi-lo? Não deveria ser o bem-estar do paciente a preocupação primária – senão exclusiva – da arte do médico?

Para instilar confiança, o facultativo tem que possuir confiança. Isso significa, sobretudo, que o médico não deve se preocupar que o considerem excessivamente otimista. A posse da confiança pode proteger o paciente contra um sem-número de manipulações médicas, bem como o aumento da hipocondria e, no fim, a invalidez.

A história seguinte assinala como uma reafirmação inequívoca pode romper um ciclo de doenças de forma tão incisiva quanto um bisturi usado para lancetar um abscesso.

A MULHER DAS MÃOS SUADAS

A figura magra e frágil repousava numa pequena enfermaria com quatro pacientes, embora, a rigor, mal houvesse espaço para dois. Ela parecia uma ave desamparada, pousada num ramo de árvore desnuda, em pleno inverno. Sua voz era entrecortada por soluços contínuos. Os nós dos dedos eram salientes e brancos, e com as mãos entrelaçadas ela abraçava os joelhos e os retinha junto ao queixo. Quando estendi a mão, ela hesitou e pareceu aturdida. O aperto de mãos foi rápido, cerimonioso, e nossas palmas mal se tocaram; ela retirou rapidamente a mão suada e mole.

Ela e o marido estavam casados fazia dois anos, tinham um belo garoto de um ano, e o que ganhavam mal dava para comer. Até os vinte e poucos anos de idade, gozara de boa saúde, até surgir o espectro das palpitações cardíacas. Finalmente, tinha juntado dinheiro e se armado de coragem para ver um médico. Em seguida a essa primeira consulta, tinha vivido dois meses de pesadelo indescritível.

O médico que a havia examinado em primeiro lugar diagnosticara de saída um distúrbio ameaçador do ritmo cardíaco com extrassístoles que podiam causar morte súbita. Aterrorizada, voltava ao médico toda semana, embora o dinheiro mal chegasse para tais luxos. E todas as semanas, além do custo dos eletrocardiogramas e dos honorários, tinha de pagar a *baby-sitter*. O diagnóstico médico era prolapso da válvula mitral, palavras misteriosas que ela pronunciava como se fossem um sortilégio maléfico. O pior de tudo era que o médico a avisou de que não era seguro ficar sozinha com o bebê. Como lhe havia prescrito medicamentos antiarrítmicos que produziam náusea e vertigens, cada vez menos a moça podia cuidar do filho. O médico recomendou que tivesse alguém em casa o dia inteiro, porque havia possibilidade de um inesperado colapso.

Como não podia pagar ninguém, sua sogra, com quem não se dava bem, mudou-se para a casa da nora e a substituiu completamente como mãe e esposa. A moça começou a sentir-se estranha em seu próprio lar. Aos vinte e quatro anos, temia que sua vida houvesse chegado ao fim.

Plangentes soluços borbulhavam daquele poço de angústia e desespero.

Ao examiná-la, vi que tinha o coração perfeitamente normal, salvo um pequeno sopro inofensivo e algumas pulsações extras que não apresentavam nenhum significativo prognóstico adverso. Expliquei-lhe cuidadosamente que tinha um coração normal, que podia muito bem cuidar do filho sem qualquer perigo e a sogra podia voltar para a casa dela. Incentivei-a a esquecer aquele incidente infeliz e salientei que viveria e chegaria a ser bem idosa.

"Agora", disse eu, "gostaria de falar de um problema que você tem", e fingi estar muito preocupado.

"O que é, doutor?", perguntou, arregalando os olhos, apreensiva.

"O seu único problema verdadeiro são as palmas das mãos suadas."

Ela soltou um longo suspiro de alívio e riu nervosamente. Admitiu que suas mãos eram constante causa de embaraço. Como adolescente, temia ir a bailes porque não queria manchar o ombro do parceiro. Quando muito jovem, o suor das mãos havia sido um dos grandes problemas, talvez o maior de todos.

Então fiz-lhe ver que o jeito com que apertava as mãos acentuava o problema:

"Se você esticar a mão resolutamente e der um apertão firme, ninguém repara nada. Mas, se estender uma mão mole e vacilante, os dedos da outra pessoa deslizarão sobre toda a sua palma, logo descobrindo que transpira nas mãos. Na verdade, desse jeito você revela o problema e por isso o agrava. Mas, se apertar as mãos corretamente, palma contra palma, o suor não seria tão óbvio. Vamos treinar um pouco."

Durante uns minutos trocamos apertos de mãos. Logo ela começou a descontrair-se, achou graça na coisa e ficou evidentemente aliviada. Recebeu alta naquele mesmo dia e não teve mais problemas no coração.

Como poderia o interno ter errado tão escandalosamente? A presença do prolapso da válvula mitral (PVM), quando acompanhado de pulsações adicionais chamadas extrassístoles ventriculares, é geralmente considerada pelos médicos um risco latente. Mas isso é ilusão. O PVM é uma condição perfeitamente benigna e trivial. Só nos Estados Unidos, deve haver uns 25 milhões de indivíduos com PVM. Menos de um em cinco mil terão algum problema resultante dessa condição. Em minha opinião, é tão arriscado quanto ter sardas. Ocorre mais entre mulheres jovens – cerca de 15 porcento apresentam essa condição –, mas o advento de morte súbita entre as moças é tão raro que quase pode ser considerado inaudito. No entanto, centenas delas, como a que acabei de descrever, vivem apavoradas. O pior é que vários óbitos resultaram do uso de perigosos medicamentos antiarrítmicos totalmente desnecessários.

Como opiniões desse tipo grassam entre profissionais? A razão dessa horrenda interpretação por um clínico primário de família liga-se à cultura médica imperante. Grande parte do entendimento da doença, do seu diagnóstico e tratamento, é moldada por médicos acadêmicos que trabalham em pronto-socorro de hospital-escola.

Esses clínicos não tratam de problemas médicos comuns, que ocorrem em qualquer parte; atendem casos complicados, extraordinariamente complexos. Se a pessoa tiver PVM, é raro que seja enviada a um hospital universitário, salvo se a arritmia for muito forte ou se houver derrame ou endocardite bacteriana, complicações muito raras dessa condição. Quando os acadêmicos publicam artigos sobre PVM, é provável que assinalem, com exatidão, que uns 10 porcento ou mais dos pacientes por eles atendidos e estudados apresentavam sérias complicações. Eu tive mais de vinte pacientes com PVM que sofreram parada cardíaca. Mas eu dirigia uma clínica de arritmia cujos pacientes vinham de todos os pontos dos Estados Unidos e do exterior. Sabe Deus de quantos milhões de habitantes era formada a base estatística de onde provinham. É uma completa falácia generalizar a incidência de uma condição e estendê-la à população, baseando-se apenas no atendimento de internados de um asilo de idosos ou de militares. No primeiro caso, os examinados são doentes e senis; no segundo, jovens e sadios.

Qualquer que seja a condição, corriqueira como o PVM ou perigosa como o colapso do coração, o paciente espera ouvir do médico afirmações e auxílio que reduzam o problema e ajudem na vida em geral. A melhor maneira de chegar-se a isso é através de um médico de temperamento otimista e tranquilizador. A certeza é transmitida não só por meio de palavras como também evitando excessivas modificações no estilo de vida do paciente. As proibições múltiplas por certo solapam a certeza e roubam qualidade à vida.

De vez em quando, os médicos desempenham o papel de fanáticos religiosos. Antigamente, os eclesiásticos com frequência condenavam todos os prazeres da carne e infundiam nos pecadores o terror do fogo do inferno e da maldição eterna. No exercício de sua missão muito mais temporal de adiar a morte, numerosos médicos via de regra proíbem atividades prazerosas. Essa conduta pode vedar aos idosos e doentes as suas poucas alegrias que ainda restam.

Ocorre-me uma piada médica. O paciente pergunta ao médico o que fazer para viver mais. O facultativo entoa um vasto rol de não faça isto, não faça aquilo, incluindo quase tudo o que o paciente aprecia. Aí o cliente, assustado, pergunta: "Se eu me abstiver de todas essas coisas que dão à vida a alegria de viver, vou viver mais tempo?". E a resposta, rápida: "Não, mas lhe dará a impressão que sim".

Esforço-me para jamais impor a um paciente restrições categóricas, a menos que os fatos sejam indubitáveis. E, mesmo quando os dados são decisivos a respeito dos efeitos perniciosos de determinada comida ou conduta, é preferível usar flexibilidade e moderação – nunca proibições rígidas. O paciente que se gaba de não ter comido um ovo nos últimos dez anos mais geralmente não se dá tão bem quanto outros que confessam infrações ocasionais. A razão nada tem de complexa. O comportamento compulsivo é alimentado pelo medo. Quando pensamos que os ovos são ameaças, devemos estar sempre alerta. E essa vigilância, segundo o distinto fisiologista americano Walter B. Cannon, põe em ação um antiquíssimo sistema neurofisiológico que leva à conduta de "lutar ou fugir". Esse sistema surgiu e se refinou durante milhões de anos para dar aos animais a capacidade instantânea de engalfinhar-se numa luta ou fugir. Nesse estado de exacerbado comportamento verificam-se aumento de adrenalina na circulação, produção de reflexos simpáticos, aceleração das pulsações do coração e elevação da pressão arterial. Abundantes provas científicas revelam que os animais em estado de alerta crônico são muito mais inclinados a anormalidades cardíacas.

As possibilidades de sobrevivência aumentam, qualquer que seja a doença, quando o indivíduo cultivou uma atitude filosófica calma em relação à vida, especialmente quando acompanhada de senso de humor. Trezentos anos atrás, o físico inglês Thomas Sydenham observou que "a presença de um palhaço exerce mais influência benéfica sobre a saúde de uma cidade do que vinte burros carregados de remédios".

O médico tem que ser a encarnação do otimismo. Estou convencido de que o médico deve sempre buscar um raio de luz, mesmo nas mais negras circunstâncias. Quando o resultado é duvidoso, uma atitude otimista promove o bem-estar, mesmo que nem sempre opere a cura. Sigo um lema bem antigo: "Que o médico não limite o paciente. Que os limites sejam fixados pelo paciente". Tenho procurado não restringir o paciente nem despejar em cima dele um fardo de temores e proibições. Esse enfoque resulta em muitas e espantosas surpresas de sobrevivência, que contrariam as probabilidades médicas, inclusive algumas que poderiam ser consideradas miraculosas. O seguinte caso ilustra os efeitos benfazejos do palpitante otimismo do médico em seu papel de advogado do paciente.

A ÚLTIMA AVENTURA

Sempre recebi com prazer o professor. Era um homem esguio, de rosto juvenil, uma mecha de cãs e grandes olhos cinzentos que lhe iluminavam a fisionomia; ligeiramente vesgo, inclinava a cabeça para um lado e nunca olhava para mim diretamente, mas através de mim. Eu o admirava muito, não tanto por suas grandes façanhas em jurisprudência, mas principalmente por sua equanimidade e dignidade como paciente.

Doze anos antes, havia sofrido um infarto agudo do miocárdio, que deixara o coração com aspecto de um pneu murcho. Dei-me conta da extensão do dano sofrido quando examinei no fluoroscópio o coração e os pulmões. Não podia enxergar nada a mover-se no meio do peito, apenas uma vasta mancha imóvel. Não se percebia nem um tremor. Ansioso, chamei em voz alta:

"Professor T!", como se quisesse certificar-me de que ainda estava vivo.

"O senhor quer que eu respire fundo?"

"Isso. Naturalmente", respondi, aliviado, enquanto ele inspirava profundamente.

Depois de receber alta do Peter Bent Brigham Hospital, havendo sobrevivido a muitas e perigosas complicações decorrentes do ataque do coração, ele repisou que desejava continuar a vida com o mínimo de restrições impostas pelo seu estado. Perguntou-me quanto tempo viveria ainda. O prognóstico, respondi, está nas mãos de Deus.

"Os gregos eram muito mais sabidos do que nós, mas os seus deuses previam pouca coisa. Compreendiam que a profecia exigia o conhecimento completo de tudo o que existe no universo. Não sabemos nem prever o tempo que vai fazer daqui a uma semana e o senhor me pede que leia o seu futuro inteiro?", respondi, capciosamente.

Ele tolerou minha circunspecção, mas insistiu num número aproximado, a fim de planejar os poucos anos restantes. Mesmo achando que exagerava uns 50 porcento ao menos, eu calculei:

"Uns cinco anos, com certeza."

Ele nunca mais mencionou o assunto. Continuou vivendo plenamente, lecionando na Faculdade de Direito da Harvard, velejando no verão até as águas setentrionais da Terra Nova e do Labrador, viajando ao Cairo e ao Extremo Oriente. Depois de passar além do número mágico, nunca fez troça de mim como prognosticador incompetente.

Doze anos mais tarde, continuava ativo, porém cada vez mais aflito por forte congestão cardíaca, ameaçadora irregularidade da pulsação, com períodos de extrassístoles ventriculares, fibrilação atrial e repetidos paroxismos de edema pulmonar.

Durante um simpósio de que era participante, em Filadélfia, foi visto tirando uma soneca e um amigo dele que fazia parte da mesa diretora me contou que viu o professor T. de repente inclinar a cabeça e repousá-la na mesa. Depois de dez segundos mais ou menos, o professor havia sacudido a cabeça como se a tivesse mantido muito tempo dentro da água, respirou fundo e com estertor e os olhos vidrados como se tivesse perdido os sentidos. Foi uma observação perfeita. Quando hospitalizamos o professor, a triste realidade se tornou óbvia. Sofria períodos de taquicardia ventricular de quase 300 batimentos por minuto. Essa perigosa arritmia é prenúncio de morte súbita. A 250 batimentos por minuto, ou mais, o bombeamento do coração fica gravemente comprometido, mesmo que seja saudável. Num coração doente, cessa por completo. O ventrículo altamente danificado do professor havia sofrido colapso e entrara em repouso contraído, parando de bombear o sangue que se distribui pelo corpo e cérebro. Eram miniepisódios de parada cardíaca que se haviam corrigido espontaneamente. Se persistisse um desses episódios, seria o fim da vida para o professor.

O paciente viu-se cada vez mais limitado e tinha de ser frequentemente hospitalizado para ser salvo do edema pulmonar, que diversas vezes já o havia quase sufocado. As arritmias estavam ficando mais ameaçadoras e frequentes. A manipulação dos remédios de que necessitava poria à prova a sabedoria do rei Salomão. Por isso, um dia fiquei chocado quando, numa bela manhã de verão, me pediu permissão para velejar até a Islândia, em companhia de um grupo de amigos mais jovens. A essa altura, embora estivesse fraco e com lábios azulados, continuava lúcido e resolvido a empreender essa extenuante excursão.

Por uns momentos fiquei atarantado. Mas, em vez de responder na hora com um veemente *não*, tentei umas manobras verbais evasivas, por saber quão importante era para ele aquela aventura esportiva anual. Fiz perguntas a respeito do tamanho do veleiro, do espaço livre nas cabines, se seria possível seguir à risca um regime de sal mínimo, quem o acompanharia, quanto esforço pessoal teria que exercer e assim por diante. Era evidente que ele considerava a viagem a aventura final, a chave de ouro de uma vida movimentada e produtiva. Não tive a coragem de dizer "não".

Uma vez tomada a decisão de não lhe impedir a travessia no veleiro, voltei para a logística necessária. Em primeiro lugar, adotei um método para ele tratar do edema pulmonar levando um cilindro de oxigênio no barco; entreguei-lhe também pequenas seringas de morfina e diuréticos, de uso automático. Ensaiei com ele o que tinha de fazer sempre que percebesse resfôlegos, chiados e respiração difícil. Esses sinais, expliquei, revelariam que os pulmões estavam sobrecarregados de líquido; e descrevi as medidas que tinham de ser tomadas imediatamente. Minha grande preocupação, frisei, era o excesso de ingestão de sal por causa dos respingos da água do mar. Por último, insisti em que contratasse com uma firma de helicópteros a sua remoção caso a congestão cardíaca se mostrasse renitente.

Partiu em grande forma psicológica, mas como um trapo, fisicamente. Daí por diante comecei a ter momentos de inquietude. Meu desassossego crescia à medida que o verão avançava e eu criticava minha irresponsabilidade. Como pude deixar que um moribundo, com coração em fase final, sujeito a repetidas taquicardias ventriculares, saísse velejando pelo Atlântico afora? Eu poderia ainda racionalizar um pouco se o rumo a tomar fosse meridional, mas estavam indo para o frio do norte. Logo para a Islândia! Passei a examinar diariamente as páginas de obituário dos jornais, coisa que nunca havia feito, nem nunca fiz depois. E o verão se arrastava.

O outono chegou e minha impaciência piorou. Não tinha coragem de telefonar para a casa dele, mas um dia notei o nome do professor T. na lista dos pacientes com hora marcada. Pelo menos ainda estava vivo! Eu não o havia condenado à morte! Quando, afinal, o recebi, tinha melhor aparência do que havia apresentado em muitos anos. Em lugar do homem caquético e esgotado surgiu outro, com um saudável bronzeado e brilho polido pelos ventos, praticamente flutuando no ar de tanta disposição.

"Professor T., teve de usar o helicóptero?", perguntei.

"Claro", foi sua lacônica resposta.

"Oh, meu Deus! Foi um erro de minha parte deixar que o senhor viajasse." Antes que ele pudesse responder, continuei: "O edema pulmonar foi muito bravo?"

Ele me olhou, perplexo:

"Usamos o helicóptero, mas não foi só para mim", explicou.

"Havia outros cardíacos a bordo? Ou houve algum acidente?", perguntei, incrédulo.

"Nem uma coisa nem outra. O barco encalhou numa enorme massa de gelo. Não houve outra saída. Depois de aguentar uma semana à deriva, a tripulação me implorou que chamasse o helicóptero a fim de poder voltar ao trabalho. Agradeceram muito a minha previdência."

Foi sua última visita. O professor T. faleceu vários meses depois, exatamente doze anos após o ataque do coração. Foi uma experiência que me castigou e abriu os olhos para a frágil capacidade de prognóstico do médico em face da determinação humana.

Minha finalidade ao contar essas histórias não é apenas enfatizar o valor do otimismo e da certeza contagiantes, mas o fato de que a medicina ainda precisa navegar em águas inexploradas. Muitos talvez pensem que, como vivemos na era da ciência, a prática da medicina já não necessita de muita adivinhação. Selecionamos os testes corretos, e os computadores em segundos cospem o diagnóstico exato, para o qual existe um medicamento apropriado e eficaz. Ah, que bom seria se fosse assim! Não acredito que jamais virá a ser tão simples. Os chamados "fatos médicos" não passam de aproximações biológicas; os dados sobre os resultados e o prognóstico são estatísticos e sua aplicação a cada paciente exige uma escolha entre diferentes opções de tratamento. O médico experimentado sabe que com teimosa frequência o domínio da ciência não abrange a maioria dos problemas clínicos.

O tratamento eficaz do paciente requer a apreciação da arte de curar, na qual somos guiados pela experiência, pelas recordações de casos similares e pela aplicação do bom senso. Certo grau de humildade também constitui um trunfo, pois qualquer receita ou conselho contém boa dose de conjetura. Grande parte dos dados médicos é baseada em estudos epidemiológicos de grandes populações. Mas o médico tem pela frente um único e singular indivíduo. Não existe qualquer certeza sobre a acomodação do indivíduo a uma curva de distribuição estatística normal. O que as estatísticas talvez apresentem são a verdade da probabilidade, porém não enxergam nem as almas nem a obscura individualidade.

O médico fiel à vocação tem fome de certeza, embora esteja mergulhado na dúvida. Contudo, a dúvida não pode retardar a urgência de tratar e a necessidade de curar. A essência do genuíno profissionalismo é agir mesmo quando não há o conhecimento adequado sobre o caso. A cura deve ser prescrita imediatamente. A dor não espera por um estudo definitivo, que poderá levar anos, e muitos problemas clínicos são únicos, excepcionais, nunca antes encontrados pelo médico e jamais capazes de ser subjugados pelos embates estatísticos. Frequentemente os dados são incertos e o próprio paciente terá de servir de controle; e será preciso inventar uma cura se nenhum compêndio de medicina se referir exatamente ao problema em pauta. Podemos acabar buscando os dados intangíveis e imprecisos e usá-los na falta dos exatos. Mas a causa do paciente exige compaixão. Somente então e de certo modo poderá o médico pairar acima das angústias e dos despropósitos das decisões humanas.

9
Técnicas curativas extraordinárias

EXISTE EM MEDICINA outra dimensão além da incerteza, uma dimensão que emana de sua infraestrutura científica. Sou testemunha de um período revolucionário da medicina, movimento que ainda continua com todo o ímpeto. Descobertas científicas monumentais e inovações tecnológicas fabulosas transformaram drasticamente a fisionomia da medicina. Quando ingressei na faculdade de medicina, a pneumonia era uma doença fatal, a pólio, uma maldição temível, e a inflamação do mastoide, um problema pediátrico comum que levava as jovens mães ao desespero.

Tampouco havia cura para a endocardite bacteriana. Vítimas de corações reumáticos e sifilíticos pululavam nas enfermarias do Johns Hopkins Hospital. A cirurgia cardíaca mal dava seus primeiros e tímidos passos. Não existia solução médica para uma longa lista de sérios males que iam desde os quadris disfuncionais e doloridos até o descolamento de retina. A hemodiálise para as doenças renais era coisa que levaria alguns anos a surgir. O tratamento dos que sofriam de deficiência renal era um pesadelo – sentiam, sem pausa, ânsias de vômito e comichão no corpo inteiro. Ante muitos outros males, nós, médicos, nos sentíamos impotentes, reduzidos a oferecer apenas palavras vazias para aliviar padecimentos medonhos.

Tenho viva recordação de um doente assim, durante o meu período de internato. Estava na etapa final de uma doença renal. Como não o encontrasse no leito da enfermaria, saí à sua procura e o achei no banheiro dos homens, com uma corda no pescoço. Quando o recolhi, considerei seu salvamento um triunfo pessoal,

até que ele me fitou com fúria indescritível e, soluçando convulsamente, me exprobou, como até hoje recordo:
"O senhor não é médico! É um facínora nazista!"

As doenças que causavam tamanho sofrimento, como a sífilis do coração, a pólio e a dor de ouvido comum, já desapareceram quase por completo. Outras, como a varíola, foram totalmente erradicadas. Vivemos numa era médica sem precedentes, com sua cultura própria, que influencia tanto médicos como pacientes. Inovações terapêuticas quase miraculosas acertam em cheio em diagnósticos identificados com precisão. A subjetividade não mais entra em jogo na circunscrição da patologia. O êxito terapêutico pouco ou nada tem que ver com o caráter, a personalidade ou o carisma do médico. Os elementos-chave de um resultado satisfatório relacionam-se à competência profissional e à capacidade técnica do terapeuta. Ao contrário do que sucedia outrora, pouco importa que o paciente tenha fé no que lhe receitam. A pneumonia do lóbulo, que antigamente matava com grande frequência, é curada por antibióticos, quaisquer que sejam os sentimentos do paciente em relação ao médico que os receitou ou seu grau de confiança no remédio.

Em nossa época, a crescente intimidade entre a medicina e a ciência fomenta a ilusão de que são idênticas. Essa ideia leva os médicos a desdenhar a importância das boas maneiras ao pé do leito do enfermo, induz à negligência na coleta minuciosa da história médica e reduz o investimento individual na promoção das interações humanas com os pacientes. O foco passa da arte de curar à técnica de tratar, como se os dois sistemas fossem antagônicos, e não complementares.

Para os pacientes, a revolução científica insufla esperanças de cura instantânea, qualquer que seja o mal. Cresce a preocupação com a saúde. Para muitos, são o tópico mais importante e o assunto de todas as conversas. Os meios de comunicação estão recheados de noticiário médico e dispõem de redatores exclusivos, especializados em questões de saúde. O complexo médico-industrial tornou-se a maior atividade do país e, ao mesmo tempo, o maior sangradouro dos recursos sociais. Apesar de os indivíduos serem hoje mais saudáveis e viverem muito mais tempo, a sua tolerância ao mal-estar minguou, ao passo que se agiganta seu pavor à doença.

Isso se correlaciona, em grande proporção, com o bombardeio de assuntos médicos que chove sobre os americanos, dia e noite. No presente quadro cultural, sintomas insignificantes amiúde são tidos como prenúncios de males fatais. O escritor Norman Cousins capturou a cena nesses termos: "A maioria acha que vai viver para sempre, até que um dia pega um resfriado e então acredita que vai morrer dali a uma hora."
Outro aspecto do novo clima cultural é o crescente desencanto com a medicina científica. Num inquérito empreendido em 1994 pela Harvard School of Public Health, apenas 18 porcento dos consultados se declararam satisfeitos com o sistema de saúde dos Estados Unidos. Ganham cada vez mais popularidade as chamadas "terapias alternativas". Numa pesquisa descrita no *New England Journal of Medicine*, os entrevistadores falaram com uma amostra altamente selecionada de 1.539 adultos anglófonos, que representavam demograficamente toda a população do país. Descobriram que 34 porcento haviam feito uso de pelo menos uma terapia não convencional no ano anterior. Entre elas incluíam-se técnicas de relaxamento, quiroprática, massagem, megadoses de vitaminas e regimes permanentes, como o macrobiótico. As terapias alternativas haviam sido procuradas principalmente para condições crônicas mas não fatais, como dores nas costas, dores de cabeça, alergias etc. E, embora essas terapias tivessem sido usadas por todas as classes sociais, os que as procuravam com maior frequência eram brancos, de menos de cinquenta anos, bem-sucedidos, e com formação acadêmica de alto nível. Os autores do relatório calculam que os americanos fazem aos provedores de terapias não convencionais mais da metade dos 813 milhões de consultas anuais sobre saúde*.

Por que razão aumenta tanto a procura pelas terapias alternativas, em comparação com as consultas aos médicos familiares tradicionais? Provavelmente porque a medicina ortodoxa não proporciona alívio para os males e enfermidades dos consulentes. Hoje, cerca

---

* D. M. Eisenberg, "Medicina Não-Convencional nos Estados Unidos: Amplitude, Custos e Modalidades de Uso", *in New England Journal of Medicine*, 328, 28 de janeiro de 1993, pp. 246-252.

de 25 porcento dos pacientes que consultam médicos americanos são tratados com êxito. Os outros 75 porcento apresentam problemas que a medicina científica tem dificuldade de resolver. Depois de peregrinar por diversos especialistas e se submeter a tecnologias invasivas e caríssimas, muitos pacientes, frustrados, afastam-se da medicina convencional. O poder dessa multidão insatisfeita foi demonstrado quando o Congresso Federal obrigou os institutos nacionais de saúde a criarem uma divisão dedicada a pesquisas sobre medicina alternativa. Foi incumbida de investigar uma longa lista de questões, desde as curas psíquicas até a homeopatia, incluindo acupuntura, ervanaria e outros enfoques.

Em minha prática de cardiologista altamente especializado, os problemas de mais da metade dos pacientes nada têm que ver com as condições do coração, mas com os estresses da vida cotidiana. Constatei que poucos pacientes buscam terapias alternativas quando consultam médicos que aplicam a arte de curar ao mesmo tempo que os potentes instrumentos científicos de que dispõem. A cura e a promoção do bem-estar do paciente reiteradamente exigem imaginação na adoção de meios que reduzam o desconforto e aliviem dores. Por vezes, o médico se vê obrigado a recorrer a técnicas não convencionais para melhorar as condições físicas do paciente. Mas ele não aprende esses meios na faculdade: descobre-os por intermédio da experiência clínica e da sanção do bom senso.

Bem cedo em minha vida profissional vi que o Dr. Samuel A. Levine não hesitava em assustar os pacientes para que abandonassem hábitos malsãos. Entrava na tenda de oxigênio que recobria um leito, recém-arrumado esmeradamente pela enfermeira. Para os que têm dificuldade de respirar, a tenda proporciona um miniambiente fresco, umedecido, rico em oxigênio e confortável. Agachando-se no limitado espaço da tenda, Levine colocava o rosto perto da face do doente. Com o indicador no nariz do paciente, ele enunciava, escandindo as sílabas, como se rogasse uma praga: "Se tornar a fumar depois deste ataque do coração, você morre!"

E saía da tenda sem mais uma palavra. Tão formidável era o esconjuro que nunca ouvi falar de nenhum paciente assim tratado ter tido a coragem de fumar de novo; muitos até iam ao extremo de evitar a companhia de fumantes.

Mais uma vez me vêm à mente as palavras da médica siberiana: "Cada vez que o médico vê um paciente, o paciente deve sentir-se melhor."

Em visitas a pacientes terminais, quando pouco podia fazer para modificar a situação, eu recordava a atarracada siberiana. Virava o travesseiro, de modo que a cabeça do doente, recostada numa superfície molhada e enrugada, pudesse descansar em tecido liso e confortante. Depois que eu saía do quarto, o paciente às vezes perguntava à enfermeira: "Quem é esse médico tão bondoso?" Pois basta uma pequenina coisa, por vezes, para levar uma pessoa a sentir-se melhor. Ocasionalmente, uma intervenção trivial pode parecer extraordinária a um paciente e dar-lhe uma vida mais satisfatória.

SONHOS COM OMELETE

O Sr. H. era um professor primário cinquentão, meigo, solícito e nada exigente. Preocupava-se muito com a saúde, o que era compreensível em vista da longa tarimba que tinha de frequentar consultórios. Na infância, a febre reumática havia lhe danificado as válvulas do coração, principalmente a mitral, que estreitara severamente. Como abre para o ventrículo esquerdo, a principal câmara de bombeamento do coração, o estreitamento da válvula mitral estanca o sangue, o que congestiona os pulmões. Ainda relativamente jovem, o Sr. H. se submetera a uma cirurgia da válvula mitral, e por sorte a reparação tinha sido bem feita e ele podia levar a vida sem maiores percalços. Sobreveio então um episódio de endocardite bacteriana. Essa perigosa inflamação do forro do coração e de suas válvulas havia exigido seis semanas de antibióticos por via endovenosa. A infecção destruiu a válvula e ele tivera de ser operado de novo. A via-crúcis havia sido cansativa, mas ele a estava suportando razoavelmente bem.

Com as muitas preocupações que devia ter, era surpreendente seu zelo em evitar colesterol, influência da atitude cultural reinante. Embora soubesse estar livre dos fatores de risco de doenças coronárias, e suas artérias fossem normais, seguia rigoroso regime de baixo nível de gordura animal.

"Minha esposa é muito rigorosa comigo; certifica-se de que por meus lábios não passa nem traço de colesterol."

Quando o visitei por ocasião do Natal, perguntei-lhe qual era o seu mais almejado desejo no ano novo. Ele respondeu, sem hesitação, como se fosse um pensamento longamente acarinhado:
"Sonho com omelete."
E continuou:
"Faz dez anos que não como omelete. Minha mulher diz que é um veneno para mim, por causa do meu coração."
Expliquei-lhe que o seu tipo de problema cardíaco não exigia uma rigorosa abstenção de colesterol.
"Para provar isso, vou agora mesmo prescrever uma omelete uma vez por semana, aos domingos."
Para certificar-me de que a esposa acreditaria no incrível – o cardiologista que receita omelete –, escrevi uma carta acompanhando a prescrição de uma omelete de dois ovos uma vez por semana. Da próxima vez que o visitei, ele estava radiante:
"Espero o domingo como nunca esperei na vida! Doutor, esse foi o mais lindo presente que ganhei na vida."

MEDICINA COMPLEMENTAR E ACUPUNTURA

A acupuntura é uma das técnicas de medicina alternativa a que mais se recorre em vários problemas de saúde. O termo "acupuntura" invoca mágica chinesa e a esperança de ganhar alívio instantâneo de qualquer dor ou mal-estar. As origens da acupuntura perdem-se na noite dos tempos, mas sabe-se que já era usada na época do famoso Imperador Amarelo Huang Ti, que se presume haver vivido por volta de 2650 a.C., sendo discutido no mais antigo tratado médico conhecido, o *Nei Ching* ou *Clássica Medicina Interna*, escrito por muitos sábios no terceiro ou segundo século antes de Cristo. A obra foi introduzida pela primeira vez no Ocidente no século XVII, por missionários jesuítas enviados a Pequim, mas continuou praticamente desconhecida até uns cinquenta anos atrás, quando o sinólogo e diplomata francês Soulié de Morant publicou alentado volume sobre a acupuntura.

Essa técnica se baseia num sistema de preceitos filosóficos derivado de antiquíssimos escritos taoistas. O princípio essencial se refere a uma luta entre opostos, os chamados *yin* e *yang*, que constituem a base do universo e de tudo o mais (ver David Eisenberg, *Encounters with Qi: Exploring Chinese Medicine*. Nova York, Norton Press, 1985.) A doença é explicada como o desequilíbrio entre as duas forças opostas mas complementares e indissoluvelmente ligadas. Na unidade dos opostos reside o ubíquo *ch'i* (ou *qi*), que vitaliza a vida. A saúde do indivíduo depende do equilíbrio justo do *ch'i*, a doença é consequência de excesso ou insuficiência de *ch'i*. Fundamentalmente, a acupuntura procura restabelecer o equilíbrio e o fluxo normal dessa substância etérea.

O organismo é uma espécie de almofada de alfinetes de cerca de mil pontos de acupuntura, que delineiam um invariável modelo topográfico sobre a superfície do corpo. As linhas que unem uma série de pontos relativos a determinado órgão, os chamados meridianos, prolongam-se da cabeça aos artelhos e são o leito do fluxo do mítico *ch'i*.

Embora para a quinta parte da população do globo tenha sido o cerne da arte médica há mais de cinco mil anos, a acupuntura jamais foi mencionada uma única vez no meu aprendizado profissional. Contudo, nos primórdios de minha carreira, conheci vários pacientes que davam testemunho jurado da acupuntura e, intrigado pela ideia de que espetar e fazer girar agulhas em certos pontos misteriosos poderia constituir uma técnica curativa, li a escassa literatura disponível em inglês. Ela não me converteu. O que me arredou dela foram as pretensiosas afirmativas e proclamações de eficácia em todas as doenças imagináveis, de acne a xantomas, incluindo bronquite, ciática, diabetes, enxaqueca, epilepsia, hipertensão, impotência, infertilidade e miopia, bem como nefrite, úlcera péptica, e muita coisa mais. Como acontecia com o antigo óleo de cobra, nada escapava do alcance das suas aplicações.

Perturbava-me igualmente a falta de qualquer racionalidade anatômica ou fisiológica. Por exemplo, o lugar onde a nuca se junta com o crânio é o ponto da vesícula biliar, ao passo que os punhos são os pontos para os pulmões. A depressão é um mal do fígado e o medo é uma doença dos rins; ambos reagem aos pontos de acupuntura situados ao longo dos respectivos meridianos de tais órgãos. Pareceu-me impossível crer que uma agulha espetada no pé pudesse melhorar as funções hepáticas, aliviando dessa forma o mórbido sentimento que é a depressão, e julguei incrível que em cinco mil anos de uso a acupuntura não houvesse conseguido acumular provas objetivas de sua eficácia. Com grande dificuldade, a nossa medicina conseguiu sair do atoleiro do subjetivismo, e há pouca gente disposta a substituir a bússola da ciência pelas predições incertas abstraídas de folhas de chá e lendas populares.

Meu ceticismo soçobrou, porém, quando tive um encontro pessoal com a acupuntura. Quando jovem, machuquei seriamente as costas num acidente, ao deslizar por rampas de neve naquele trenó chamado tobogã; na década de 1960, sofri repetidos episódios de forte dor nas costas e ciática. O tratamento convencional incluía longos períodos de rigorosa imobilidade na cama e várias vezes tive de resignar-me a passar até seis semanas deitado. Desanimado com as imprevisibilidades de repetida invalidez e começando a sentir déficits neurológicos, submeti-me à cirurgia do disco. A cura durou cinco anos. E a dor nas costas retornou, apesar de não me forçar mais a longos períodos de imobilidade.

Em 1973, fiz parte da primeira delegação de cardiologistas americanos a visitar a República Popular da China. O grupo, liderado pelo Dr. E. Grey Dimond, de Kansas City, compunha-se de oito eminentes especialistas. Voei diretamente de Boston a Cantão, com breves paradas de reabastecimento em Seattle e Tóquio. Ao chegar a Cantão depois daquela longa e cansativa viagem, comecei a sentir terríveis dores na base do tronco, dores que logo me incapacitaram por completo. Até o macio colchão do hotel chinês parecia um estrado de pregos de um faquir. Meu único alívio era deitar-me no soalho, contanto que ninguém andasse por perto. Nenhum dos meus colegas americanos, todos autoridades médicas, tinha a menor ideia sobre o modo de aliviar minha torturante dor nas costas. O melhor que tinham a oferecer era Tylenol com codeína, que um deles havia levado para eventuais dores de dente.

Desesperado, pedi aos meus hospedeiros chineses, ansiosos por ajudar-me, que providenciassem algum tratamento tradicional para dor nas costas. Fui então levado a um instituto de medicina tradicional. Fiquei de cuecas e depois de um pouquinho de história médica, apareceram dois gigantes maciços, que mais pareciam lutadores de sumô. Cada um deles me agarrou uma perna, e pareciam puxá-las em ângulo reto. A dor foi a pior que jamais senti e parecia que ia ser partido em dois. Quando pararam por uns segundos, desci da mesa declarando-me curado. De volta ao hotel, senti-me mais agoniado que nunca. Gemendo de dor insuportável, porque os narcóticos fornecidos pelos chineses não me proporcionaram nenhum alívio, entreguei os pontos e implorei acupuntura.

O acupunturista era um homenzinho frágil, de aspecto comum. Fez-me ficar de bruços e fincou uma longa e fina agulha na parte superior das minhas nádegas. Não senti nada quando ele girou a agulha. Desapontado por eu não demonstrar nenhuma sensação, tornou a inserir a agulha, aparentemente no mesmo ponto. Queixei-me de peso incômodo e formigamento, e o músculo das nádegas parecia resistir à rotação da agulha. O acupunturista ficou contentíssimo com a minha reação e balbuciou algo como "*dechi*". Mais tarde vim a saber que o termo significava "obter o *ch'i*", isto é, deslanchar o fluxo vital. Depois de alguns minutos, sugeriu que me levantasse e andasse, o que recusei energicamente. Por espantoso que fosse, os tormentos de uns minutos atrás começaram a diminuir e eu não estava disposto a ativá-los com imprudentes experimentos. Além disso, desejava gozar a maravilhosa sensação de praticamente não sentir dor alguma.

O acupunturista continuou a insistir que eu me levantasse. Ergui-me sem ajuda e dei alguns passos sem sentir muita dor. Onde minutos antes um tição ardente parecia encostado no nervo ciático, agora só sentia um pouco de rigidez e adormecimento. Eu me sentia fisicamente bem, mas psicologicamente estava em estado de choque. Quando o acupunturista voltou no dia seguinte, além de introduzir agulhas, usou a moxa, que consiste num feixe de ervas cuja extremidade é queimada e aplicada no local acupunturado. Dessa técnica resultou outra melhora de minha capacidade de andar sem dor. Em vista da severidade da dor, no passado isso exigiria um mês ou mais de repouso absoluto para aliviar-me. Agora, depois de três dias, podia caminhar comodamente. Uma semana depois galguei a Grande Muralha e não tive problemas no voo direto de Hong Kong a Boston. Fiquei livre de dores sérias por mais de um ano.

Se essa cura miraculosa fosse relatada por outrem, por certo eu teria mostrado ceticismo. Mas era impossível fugir à realidade do que ocorrera em minha própria carne. Ou era um sugestionável psiconeurótico ou tinha que haver algum mérito objetivo na acupuntura. Como seria de supor, escolhi a última explicação. Recordando as palavras de Santo Agostinho – "Não há milagres, apenas leis desconhecidas" –, não encaro mais a acupuntura como charlatanismo. Comecei a procurar a ciência.

Na China, tivemos ocasião de assistir a muitas sessões do que se costuma chamar "anestesia por acupuntura" tanto em clínicas ocidentais como nas tradicionais. O presidente Mao havia dito: "A medicina e a farmacologia chinesas são um grande tesouro e devemos envidar esforços para elevá-las ainda mais".

Na prática, referia-se à acupuntura, aos remédios de ervas e à massagem. Nossa visita ocorreu em meio à chamada "Grande Revolução Cultural Proletária". Cada frase de Mao era um mandamento intocável. Qualquer desleixo em obedecer a ele com entusiasmo era razão suficiente para prisão, exílio interno, uma vida de trabalhos forçados ou coisa pior. Estávamos pois no auge da acupuntura, cujos méritos eram embelezados com extravagantes notícias de curas fora do comum.

Mesmo descontando a propaganda ideológica, era sem dúvida impressionante observar sua eficácia em diversas intervenções cirúrgicas como substituta da anestesia. Vimos tireoidectomias, remoção de tumores cerebrais e cirurgia do coração em pacientes acupunturados mas inteiramente despertos. Assistir ao reparo de um orifício no coração me causou uma impressão indelével. O paciente, um rapaz de vinte e poucos anos, com um defeito no septo ventricular, andou com seus pés até a sala de operações de um dos principais hospitais de Xangai. Depois de trocar apertos de mãos com os oito visitantes americanos, deitou-se na mesa de operação, e a cirurgia começou. O salão continha apenas um tanque de oxigênio, um esfigmomanômetro e um oxigenador de bomba, de aparência primitiva. Foi envolto em lençóis para a operação, aplicaram a endovenosa e um tubinho de borracha foi introduzido em sua narina para oxigená-lo. Várias agulhas de acupuntura foram então aplicadas na orelha e no pulso esquerdo. Depois de uns quinze minutos, o paciente pareceu dormitar. Foi então ligado à vetusta máquina de desvio para o bombeamento externo do sangue.

O cirurgião era magistral em sua habilidade e extraordinariamente rápido. Em pouquíssimo tempo abriu o tórax e fibrilizou eletricamente o coração para deter as contrações. A fibrilação ventricular é um ritmo caótico ultrarrápido, durante o qual o coração para de bombear, permitindo ao cirurgião dispor de um campo tranquilo para seu trabalho. Na ausência de um mecanismo externo de bombeamento, o paciente morreria em poucos minutos. Postado na cabeceira da mesa de operação, pude observar de perto a face do rapaz. A cena inteira parecia estranha e completamente fantasmagórica para nós, treinados na medicina ocidental. Várias vezes durante a operação o paciente abriu os olhos e falou, conquanto não tivesse a menor contração cardíaca. Um ilustre cirurgião americano que estava a meu lado várias vezes me cutucou com o cotovelo, incrédulo, e repetiu em voz baixa: "Você está vendo o que estou vendo?" E murmurou alguma coisa sobre estarmos sofrendo um truque chinês de hipnose grupal.

O paciente gemeu apenas duas vezes, quando o cirurgião achou excessiva a hemorragia, que tinha dificuldade de absorver rapidamente com os chumaços de algodão. Como o paciente estava cirurgicamente enrolado e não podia ver o que estava acontecendo na cavidade do peito e como o cirurgião guardava silêncio, estranhei que reagisse daquela forma. Quando o cirurgião afinal controlou a situação, o paciente também se relaxou.

Quando a operação chegou ao fim e eles estavam suturando o peito, comecei a preocupar-me com a reversão do coração fibrilante, pois não havia à vista nenhum desfibrilador na sala de operações tecnologicamente vazia. Quando a caixa torácica foi fechada, trouxeram um desfibrilador do tempo do onça, que pouco se diferençava do que eu usara havia mais de dez anos (ver capítulo 13). Colocaram as paletas dos eletrodos na parede do peito e deram uma descarga elétrica, que imediatamente restaurou o ritmo normal. Os médicos e enfermeiras se enfileiraram à minha frente, dizendo: "Muito obrigado por servir ao povo". O paciente sentou-se, tornou a apertar as mãos de todos os presentes, sentou-se na cadeira de rodas e foi levado para a sala de recuperação.

Anos após a nossa visita, os chineses reconheceram que a acupuntura não é indicada como substituta eficaz da anestesia em todos os casos. Não é mais utilizada em operações abdominais ou ginecológicas, e muitos indivíduos não podem ser submetidos a ela. Seja como for, é uma técnica notável para reduzir a percepção da dor. Ainda me intriga a base de sua eficácia. Surpreendido com seu *modus operandi*, visitei o Instituto de Medicina Chinesa Tradicional de Xangai, renomado centro de pesquisa sobre a acupuntura. Lá encontrei irrefutável confirmação do poder da acupuntura como elemento analgésico. Assisti a uma experiência que chocaria a sensibilidade de muita gente.

Um coelho foi colocado num berço, totalmente imobilizado, com exceção da cabeça. Fixado diante do focinho do animal havia uma resistência elétrica em espiral. Ligado o reostato, a resistência ficou rubra. Depois de uns segundos, o coelho afastou a cabeça da fonte de calor. Esse teste foi repetido várias vezes, sempre com o mesmo resultado. Várias agulhas de acupuntura foram então colocadas nas patas traseiras do animal, que também foram ligadas a um estimulador elétrico. Dessa vez, a resistência ficou incandescente, mas o coelho não virou a cabeça. Fiquei olhando, horrorizado, quando a ponta do focinho começou a chamuscar e enegrecer, exalando o cheiro ácrido de carne queimada. Esse experimento único foi decisivo para dissipar todas as minhas dúvidas de que a acupuntura certamente pode bloquear a sensação de dor.

Mas como a acupuntura opera esse bloqueio? Os cientistas chineses forneceram várias explicações. Uma delas se referia aos mecanismos da medula que agem como "portões" e se fecham quando potentes estímulos entram na rede nervosa. Por essa teoria, o estímulo da acupuntura serve de semáforo vermelho que faz parar os dados sobre a dor oriundos dos terminais dos nervos periféricos e impede que tais dados cheguem ao cérebro. Segundo outra explicação, a acupuntura solta neuropeptídios no sangue, o que amortece a percepção da dor. A segunda teoria é amparada pelo descobrimento de que o sangue de um animal acupunturado injetado em outro não acupunturado faz baixar o limiar de dor do segundo animal.

O Dr. David Eisenberg, consciencioso estudioso da tradicional medicina chinesa, concluiu que "há suficientes provas científicas de que a acupuntura pode alterar, de forma previsível e reproduzível, a percepção da dor em animais e em seres humanos". Ele sugeriu que o alívio da dor pode ser devido à secreção de endorfinas, substâncias opioides. Com efeito, os chineses relataram casos de pessoas que se viciaram no uso de agulhas de acupuntura.* Esses viciados experimentaram sintomas do tipo de *withdrawal*, sofrendo lassidão, náusea, dores abdominais e dor de cabeça quando cessava o efeito da acupuntura. Tais sintomas eram rapidamente aliviados quando se reiniciava a acupuntura, sugerindo que esta estimulava o cérebro a produzir neuromediadores viciadores, como as endorfinas e encefalinas.

Minha experiência pessoal com a acupuntura e as observações que fiz em diversas viagens à China provocam muitas questões no campo da neurofisiologia e da psicobiologia. Se o estímulo da rede nervosa subcutânea pode bloquear tão completamente o tráfego neural que o crânio e o peito podem ser abertos sem anestesia, na superfície do corpo devem existir poderosos agentes capazes de alterar a percepção ou a interpretação, pelo cérebro, das sensações físicas. Poderá esse fenômeno ser provocado por outros meios, além da penetração da pele? O fato de que a massagem e a simples pressão também produzem efeitos pareceria indicar que as agulhas não são necessárias.

Será que a acupuntura partilha com os placebos uma neurofisiologia comum? A ação dos placebos é um fator importante em terapêutica. Por que uma simples pílula revestida de açúcar modifica as funções mais íntimas do corpo? Na realidade, nunca poderá haver certeza de que o efeito atribuído a um medicamento é, parcial ou totalmente, devido ao efeito de placebo. Como os medicamentos, os placebos podem induzir sérias reações adversas. Segundo o Dr. Herbert Benson, responsável pela difusão da reação de *relax*, a eficácia de um placebo envolve três elementos principais: a crença e a expectativa do paciente; a crença e a expectativa do médico; e o relacionamento entre médico e paciente. Essas mesmas relações são as que essencialmente atuam em boa parte da medicina alternativa**.

Pratico frequentemente o que pode ser denominado "medicina alternativa" no tratamento de problemas para os quais não encontro

---

* Eisenberg, "Medicina Não Convencional", p. 118.

** Eisenberg, "Medicina Não Convencional", p. 12.

soluções científicas ou diretrizes úteis na literatura médica. Nem sempre é possível seguir a orientação dos livros. Devido às características únicas de cada indivíduo, o que dá certo para um não necessariamente se demonstra igualmente eficaz para outro. De vez em quando, medidas inusitadas são bem-sucedidas. Hoje em dia, seria muito pouco provável que um médico recorresse pessoalmente à hipnose. Seria mais verossímil que enviasse o paciente a um psicólogo experimentado. Nesta era de frequentes litígios judiciais, o médico que tentasse e fracassasse no uso desse método aparentemente novo correria o risco de grave penalidade, e as consequências poderiam ser ainda piores se o procedimento de fato fosse novidade não comprovada. O receio das querelas torna o médico hesitante, discreto e, por isso, frequentemente inoperante.

SOLUÇOS E HIPNOTISMO

No fim da década de 1950, fui chamado para ver um médico de West Virginia internado no serviço torácico do Peter Bent Brigham Hospital. Seria uma consulta rotineira, para aprovação pré-operacional de cirurgia do coração. O Dr. W. era um preto caquético, deprimido e tão enrugado que parecia ter muito mais que os seus cinquenta e três anos. Aguardava uma toracotomia exploratória de uma lesão na parte inferior do pulmão esquerdo. Havia probabilidade de câncer porque o doente havia fumado três maços de cigarros por dia durante trinta anos. Tudo isso sucedeu antes do advento da elegante metodologia que permite o diagnóstico definitivo do câncer sem necessidade de cirurgia. No entanto, a característica mais notável do paciente eram os frequentes soluços, que não lhe davam descanso e lhe chacoalhavam o corpo longo e debilitado. Os espasmos, que ocorriam apenas quando estava desperto, produziam gaguejo e interferiam na sua alimentação.

Nos últimos dois anos, o Dr. W não havia tido um momento de folga quando estava acordado. Tinha visitado numerosos centros médicos numa inútil busca de cura, porém nenhum dos remédios prescritos fez efeito. Entre outras coisas, tinha sofrido corte cirúrgico do nervo frênico esquerdo, o que lhe paralisou parcialmente o diafragma. Além de causar-lhe certo ofego quando se exercitava, a drástica medida não fizera efeito algum sobre os continuados soluços. Depois de uma tentativa de suicídio, haviam-no levado para tratamento psiquiátrico ao Hospital de Saúde Mental de Massachusetts, onde uma radiografia de praxe no processo de internação havia revelado massa no pulmão. Foi então transferido para o nosso hospital, em estado grave. Suspeitava-se de que a maciça perda de quase vinte e oito quilos de peso, a séria anorexia e os soluços eram todos resultados do câncer metastático. Eu nunca havia visto um ser humano de aparência mais melancólica. Afligiu-me que, em nossos dias, a medicina se declarasse derrotada ante soluços. Em minha notação médica manifestei a certeza de que a condição poderia ser eficazmente tratada, especulando que a lesão pulmonar era benigna, decorrente da imobilização do diafragma esquerdo.

Quando voltei de uma viagem, dias depois, meu assistente, um candidato a pós-doutorado, sugeriu que fôssemos ver o Dr. W., que aparentemente fora entregue à minha responsabilidade. O clínico deu-me a entender que o paciente tinha sido transferido ao meu serviço pelos cirurgiões, que não queriam ver-se a braços com um problema renitente, especialmente porque eu era a autoproclamada autoridade em matéria de soluços. Minha consternação agravou-se quando examinei o volumoso dossiê médico do Dr. W. Todos os tratamentos médicos indicados para o caso de soluços haviam sido experimentados, desde a colocação de açúcar na parte posterior da língua, a inalação de borrifos de óxido de nitrogênio, cheirar alho e uma porção de outros remédios exóticos, sem o mínimo resultado. Até mesmo o corte do nervo frênico, numa desesperada tentativa de aliviar-lhe as condições, não produziu nenhum efeito.

Minha ansiedade aumentou e se transformou em pânico quando me dei conta de que não era nenhum especialista em soluços e que não dispunha de absolutamente nada, fosse importante ou mínimo, para acrescentar ao que já havia sido tentado muitas vezes. O que faria eu com esse pobre homem que sobrevivia em tamanha depressão? Ele indicou, em frases entrecortadas, que, se não pudéssemos eliminar os soluços, não queria mais viver, pois sua vida se tornara um inferno. Tinham arruinado o matrimônio, causaram a perda de sua prática médica e o haviam reduzido à invalidez e à miséria.

Nos dias seguintes não me ocupei de nada mais que dos malditos soluços. A busca na literatura especializada nada revelava que valesse a pena. No entanto, a cada momento retornava um pensamento como uma cacofonia produzida por uma agulha de gramofone encalhada num sulco do disco. Se os soluços eram devidos a um câncer que irritava o plexo solar, por que paravam durante a noite? Se o sono "desligava" os soluços, estes deveriam provir de um problema funcional, não de uma lesão orgânica. Essa era a nota de esperança. Talvez fosse impossível determinar a causa, mas poderíamos induzir um estado de calma que produzisse alívio idêntico ao que se verificava durante o sono? E aí, de repente, heureca! Será que a sugestão pós-hipnótica faria efeito? Não era um rumo inesperado, considerando que no ano anterior eu havia trabalhado com um grupo que estudava as consequências cardiovasculares do estresse crônico induzido por meio de sugestão pós-hipnótica.

Menosprezando o fato de que jamais havia sido empregado hipnotismo na cura de soluços, recorri à ajuda de um brilhante psicólogo, Dr. Martin Orne, do Hospital de Saúde Mental de Massachusetts. Apesar de muito jovem, havia adquirido ótima reputação como autoridade em hipnotismo e, como havíamos sido copesquisadores em um projeto anterior, eu o conhecia muito bem. Quando lhe discorri sobre a situação clínica, Orne afirmou que o hipnotismo seria uma razoável via terapêutica.

"Você poderia ver o paciente esta tarde?", indaguei.

"De jeito nenhum. Você me pegou de saída para o aeroporto."

"Não faz mal. O homem está soluçando faz dois anos; uns dias mais não farão muita diferença. Quando você voltar..."

Ele atalhou-me e desapontou-me, dizendo que ia passar seis semanas na Califórnia.

"E o que é que eu vou fazer?", gemi, desesperado.

Orne, com o seu imperioso sotaque alemão, respondeu que eu podia agir sem ele.

"É simples. Você vai hipnotizar o Dr. W. do jeito que me viu fazer durante um ano. Não terá nenhum problema."

Deu-me instruções concisas sobre a arte do hipnotismo, acautelou-me contra a menção a soluços durante a hipnose, fez-me votos de sucesso e se foi, deixando-me entregue ao deus-dará.

No dia seguinte, pendurei na porta do quarto do Dr. W. um aviso: "NÃO PERTURBAR – EM TERAPIA". Raramente eu havia me sentido mais ansioso. Estava com água pelo pescoço. Não parecia haver maneira razoável de recuar. Mas foi fácil hipnotizar o Dr. W. Era um cliente disposto, de boa vontade e altamente motivado. E, como o grande guru do hipnotismo me proibira de falar de soluços, eu apenas murmurava:

"Você está muito calmo, muito relaxado, muito calmo, muito relaxado."

Invocar aquele mantra quase budista me deu sono, mas não produziu nada. Não parecia fazer o menor efeito. A sessão, que se celebrava cada manhã, durava uns vinte minutos. Dia após dia, à medida que o meu desespero aumentava, não havia absolutamente nenhum resultado sobre a frequência dos soluços. Entrementes, cada vez que chegava para uma sessão, havia caretas e chacotas, cochichos galhofeiros, olhadas de esguelha, risotas mal reprimidas do pessoal da enfermaria. Sem dúvida alguma estavam todos curiosos de saber o que sucedia nas sessões secretas.

Um dia, durante a visita ao Dr. W, ocorreu-me pedir-lhe que fizesse uma contagem exata de quantos soluços diários ele dava. Isso pode parecer idiota, mas havia um plano por trás dessa insensatez. Forneci-lhe um caderno de notas e sugeri um método de registro do número de soluços. Imediatamente antes de hipnotizá-lo, eu perguntava quantos soluços havia dado desde a véspera. No primeiro dia foram 43.657. Durante a hipnose, era-me possível aludir ao problema sem pronunciar a palavra "soluço". Pouco antes de terminar a sessão, sugeri que no dia seguinte o número deveria ser inferior a 40.000. O dia arrastou-se interminavelmente até a manhã seguinte.

No dia seguinte, antes mesmo de sentar-me, estava com a pergunta nos lábios:

"Qual foi o número desde ontem?", perguntei solenemente, ocultando minha trêmula apreensão.

O Dr. W. respondeu, despido de emoção: 38.632. Mal pude ocultar minha emoção. Desde o dia anterior, a contagem havia caído quase exatamente 5.000!

Resolvi adotar essa cifra como objetivo diário. Não estava ainda disposto a cantar vitória, mas pela primeira vez enxergava luz no fim do longo túnel escuro. Na próxima sessão de hipnotismo sugeri: "Amanhã serão menos de 34.500!" No dia seguinte, a conta foi 34.289. Cada dia eu diminuía o total em 5.000 e cada dia a contagem caía quase precisamente essa cifra. Quando chegamos a uns 15.000, a melhora era notável. O Dr. W. estava menos deprimido. Pela primeira vez manifestava esperança, chegando mesmo a sorrir uma ou outra vez. Começamos a conversar sobre seu regresso ao lar e a reconstrução da sua vida. Quando chegamos a 5.000, abaixei o ritmo. Ele havia comentado que viagens em automóvel, no passado, tornavam os soluços insuportáveis. Quando chegamos perto do zero, sugeri em sessão que quando ele dirigisse o carro o número cairia a zero e ficaria no zero. Demos uma volta em meu carro e ele não deu um único soluço. O Dr. W. reconheceu estar curado e que era chegada a hora de voltar para casa.

Todo o empreendimento levou mais de três semanas, durante as quais o meu estado de ansiedade era indescritível. Repetidamente me perguntava por que me entrego a essas sandices, completamente fora do meu campo de ação, expondo-me ao riso dos colegas e prejudicando minha carreira profissional. O medo da negligência no exercício da medicina ainda não havia surgido no horizonte, mas era evidente que estava fazendo o que não devia. Aquela foi a primeira e a última vez que experimentei o hipnotismo, em grande parte porque jamais havia encontrado problema semelhante. Se acontecesse outra vez, eu faria o mesmo? Muito provavelmente.

O médico participa de duas culturas, a dominante, que é a da ciência, e a arte de curar, que é indispensável para o pleno êxito da ciência. Com o passar do tempo, o domínio da ciência indubitavelmente se ampliará e abrangerá maior percentagem dos males que achacam o ser humano. No entanto, nunca desbancará a arte de curar. Sempre haverá amplo espaço para terapias alternativas, que têm suas raízes em tradições diferentes das da ciência. A realidade fundamental é que a alma não é contida pelo cérebro. A medicina não pode abandonar a cura das almas doridas sem limitar sua relevância para a condição humana.

10
Negligências médicas enfraquecem a arte de curar

QUANDO ALGUÉM PERGUNTA aos médicos a respeito do maior problema da medicina, eles invariavelmente põem no primeiro lugar da lista os processos judiciais em que respondem como querelados. Consoante o ponto de vista amplamente esposado pelos médicos, advogados famintos que correm atrás das ambulâncias corromperam a prática da medicina, conjurando e exagerando erros médicos reais ou imaginários. Na mania de processar os médicos, estes são acusados de todos os males do tratamento da saúde, inclusive o custo exorbitante dos medicamentos, as contas cada vez mais altas cobradas pelos hospitais, os excessivos honorários dos especialistas, bem como o caráter mecanicista da medicina e a erosão do relacionamento entre médicos e pacientes. Alguns líderes da classe médica acreditam piamente que uma legítima reforma do sistema de cuidados da saúde exigiria a retificação da "marmelada dos maus procedimentos"*.

Em qualquer conferência médica, os presentes respondem com aplausos quando o orador, por pior que seja, salpica o seu discurso com anedotas contra advogados, das quais há grande abundância. Efetivamente, numa sociedade como a nossa, em que a pequena ilha de Manhattan tem mais advogados do que em todo o Japão, a

---

* J. S. Todd, "A Reforma do Sistema de Cuidados da Saúde e a Responsabilidade Profissional", *in* New England Jounal of Medicine, 329,1993, pp. 1733-1735.

cultura da demanda judicial sobrenada o oceano. A medicina não está isenta; muito pelo contrário, os profissionais da saúde são significativos objetos dessas ações.

Nas primeiras décadas deste século, a medicina usava uma auréola nas pequenas comunidades do interior. Os médicos, rigorosamente treinados, sabiam o suficiente para fazer a diferença. Mesmo quando ignoravam os detalhes da condição clínica, o que ocorria com frequência, o médico ia à casa do paciente e ficava de vigília ao pé da cama. A hospitalização era exceção. O médico conhecia o doente como pessoa, tinha relações de amizade com a família e possuía sólida noção dos presentes estresses psicológicos e sociais. Nos Estados Unidos de nossos dias, esse quadro idílico sumiu. Nas grandes áreas suburbanas, onde reside a maioria da população, o médico tem pela frente um estranho. A preocupação com as demandas judiciais concorre para certo mal-estar que se pode entrever antes mesmo da troca de saudações. É raro haver tempo para cortesias como um aperto de mãos ou um dedo de prosa. O médico, escravo do relógio, talvez não disponha de mais que vinte minutos para a consulta. Suas perguntas cingem-se por isso à queixa principal, que ordinariamente pouco tem que ver com a razão legítima da visita do paciente. Além disso, o pouco tempo disponível é interrompido por telefonemas e outras intrusões. O exame físico é tão superficial quanto a coleta de dados para a história médica e se concentra na área em que o consulente supõe que se localize a maior queixa.

Esses breves e por vezes desconcertantes encontros não podem identificar os problemas que o paciente sente mais profundamente; na melhor das hipóteses, talvez satisfaçam temporariamente uma queixa imediata. Quando a coleta de dados é feita num tempo exíguo, o mais provável é que o médico se perca num cipoal de calamitosas possibilidades, que justificam várias intervenções tecnológicas. Em contraste, um consciencioso exame físico e uns poucos testes rotineiros podem proporcionar cerca de 85 porcento das informações básicas necessárias a um diagnóstico correto*. As dispendiosas e invasivas tecnologias são muito menos frutíferas, pois proporcionam uns 10 porcento dos dados significativos para um bom diagnóstico.

* J. Hampton, *British Medical Journal*, 2, 1975, pp. 486-489.

O medo dos processos judiciais e a falta de minuciosidade no encontro inicial instigam o uso de testes e procedimentos invasivos. O raciocínio é que, se todas as opções diagnósticas forem obedecidas, é fácil refutar no tribunal as acusações de negligência. Esse tipo de medicina defensiva dá origem a exames minuciosos para descobrir problemas menores. Aprendi isso com os meus companheiros de pós-doutorado, que, para reforçar a sua precária renda, muitas vezes têm dois empregos, um nas unidades de emergência e outro nas enfermarias de pequenos hospitais comunitários que não dispõem de pessoal completo. Em anos passados, esse trabalho significava dar presença física e estar disponível para algum problema raro e proporcionava ao estudante a grande oportunidade de pôr em dia as suas leituras especializadas... ou o sono atrasado. Isso já não acontece. Depois de um fim de semana de serviço, ou de "bicos", os pós-doutorandos chegam de manhã ao hospital sonolentos e caindo de cansaço. A cobertura profissional agora demanda o atendimento de vários testes e de complicações decorrentes dos muitos procedimentos. Antigamente, quando um rapaz caía da bicicleta e esfolava a canela, o cuidado da parte ferida era tudo o que se esperava. Hoje, antes de receber alta, é preciso verificar a inexistência de lesões ocultas e muito pouco prováveis. Como disse um desses estudantes: "Faço todas essas coisas estúpidas só para me proteger".

É irônico que a própria ansiedade de evitar os litígios judiciários arme o palco para as esparrelas legalistas que procura impedir. No melhor dos mundos, qualquer procedimento a que se submete um paciente deveria admitir a hipótese de um número mínimo de complicações inevitáveis. Nenhum procedimento é totalmente seguro. Até mesmo uma inócua injeção endovenosa pode tornar-se foco de infecção ou o germe de um coágulo de sangue. A cateterização cardíaca tão comumente praticada hoje em dia leva a complicações perigosas uma vez entre quatrocentos casos. Além disso, é raro que se faça apenas um teste; quase sempre há a necessidade de testes adicionais para confirmar os resultados, do que decorre a multiplicação das possibilidades de reações adversas.

Qualquer teste rotineiro e bem padronizado dá resultado errôneo em 5 porcento dos casos, ao proporcionar informações falso-positivas ou falso-negativas. Um resultado falso-negativo quer dizer que o teste deixou de identificar uma condição presente. A meu ver, o resultado falso-positivo é muito mais grave, por ser um convite a um rol de outros testes e procedimentos. Por exemplo, se o teste de estresse no exercício é positivo, revelando alterações eletrocardiográficas compatíveis com doença cardíaca, o médico frequentemente pede um angiograma coronário invasivo, que é extremamente caro e sujeito a outras complicações. Se o teste é positivo, talvez seja repetido; se negativo, o resultado continua no ar. É necessário um terceiro teste; e somente se este é normal é que se pode considerar a possibilidade de haver sido errôneo o resultado inicial. Talvez passem semanas ou meses antes de a situação ficar esclarecida, dissipando as nuvens de dúvida sobre doença cardíaca, câncer ou qualquer outra enfermidade grave. Quanto mais testes, mais informações erradas vêm à tona. No caso de um resultado falso-positivo, pode haver um jogo de cabra-cega no qual se tenta descobrir uma condição que não existe. Se houver conclusão falso-negativa, talvez haja uma condição que precise ser examinada. Em qualquer desses casos, o paciente fica desconcertado e furioso.

A propensão a procedimentos e testes é alimentada pela própria natureza da medicina. Muitos dos problemas que o médico encontra carecem de pronta explicação, mas, quer haja quer não haja explicação, uma queixa preocupante deve ser atendida. É mister muita experiência para o médico dominar a arte de navegar no mar das incertezas, muito especialmente hoje, quando os médicos exigem certeza, mais do que nunca. O ensino de medicina inculca o conceito de que é uma disciplina científica, ideia reforçada durante o treinamento do interno ou residente em hospitais atulhados de avançadas tecnologias, aparentemente capazes de proporcionar visão íntima de todos os problemas.

Outro elemento que inspira os testes é o fato de que os jovens médicos têm fardos enciclopédicos de dados sobre todos os males capazes de afetar o corpo humano. Quanto menos experiente o médico, menos capacitado para distinguir entre o que é provável e o que é altamente improvável. É preciso adquirir muita tarimba para apreciar as coisas raras e saber o momento certo para lançar-se a uma busca intensiva.

Esses fatores explicam por que os administradores de hospitais prescrevem longa lista de diagnósticos a serem descartados, inclusive muita coisa esotérica, em cada caso de internação em hospital.

O estereótipo que justifica todo esse carnaval de investigação é oferecido em forma de quesito: e se o paciente tiver tal ou qual mal estranho? Como é o pessoal inexperiente da casa que em geral determina quais os estudos a serem feitos, não é de admirar que tanta tecnologia seja engajada. Não deve surpreender que haja muitas complicações, mesmo nos melhores hospitais. Os perigos se multiplicam não somente por causa da alta concentração de jovens profissionais de saúde com modesta experiência e inadequada supervisão de superiores, mas também porque a artilharia pesada da tecnologia está à sua inteira disposição. Esses fatores fazem com que os hospitais sejam lugares perigosos para os doentes.

Ainda me recordo condoído da trágica sequência de eventos que vitimou um de meus pacientes hospitalizados. Era um distinto profissional, um sábio de renome internacional, e eu havia cuidado de suas coronárias por bem mais de vinte anos. Hospitalizado no serviço cirúrgico para extração de um tumor na bexiga, sofreu um pequeno ataque do coração durante a noite do segundo dia pós-operação. O cirúrgico residente de plantão, supondo que o paciente também tivera uma leve congestão do coração, resolveu, sem consultar ninguém, colocar um cateter de Swan-Ganz para monitorar as pressões do coração. Nesse procedimento, um cateter é introduzido por uma veia do pescoço, impelido até o ventrículo direito e colocado num ramo da artéria pulmonar. Essa técnica permite medir as pressões na importantíssima câmara ventricular esquerda e ajuda a vigiar o equilíbrio dos líquidos nos doentes. Em teoria, proporciona informações valiosas, mas na prática é muito raramente indicada. No caso do professor, por certo era injustificada.

No dia seguinte, eu soube pelas enfermeiras que o meu paciente havia ficado muito agitado de saber que tinha um cateter colocado no coração. Quando o cateter penetrou no ventrículo direito, precipitou taquicardia ventricular, que logo degenerou em fibrilação ventricular, do que adveio uma parada cardíaca. Depois de prolongada e penosa reanimação, ele sobreviveu apenas cinco dias. Quando se perguntou ao residente a razão pela qual se decidira por aquele procedimento invasivo, respondeu que seria negligência ou desídia negar-lhe acompanhamento hemodinâmico. Num octogenário que sofrera ligeiro ataque do coração, não havia a menor justificação para Swan-Ganz.

Conquanto episódios tão trágicos sejam excepcionais, os meios de comunicação pintam a imagem de uma selva de malfeitos e crua negligência, uma horrenda epidemia de incompetência médica neste país. A carnificina causada por esses erros é espantosa. Se somarmos todos os anos as mortes decorrentes de crimes, desastres de veículos motorizados e incêndios, o total não chegará ao das 80 mil pessoas que, ao que se calcula, morrem anualmente nos hospitais em consequência de alguma técnica médica*. O artigo continua dizendo que dezenas de milhares de pessoas ficam paralisadas, cegas, têm lesões no cérebro ou saem incapacitadas em consequência da incompetência médica.

Por certo, é possível citar casos individuais de inimaginável incompetência que causam indescritível tragédia. O que irrita o público é a hesitação dos médicos de condenar os colegas que brilham pela incompetência. Um caso que mereceu ampla cobertura dos meios de comunicação foi o de um homem de quarenta e quatro anos que se internou para cirurgia simples na parte inferior das costas. Esperando sair do hospital em poucos dias, passou seis meses internado e, quando recebeu alta, estava com catastrófica lesão cerebral que demandava a ingestão de setenta pílulas por dia para controlar os ataques apopléticos. O culpado da tragédia foi um anestesiologista alcoólatra que deu ao paciente uma dose dez vezes superior à prescrita de um sedativo e depois não acompanhou no monitor os sinais vitais durante a operação. Não há escusas para os médicos que se calam em face de tão flagrante incompetência e má-fé.

Apesar de nunca justificar-se a inflição de dor, é necessário olhar o quadro inteiro, em perspectiva. Na verdade, à imperícia corresponde uma percentagem infinitesimal dos erros que resultam em sofrimentos e perdas de vidas humanas. Em minha opinião, a maioria dos erros se deve a médicos bem treinados que não se dedicam à coleta de dados para a história médica, esbaldam-se em delirante tecnologia e dessa forma prejudicam muito mais pacientes do que os incompetentes. É lamentável que o foco da crítica seja o caso

---

* B. Herbert, *New York Times*, página oposta à dos editoriais, 10 de agosto de 1994.

estrambótico em vez do problema – menos divulgado, porém muito mais grave – causado pela atual cultura médica.

É muito maior o número de aleijões e mortes resultantes das excessivas receitas de medicamentos, da polifarmácia e das misturas de preparados do que do uso inapropriado da tecnologia. Nem as cirurgias nem os procedimentos invasivos causam uma fração dos danos produzidos pelas drogas farmacêuticas. É rara a semana em que não encontro um ou mais pacientes que sofrem de reações nocivas causadas por drogas.

No princípio de minha carreira, dei-me conta de que até o mais meticuloso profissional às vezes comete seriíssimos erros nas prescrições de receitas. Certo dia, durante o estágio como adjunto do Dr. Samuel Levine, ele me pediu que fosse ver um tal Sr. G., um dos seus pacientes de outra cidade, que estava hospedado num hotel. Passava da meia-noite e caía uma nevasca. Durante muitos anos, o Sr. G. tinha sofrido de doença coronária adiantada e de falha congestiva do coração, que vinham sendo tratadas com digitális. Encontrei-o gravemente enfermo, com forte congestão cardíaca, pulmões cheios de líquido e o coração disparado a 160 batimentos por minuto, com toda a regularidade, como um relógio. O ritmo foi logo identificado como taquicardia atrial paroxística com bloqueio (ver capítulo 11), uma condição anormal provocada por superdose de digitális. Por causa da tremenda tempestade de neve, foi difícil achar uma ambulância disponível. Enquanto esperava, ministrei-lhe cloreto de potássio, antídoto contra o envenenamento causado por digitális. Várias horas mais tarde o Sr. G. reverteu a um batimento normal e sua congestão melhorou.

Mas como poderia ser envenenado por digitális? Na manhã seguinte, Levine não quis acreditar que a droga era a culpada, visto que fazia tempo que a receitava e sempre na mesma dosagem. O paciente tomava apenas um diurético mercurial por semana para livrar-se dos líquidos e a dose diária de digitoxina. Levine mostrou-me seu receituário, confirmando que a prescrição de 0,1 miligrama de digitoxina diário do Sr. G. não havia sido modificada em vários anos.

O paciente, porém, lembrava-se de que, quando consultara Levine três meses antes, o médico lhe dera nova receita de pílulas de digitoxina, que tinha sido aviada numa farmácia local. Fazendo-me de Sherlock Holmes, fui à farmácia, examinei as receitas arquivadas e levei um susto quando encontrei uma, na letra inconfundível e elegante de Levine, mencionando o dobro da dose que o paciente vinha tomando. Escrito com toda a clareza, lia-se "0,2 mg por dia" e não 0,1 mg. Levine ficou assombrado e contristado quando eu lhe contei e não encontrou explicação para esse grave erro. Tinha plena consciência de que dar ao paciente o dobro da dose prescrita de um preparado altamente tóxico poderia ter sido letal. Foi uma lição solene, relembrando que os bons médicos não são eternamente cautelosos.

É impossível proibir o erro por meio de leis e até os melhores médicos cometem equívocos. A impressão generalizada entre os médicos é de que a maioria dos processos por negligência são frívolos e sem mérito. É compreensível que reine entre os médicos intensa emoção nessa conjuntura. Há pouca coisa mais desmoralizante para o profissional do que receber a intimação de entregar cópias de todos os registros relativos a um paciente. O abatimento causado pela culpa, a necessidade de gastar horas e horas em reunião com advogados, o desassossego, a vergonha de ser acusado de uma ação, tudo se funde numa imensurável agonia. O querelado sente-se injustiçado, e com o tempo esse sentimento se transforma em insopitável cólera. Infelizmente, como observei, tende-se a dirigir a raiva contra outros pacientes, o que cria uma atmosfera para mais demandas de negligência.

O choque de uma demanda por negligência ou erro se aprofunda porque os médicos estão absolutamente convencidos de que, como o declara a medicina organizada, "a qualidade do atendimento médico jamais foi tão elevada; as normas nunca foram mais rigidamente definidas; historicamente, a atual qualidade dos praticantes de medicina nunca foi ultrapassada; o volume e a intensidade das atividades de revisão médica não têm precedentes"*. Algo está fora do compasso.

Os casos de negligência e erro nos hospitais americanos foram exaustivamente estudados. Apenas 1 porcento dos pacientes são prejudicados por erro médico durante a internação, porém, com 30 milhões de internações hospitalares por ano, até mesmo essa

---

* J. M. Vaccarino, "Negligência Médica: o Problema em Perspectiva", *in Journal of the American Medical Association*, 238,1977, pp. 861-863.

pequena percentagem representa 300 mil casos de negligência, ou aproximadamente 800 por dia. Mas o público, ao contrário dos meios de comunicação, não é tão viciado em litígios como os médicos nos desejariam convencer. Na realidade, os processos são bem menos numerosos do que os casos de negligência ou erro. Um estudo da Harvard revelou que apenas 1,53 porcento dos pacientes prejudicados por tratamento médico decidiram processar os responsáveis. Nos Estados Unidos há oito vezes mais casos de negligência do que de reclamações de indenização e catorze casos de negligência para cada demanda judicial bem-sucedida. O estudo concluiu que "os litígios infrequentemente indenizam os pacientes vítimas de negligência médica e raramente identificam e responsabilizam o provedor de tratamento inferior aos padrões"[*]. Até mesmo no clima litigioso dos Estados Unidos, a probabilidade de o médico ser processado após um evento negligente é de apenas 1 em 50.

Igualmente sem fundamento é a opinião, amplamente compartilhada, das indústrias organizadas da medicina e dos seguros de que os processos por negligência são fator de peso no aumento dos custos de saúde. Somente 1 porcento dos gastos em saúde pode ser atribuído a questões de responsabilidade profissional[**]. Em média, os médicos gastam 2,9 porcento de sua renda bruta em seguros contra processos, apenas um pouco mais do que os 2,3 porcento que despendem anualmente em "manutenção do automóvel profissional". Quem lucra são as companhias de seguros e não as vítimas de negligência ou erro

---

[*] H. H. Hiat e outros, "Um Estudo de Dano Médico e Negligência Médica: Visão de Conjunto", *in New England Journal of Medicine*, 321,1989, p. 480; L. L. Leape e outros, "A Natureza dos Eventos Adiantados em Pacientes Hospitalizados", *New England Journal of Medicine*, 324,1991, p. 377; A. R. Localio, A. G. Lawthers, T. A. Brennan e outros, "Relação entre as Reclamações por Negligência e Eventos Adversos Devidos à Negligência: Resultados da Prática da Medicina em Harvard", *New England Jounal of Medicine*, 325,1991, pp. 245-251.

[**] "Responsabilidade Civil de Médicos e Hospitais: Relatório Preparado pela Força-Tarefa de Política de Saúde do Texas", Austin, Tonn e associados, 1992, e B. Beckman e outros, "O Relacionamento Médico-Paciente e os Processos por Negligência", *in Archives of Internai Medicine*, 154,1994, p. 1365.

médico; em 1991, as apólices de seguro contra negligência médica produziram para as companhias lucros de 1,4 bilhão de dólares.
Qual a razão, então, de tamanho alarido? Nesse mato tem muito coelho. Embora os médicos estejam verdadeiramente apavorados de ser processados, a onda crescente da medicina defensiva tem uma motivação subconsciente. O medo dos processos se transformou em justificativa para procedimentos lucrativos, em especial os invasivos. Quanto maior o frenesi da chicana, mais elevada a receita dos médicos. O caso citado do cateter de Swan-Ganz é uma boa ilustração. Houve uma época em que metade dos pacientes que sofriam de infarto transmural anterior do miocárdio era submetida a esses cateteres. Argumentava-se que se tratava de uma forma eficaz de monitorar a função do coração de um paciente cardíaco. O médico ganhava várias centenas de dólares pela inserção do cateter, além dos honorários fixos para mantê-lo diariamente. Esse médico nada tinha que ver com o paciente que sofria o desconforto. A meu juízo, esse procedimento proporciona pouca ou nenhuma informação mais do que a obtida por outra técnica, muito mais simples, menos traumática e bem mais barata – o exame do paciente.

Com base em minha experiência na direção de uma movimentada unidade de cuidados coronários durante mais de dez anos, calculo que a percentagem de complicação do cateter de Swan-Ganz vai a uns 10 porcento, compreendendo desde repugnantes hematomas no pescoço até infecções sérias e arritmias ameaçadoras. Em termos reais, o medo do processo se erigiu para justificação do uso excessivo de procedimentos lucrativos. A popularidade de um procedimento é uma função da sua recompensa financeira. Quando o reembolso pelo procedimento de Swan-Ganz foi reduzido, diminuiu paralelamente seu uso, apesar de não se alterar a justificação clínica.

POR QUE OS PACIENTES PROCESSAM MÉDICOS OU HOSPITAIS?

Os pacientes que processam médicos ou hospitais dizem sempre que a razão superior é a percepção de falha no tratamento. Outra razão evocada é a impressão de que o médico não se encontrava quando mais precisavam dele, ou que abandonara o paciente. Outra razão comum é haver o médico feito pouco-caso das preocupações do paciente e deixado de levar em conta a sua perspectiva. Parece, enfim, que os litígios são provocados muito mais pela falta de comunicação do que pela negligência em si.

É preciso ter convicção muito sólida, impulsionada por alto teor de cólera, para abrir um processo judicial. A longa e frustrante questão demanda enorme investimento de tempo e energias emocionais. Além disso, na maior parte dos casos o veredito é contra o querelante. Conquanto muitos médicos acreditem que a maioria dos processos envolva reclamações triviais ou imaginárias, invariavelmente implicam grandes danos pessoais. Os incidentes que resultam em processos contra médicos e hospitais são de natureza grave e frequentemente dão origem a lesões de longa duração, que afetam o trabalho, a vida social e as relações familiares. Segundo um estudo, as deformidades anatômicas ou mortes foram causa de 52 porcento dos processos contra negligência, ao passo que sequelas emocionais constituíram a causa de outros 20 porcento dos casos. Quer dizer que mais de 70 porcento das ações judiciais têm como querelados cirurgiões, obstetras e médicos de unidades de emergência. Em sua maior parte, as demandas desse tipo foram insinuadas por profissionais da saúde que prestaram serviços posteriores às vítimas.

Um relatório britânico sobre negligência e erros médicos revela que um só erro original não é suficiente para desencadear uma ação judicial por erro médico; também é necessário que haja tratamento sem sensibilidade e comunicações deficientes após o incidente original. O que perturba os querelantes é a ausência de explicações ou o que interpretam como falta de honestidade, ou relutância em pedir desculpas, ou o fato de serem suas queixas rejeitadas por se considerarem "neuróticas". Mais de um terço dos demandantes entrevistados teria preferido não processar se recebessem uma explicação ou pedido de desculpas*.

---

* C. Vincent, M. Young e A. Phillips, "Por que os Pacientes Processam os Médicos? Um Estudo de Pacientes e seus Parentes que Instauraram Ação Judicial", in *Lancet*, 243, 25 de junho de 1994, pp. 1609-1617.

O mesmo estudo destaca três razões que geralmente causam a instauração da demanda judicial: a primeira é um sentimento altruísta, para impedir que lesão semelhante seja infligida a amigos ou ao próximo; a segunda, o desejo de revelar a verdade do que realmente aconteceu; e terceira, e menos importante que as outras, obter uma recompensa monetária pelo sofrimento. Idênticos estudos americanos assinalam também que, em sua maioria, os pacientes entravam com processo simplesmente para receber uma explicação ou na esperança de que os causadores fossem indigitados, e para que o trauma fosse uma lição, e não para obter qualquer recompensa financeira. O processo se torna um meio de compelir o médico a assumir responsabilidade pelas consequências e a participar da contrariedade e dos sofrimentos infligidos ao paciente. Um paciente resume o sentimento de muitos: "Se eu tivesse que escolher duas palavras, seriam 'justiça' e 'responsabilidade'. Trocando em miúdos, parece haver uma opinião generalizada de que os médicos de certa forma estão acima e além das normas limitativas a que o resto da humanidade tem que obedecer."[*]

COMO EVITAR PROCESSOS

Corre à voz pequena nos círculos médicos que todo profissional é vulnerável a processos contra negligência ou erro, por mais competente ou cuidadoso que seja. É a sorte. A implicação é que, "em termos de proteção, o único mecanismo de defesa disponível é a compra de seguro de responsabilidade civil"[**]. Acredito, no entanto, que os médicos que temem ser processados são os que mais provavelmente o serão. O temor ao litígio se apossa da mente do médico, abre caminho para o processo. A medicina defensiva tem duas consequências: multiplica o número dos procedimentos suscetíveis de produzir complicações em potencial e transforma cada paciente em eventual adversário. A medicina defensiva desvirtua o profissionalismo e desumaniza a medicina. O paciente, em vez de relacionar-se com um médico amigo

[*] A. Simanowitz, "Normas, Atitude e Responsabilidade na Medicina Profissional", in Lancet, 547, 1985, p. ii.

[**] Vaccarino, "Negligência".

e que lhe tem afeto, encontra desinteresse e hostilidade. Esse clima mina as comunicações e, quando o paciente fica aborrecido e visivelmente contrafeito, crescem as suspeitas do médico de que o cliente é um litigante em potencial. Quando o relacionamento é precário, a impossibilidade de alcançar um resultado prometido, uma conta aparentemente exorbitante em aparência ou a complicação com um medicamento ou uma técnica põem o litígio em marcha. Essa louca dinâmica tem a inevitabilidade de uma profecia autorrealizável. O paciente vacila pouco ou nada em processar um desconhecido indiferente.

Contribuem para as demandas ociosas as expectativas irreais vigentes sobre o que a medicina pode fazer. Os pacientes com males crônicos alentam a esperança de curas mágicas, mas são logo desenganados. As dores nas juntas artríticas não cedem a nenhum dos atuais medicamentos maravilhosos. O dificultoso respirar do enfisema tampouco cede aos truques que o médico traz na valise. A maioria das doenças crônicas, qualquer que seja o órgão atacado, não tem cura certa; porém, essas condições se tornam mais toleráveis quando o paciente é tratado com respeito. Mesmo os pequenos gestos de bondade do médico são lembrados. Com frequência me admiro que sejam tão pouco frequentes os litígios contra os praticantes de medicina alternativa e os quiropráticos. Também é bastante raro processo contra médicos compassivos que dedicam tempo aos pacientes. O que todos esses profissionais têm em comum é a atenção condoída com que ouvem os pacientes.

Essas observações, que me parecem evidentes, tendem a afetar minimamente certos médicos. Por exemplo, um paciente que indaga sobre cuidados pós-operatórios pode ser maltratado pelo cirurgião: "Eu fiz o serviço na sala de cirurgia. O resto é com a enfermeira", diz ele, antes de retirar-se.

Outro paciente me pede que lhe arranje a foto do cirurgião que uma semana antes substituiu uma válvula na aorta. Minha ideia inicial, de que o cirurgião de tal forma impressionara o paciente grato, foi logo desmanchada por esse queixume:

"Não tenho ideia da cara dele; a única vez que estive com ele foi na sala de cirurgia e eu estava anestesiado. Nunca veio ver-me antes

nem depois da operação." Essas faíscas podem atear um fogaréu processual.
Evitar litígios se inicia com o reconhecimento de que alguns enganos médicos são inevitáveis. Na maioria dos domínios da vida o erro pode ser apenas um inconveniente. O artista pode ter que eliminar uma ruga ou, na pior das hipóteses, jogar fora uma tela, mas em medicina há um ser humano traumatizado pelo erro. E como cada paciente é único, o trabalho médico é essencialmente experimental, incerto e aberto a equívocos. Consequentemente, o médico jamais poderá ter certeza da forma pela qual um indivíduo reagirá a um tratamento, mas ter o sentido da falibilidade pessoal diminui a frequência dos erros muito sérios. Estar sempre alerta contra si próprio não é maneira fácil de viver, porém garante que o preceito de Hipócrates – "Em primeiro lugar, não causar dano" ("*Primum non nocere*") – raramente será violado. Parafraseando Bertolt Brecht, o objetivo da ciência não é abrir a porta à sabedoria infinita, mas impor limites ao erro infinito. Ironicamente, a severa autodúvida da ciência é desconhecida pela tradição médica.

Quando ocorrem lesões sérias, talvez seja impossível descobrir a causa ou o responsável. Eu, porém, inclino-me a culpar o médico por deixar de exercer imaginação clínica e antever o que pode descarrilar. Isso me foi sublinhado por um incidente com minha mãe. Nonagenária, intelectualmente vigorosa, morava sozinha e insistia em gozar o máximo de independência. Entretanto, certo dia a encontrei, à tardinha, ainda de camisola e descabelada. Sem que ao menos trocássemos um boa-tarde, anunciou que estava cansada de sofrer e queria morrer. Não tinha mais apetite, nem energia para levantar uma colher, mas o que me desconcertou foi o fato de que não podia raciocinar direito. Insistia que não tinha febre nem novas dores e os seus vários remédios não haviam sido trocados. Mesmo assim, fui ao banheiro, examinei o armarinho e encontrei um tubo de pílulas de digoxina de 0,25 miligrama em vez das de 0,125 miligrama que vinha tomando durante dez anos. O que aconteceu foi que o remédio havia acabado três semanas antes, quando seu médico estava de viagem. Ela falou com alguém que respondia pela equipe médica e este telefonou para uma farmácia local autorizando a repetição da receita. Mas, por um erro de comunicação, o 0,125 miligrama foi duplicado e virou 0,25. Como a velhinha tinha degeneração da mácula e estava quase cega, não conseguiu ler o rótulo do novo tubo de remédio, e as pílulas eram muito parecidas em tamanho e cor. Era evidente que estava sendo envenenada pelo seu medicamento principal, que a protegia contra o colapso do coração. Esse erro simples poderia tê-la liquidado.

Uma vez cometido um erro, como deve o médico explicá-lo ao paciente? Nem na faculdade de medicina nem depois os médicos recebem instruções para enfrentar o erro. A tendência reflexa é desconversar, apagar os vestígios, tirar o corpo fora, tapear, ou abandonar a liça, em vez de assumir e aceitar a responsabilidade. No meu treinamento hospitalar, meus superiores me advertiram de que nunca escrevesse na ficha de um paciente nada que pudesse sugerir ato de negligência ou de reconhecimento de engano. Conheci médicos que detestavam até manifestar pesar quando alguém falecia, com receio de que essa cortesia fosse interpretada como admissão de culpa e de responsabilidade.

Calar-se e esperar que o erro não seja notado é a pior política. Os resultados antagônicos devem ser previstos e é preciso pedir desculpas. Esconder-se o médico atrás de uma pose profissional pode ser interpretado como falta de cuidado e insufla no paciente o sentimento de abandono. O reconhecimento do erro é um ato de poder e de humilhação.

Recordo-me do terror de que fui tomado após quase despachar um paciente. O Sr. K. tinha fibrilação atrial, mas em vez do pulso disparado, que é praxe, os batimentos do coração mantinham-se em 40 por minuto. Achei que isso se devia a um bloqueio no sistema de condução do átrio ao ventrículo, que havia filtrado a última rajada de pulsações aceleradas. Disso deduzi erroneamente que o Sr. K. não precisava de digitális, o remédio padrão para reduzir o ritmo do coração quando há fibrilação atrial.

Cerca de um mês depois que parou de tomar o digitális, ele chegou ao Peter Bent Brigham Hospital em semiestupor, com fulminante edema pulmonar, com o ritmo de fibrilação atrial em disparada. Ele parecia estar *in extremis* e precisou de respirador e entubação da traqueia por vários dias, sendo imprevisível a sua recuperação. Ao que parece, seu sistema de condução não estava tão danificado quanto eu supusera. Na verdade, estava perfeitamente normal e explicava o ritmo de corrida durante a fibrilação atrial, descarregando a 190 batimentos por minuto. Numa pessoa com grave doença do músculo cardíaco do coração, o batimento extrarrápido precipita galopante colapso do coração.

Ao recuperar-se, o Sr. K. logo percebeu o que havia acontecido e não me surpreendeu que irradiasse hostilidade contra mim. Imediatamente admiti o meu sério erro de julgamento e, ralado de culpa e contrição, sugeri que me processasse por erro. Ele me disse que estava pensando seriamente nessa opção. Uns três meses depois, ele apareceu no consultório. Quando lhe perguntei se gostava de ser castigado, voltando ao médico que quase o despachara desta para melhor, respondeu:

"O senhor tem toda a razão. Quase me matou. De agora em diante, vai tomar cuidados especiais para me tratar. Se eu for a outro palhaço, é bem capaz de não me dar muita atenção e acabar me matando."

Como raciocínio adicional, acrescentou que a razão de voltar a ver-me tinha sido o fato de eu não tentar justificar-me e mostrar-me disposto a aguentar as consequências.

"Sê franco comigo, que pela cara se conheça teu delito", roga um personagem de *Conto de Inverno*, de Shakespeare. O paciente lesado espera isso também. A admissão do erro e o pedido de desculpas sinceramente sentidas aclaram o horizonte. Não conheço um único caso em que um pedido de perdão haja levado ao tribunal. E vi muitas vezes confirmado que essa franqueza une mais vigorosamente médico e paciente e os aproxima em amizade e profunda confiança.

Em minha opinião, os processos são em grande parte consequência da prática médica despersonalizada. A experiência da minha equipe médica, o Centro Cardiovascular Lown, de Brookline, em Massachusetts, testemunha que quando a prática é intensiva de tempo, em vez de ser intensiva de tecnologia, e se focaliza na prioridade da arte de curar, pouca razão existe para temer litígios. O pequeno grupo de cinco profissionais vem trabalhando junto há cerca de vinte anos sem um único processo por negligência. E sei de outros grupos cujos resultados são parecidos.

Exemplo instrutivo do valor desse enfoque foi a minha experiência com a Sra. B., que me consultava uma vez por ano durante muitas décadas. Tinha vários e sérios problemas cardíacos, inclusive doença da artéria coronária, hipertensão, arritmia cardíaca e uma perturbadora doença vascular periférica. Quando teve um grave aneurisma aórtico abdominal, grande distensão dessa artéria que poderia romper-se, ela insistiu em ser operada em Boston, sob meus cuidados, e não em Miami, onde residia, apesar dos seus limitados recursos. A cirurgia correu bem e a recuperação não teve problemas. No sétimo dia de hospitalização, ao ser preparada para receber alta, começou a sentir dores abdominais. O hospital, fiel ao regulamento dos Grupos de Diagnóstico Relacionado*, insistiu em que ela partisse, porém persuadi os cirurgiões que a deixassem ficar até esclarecer-se a natureza do seu mal-estar. Como já era sexta-feira e não havia membros da família em Boston para cuidá-la, os administradores do hospital concordaram em que permanecesse até a segunda-feira.

Na manhã da segunda-feira, ao chegar ao hospital um pouco atrasado, verifiquei que a Sra. B. já tinha recebido alta. O responsável pelo departamento de cirurgia me afiançou que o estado da paciente havia melhorado e que ela já estava voltando para a Flórida. Seis semanas mais tarde, ela me telefonou de um hospital de Miami e me contou uma história de arrepiar os cabelos. Depois que eu a vira em Boston, antes do fim de semana, sua dor abdominal tinha aumentado. Com escassa ajuda de analgésicos, havia passado noites insone. Bem cedo, na manhã de segunda-feira, o residente cirúrgico insistiu que, não havendo sido encontrada nenhuma causa de desconforto, ela estava sofrendo de "dores da cura", que passariam com o tempo. Ela protestara, dizendo que se sentia terrivelmente mal, mas o residente argumentou que tinha certeza de que tudo sairia bem e que o hospital não permitiria que ficasse internada mais tempo, pois já havia sobrepassado o prazo que lhe fora dado e que seu estado justificava. Durante o voo, a dor se tornou quase insuportável e ficou horrorizada ao sentir-se sentada sobre sangue.

---

* Os Grupos de Diagnóstico Relacionado (GDR) criam categorias diagnósticas e as distribuem por prazos de hospitalização específicos, com fundamento em ampla base de dados sobre pacientes hospitalizados. Permitem exceções individuais, mas só depois de um entrevero burocrático.

Desabotoou a saia e viu que havia um pedaço de intestino saindo pela incisão abdominal que se rompera. Uma ambulância a esperava junto à pista de pouso em Miami. Chegou ao hospital com choque séptico e passou várias semanas em estado crítico. Fiquei mortificado com o acontecimento. A regra dos GDR redunda no gerenciamento dos pacientes de acordo com uma numerologia arbitrária em vez de fazê-lo segundo o estado dos pacientes. Força os médicos a praticarem um tipo de medicina brutal, procustiano.

Eu tinha certeza de que a Sra. B. processaria o hospital, o cirurgião vascular e a mim, porém não houve processo. Durante sua consulta anual, um ano mais tarde, perguntei por que agira daquela forma. Respondeu que sua família e seu médico da Flórida tinham instado com ela que demandasse uma ação e ela chegara a contratar um advogado, que achava que o caso seria uma "sopa". No entanto, a Sra. B recusou-se ajuizar um processo porque, como me disse, "os advogados me disseram que não poderiam processar o hospital sem processar o senhor também, e isso eu não faria, nem que morresse".

Muitos erros que levam a processos por negligência poderiam ser evitados se os médicos ouvissem cuidadosamente os pacientes. Nenhum exemplo é mais revelador e trágico do que o de Betsy Lehman, colunista do jornal *Boston Globe* especializada em saúde. Betsy faleceu de repente aos trinta e nove anos no Instituto de Câncer Dana-Farber, em Boston, quase no fim de um estafante tratamento de câncer da mama, com três meses de duração. Não sucumbiu ao câncer, mas a uma overdose de um preparado experimental contra câncer, que lhe destruiu o coração, quando já se preparava para voltar para casa. O relatório da necrópsia não encontrou sinais visíveis de câncer no corpo. O horrendo erro não foi culpa de um mero interno, inexperiente e sobrecarregado de trabalho. Foi um gigantesco engano que escapou à observação de uma dúzia de médicos, enfermeiras e farmacêuticos, inclusive alguns decanos do instituto. Durante quatro dias seguidos, administraram-lhe dose quatro vezes superior à mais alta permitida, e ninguém percebeu isso. O erro trouxe-lhe complicações por vários dias, durante os quais a paciente se queixou da fortíssima reação ao medicamento, mas ninguém lhe deu ouvidos! Betsy advertiu os médicos repetidamente de que algo estava muito errado. Mas, apesar de ser uma personalidade conhecida por seus conhecimentos do domínio da saúde, ninguém ligou para suas queixas*.

Mais incompreensível ainda é que, pouco antes da tragédia de Betsy, outra mulher havia sofrido idêntico envenenamento e saíra do hospital com permanente e grave defeito no coração. O hospital atribuiu o incidente a "erro humano". E esses casos ocorreram num dos mais prestigiosos hospitais de câncer do mundo, instituição-modelo de pesquisa oncológica dos Estados Unidos. Se pode acontecer no Dana-Farber, pode ocorrer em qualquer lugar. Nenhum sistema pode ser totalmente seguro contra falhas, a menos que o paciente seja o elemento mais importante na mente daqueles que administram medicações e procedimentos.

Voltando à minha tese principal. O nosso sistema de cuidado de saúde está falhando porque a profissão médica já não dirige seu foco à arte de curar, que se inicia com ouvir e prestar atenção ao paciente. Entre as razões para essa alteração incluem-se o namoro dos médicos com a tecnologia irracional, a que se lançaram, em grande parte, como forma de aumentar ao máximo sua receita. Como se considera um desperdício gastar muito tempo com os pacientes, o diagnóstico é feito por exclusão, o que abre as comportas a um sem-número de testes e técnicas. Os processos por negligência devem ser vistos como meras pústulas na fisionomia de um debilitado sistema de cuidados de saúde. Os processos não são as causas do estado da medicina dos Estados Unidos, mas suas consequências. O sistema de cuidados médicos não poderá ser curado enquanto o paciente não tornar a ser o elemento central da agenda dos médicos.

---

* Richard Knox, "Receita Médica Mata Paciente Cancerosa", *in Boston Globe*, 23 de março de 1995.

III
Cura do paciente: ciência

11
Digitális: o preço da invenção

DURANTE MAIS DE QUARENTA anos, venho fazendo pesquisa cardiovascular, além de praticar a cardiologia. A pesquisa enriqueceu meus conhecimentos médicos e afinou minha perspectiva científica; apesar da vasta dose de tarefas maçantes, o trabalho experimental tem sido excitante aventura. Os triunfos do descobrimento me deram a sensação que imagino ser a do alpinista quando alcança o topo de um pico virgem.

Minhas primeiras investigações focalizaram o digitális, na época o remédio mais comum em cardiologia. A introdução do digitális em 1775, pelo botânico e médico britânico William Withering, assinalou o começo da era moderna da terapia cardíaca. O Dr. Withering reparou que uma velha herbalista de Shropshire, na Inglaterra, tivera êxito na cura da hidropisia, ou seja, edema, "após o fracasso dos clínicos regulares". Essa senhora utilizava vinte ou mais ervas, porém o Dr. Withering, botânico astuto, rapidamente determinou que o ingrediente ativo era a digitalina, extraída das folhas púrpuras da *Digitális*. Em sua clínica para indigentes, o médico pôde experimentar, livre e prontamente, os bem-vindos efeitos terapêuticos do digitális. Crente de haver descoberto um novo diurético, descreveu-o minuciosamente no seu livro clássico, publicado uma década mais tarde[*].

Bem pode imaginar-se que um medicamento em uso durante mais de cento e cinquenta anos deveria oferecer poucas surpresas

---

[*] William Withering, *An Account of the Foxglove and Some of its Medical Uses*. Londres, M. Swiney, 1985.

aos médicos, mas em 1950 esse jovem pesquisador deu-se conta de que até os mais experientes praticantes de medicina não viam com toda a clareza quando e como usar o remédio. As ideias errôneas passavam de geração a geração, como se fossem dogma religioso, de um tratado de medicina a outro.

O digitális havia se transformado, por muito boas razões, no principal trunfo dos cardiologistas. Em primeiro lugar, e acima de tudo, robustece a força das contrações do músculo cardíaco, dessa forma influindo no problema central das deficiências do coração – o bombeamento irregular. Concorre para a eliminação do excesso de líquido acumulado nas cavidades do organismo e evidenciado na inchação dos tornozelos.

O peso prejudicial também se reduz rapidamente e em grande volume. Melhora a respiração. Baixa o ritmo das pulsações. O paciente pode caminhar sem arfar. O esticar-se na cama deixa de ser acompanhado de acessos de incômoda tosse. Pela primeira vez em semanas o paciente consegue dormir a noite inteira. Dissipa-se o cansaço debilitante que transforma o menor dos esforços em tarefa insuportável.

Nada surpreendente, pois, que o digitális fosse considerado remédio-maravilha. No entanto, as maravilhas raramente são grátis. Para gozar de plena ação terapêutica, o paciente recebe dose quase tóxica. Os efeitos colaterais, amiúde insidiosos, são marcados por falta de apetite, vertigens e uma incômoda sensação de enchimento da cabeça. No entanto, muito mais perigoso que tudo isso é o advento de arritmias cardíacas, algumas das quais fatais.

Uma experiência intranquilizante mas elucidativa, decorrente do uso do digitális, ocorreu no início de minha carreira profissional, em 1950. O principal residente da enfermaria de mulheres do Peter Bent Brigham Hospital pediu-me que desse uma olhada numa recém-internada cliente idosa do Dr. Samuel Levine. A Sra. M. estava com colapso cardíaco, com pulmões congestionados e pernas edematosas. A administração de oxigênio não fizera melhorar sua respiração rápida e forçada. Um dos fatores da congestão era a pulsação extraordinariamente alta, em *staccato*, de 190 batimentos por minuto. Até mesmo um coração sadio descompensa quando impelido a velocidade três vezes maior que a normal, porém a Sra. M. tinha coração danificado, resultante de febre reumática infantil.

Quando me encontrei com Levine aquela manhã, instei com ele para que visitasse logo a Sra. M., pois era a paciente em pior estado da enfermaria. Embora admirasse o meticuloso cuidado de Levine no exame físico, fiquei confrangido quando o ouvi receitar uma grande dose de digitoxina (outro membro da famíla do digitális) e um diurético mercurial. Sem pensar, irrompi:

"Essa combinação vai matar a mulher. Com toda a certeza, ela morre hoje."

Levine estreitou os olhos com mal contida fúria. Sem quase mover os lábios, disse:

"Registre sua opinião na ficha da Sra. M. nos mesmos termos em que a expressou."

E saiu.

Ao terminar minha breve notação, senti-me esvaziado de energia como se tivesse subido um morro de trinta metros de altura. O dia que mal se iniciara arrastou-se, lento, como se o relógio não tivesse corda suficiente. Eu tinha a fervorosa esperança de que o meu tolo prognóstico estivesse errado. Uma visita àquela enfermaria, na mesma tarde, dissipou por completo qualquer perspectiva de que a receita de Levine melhorasse a ameaçadora condição da Sra. M. A dose adicional de digitális não baixou o ritmo dos batimentos; ao contrário, o coração se acelerou. Por causa dos atrasos na enfermaria ultraocupada, não havia ainda recebido o diurético, que, em minha opinião, lhe desfecharia o golpe de misericórdia. O pânico impediu-me de pensar em outras opções. Quarenta e cinco anos atrás, seria inaudito que um mero doutorzinho em treinamento questionasse, e muito menos contraordenasse, as ordens de um médico principal de plantão, especialmente um da estatura do ilustre Dr. Levine.

Na manhã seguinte, corri para ver a Sra. M., mas encontrei o leito vazio. Havia morrido durante a noite. O residente me contou que o diurético a havia liquidado. A cada segundo, à medida que aumentava o fluxo da urina, a situação piorava. Os batimentos do coração chegaram a 220 por minuto, ela ficou azul, ofegou e morreu. A reanimação não havia sido tentada porque essa técnica só seria inventada dez anos mais tarde.

Horrorizado com o resultado, confesso com muita vergonha que estava mais acabrunhado ante a possibilidade de perder minha bolsa do que com a sina da Sra. M. Parecia haver chegado ao fim minha carreira como assistente predileto de Levine, tão promissora na véspera.

Esperei com o coração na mão a chegada de Levine, por temer falar-lhe da Sra. M. Mas, assim que nos vimos, ele perguntou pela paciente. Baixei a cabeça e balbuciei que havia falecido durante a noite. Levine afastou-se rapidamente, ordenando com autoridade: "Venha comigo". Segui-o, arrastando os pés, com a sensação de um homem que vai ser condenado por um crime hediondo. Quando entramos no seu pequeno consultório, ele trancou a porta. Com feições cinzentas, assustou-me com a pergunta: "Qual foi o meu erro?".

Ao recordar esse momento, ocorrido há quase meio século, ainda estremeço com o tropel de intensas emoções e a inesperada reviravolta de papéis. Esperava-se que o réu pronunciasse sentença contra o reverenciado juiz. Como inexperiente principiante, pediam-me que desse opinião sobre o uso impróprio do digitális por uma das maiores sumidades em cardiologia, cujo campo mais sólido era a farmacologia clínica. Para mim, aquele foi o momento supremo de Levine como ser humano. Nunca eu houvera conhecido ninguém com a retidão moral de confessar tão nocivo erro, humilhando-se dessa forma ante um jovem estudante.

Expliquei-lhe que o mal da Sra. M. ao ser internada decorria de um mecanismo até então desconhecido, que eu havia descoberto recentemente e chamado de "taquicardia atrial paroxística com bloqueio" (TAP com bloqueio). Em geral, isso se dava em consequência de envenenamento digitálico. Na presença de TAP com bloqueio, a administração adicional de digitális seria o mesmo que tentar apagar um incêndio despejando gasolina no fogo. A cada incremento da droga, o ritmo do coração se acelerava e, quando ultrapassou os 200 batimentos por minuto, foi subitamente lançado em fibrilação ventricular, o mecanismo da morte cardíaca. Tendo visto arritmia surgir em circunstâncias idênticas e ouvindo o Dr. Levine receitar mais digitális, não pude conter meu terror ante o trágico resultado, que se tornou inevitável com o acréscimo do diurético. A TAP com bloqueio ocorre mais comumente em pacientes que recebem digitális em excesso, sendo depois submetidos à perda de água e sais, ou eletrólitos, pela administração de diuréticos.

Levine ouviu atentamente, sem uma única interrupção. Quando terminei, fez umas perguntas e depois comentou:

"Bernie, aprecio a aula que você me deu. Eu devia ter sido menos arrogante e ter prestado atenção ao que me disse." Nunca mais se referiu ao acontecimento, mas daí por diante solicitava minha assessoria sobre o uso de drogas digitálicas em certos pacientes.

O que Levine ignorava era que eu havia sofrido idêntica tragédia, resultante de minha ignorância. Foi triste, porém a minha recém-adquirida informação sobre o uso de digitális também custou-me caro.

Foi em 1948, quando eu era residente assistente júnior do Montefiore Hospital, no Bronx, Nova York, dedicado a males crônicos. Muitos pacientes com diagnóstico terminal ou com teimosos problemas crônicos eram transferidos ao Montefiore de todos os bairros da cidade de Nova York. Como assistente júnior, eu gozava de quase total autonomia. As responsabilidades eram enormes e por vezes horrendamente mal distribuídas. A supervisão corria por conta dos residentes seniores, médicos em treinamento que só levavam sobre mim a vantagem de um ano de experiência clínica. Os médicos encarregados, que oficialmente eram os responsáveis, limitavam sua verificação a breves visitas matinais. O treinamento dos médicos era proporcionado à custa das vidas e dos sofrimentos dos pacientes desprivilegiados, porquanto o pessoal da casa tinha a palavra final nas enfermarias em que esses doentes eram internados.

É tendência geral dourar as memórias do passado como "os bons velhos tempos". No entanto, quando penso no atendimento dos hospitais cinquenta anos atrás, vejo claramente que nesse lapso houve transformações grandemente positivas. Os hospitais hoje são mais seguros; os pacientes, mais bem informados; os medicamentos, ministrados com maior cautela; e as salas de operação, vastamente aperfeiçoadas. O progresso mais importante é que atualmente o paciente tem voz ativa no que está sendo feito. Em retrospecto, a mente se abala com a chacina cometida nos hospitais de cinquenta anos atrás.

Passava da meia-noite quando uma mulher de trinta anos foi trazida em maca à minha enfermaria, no Montefiore. A Sra. W. pesava apenas quarenta e cinco quilos. Estava febril, pateticamente pálida, e tinha os músculos lassos. As pupilas boiavam como ameixas pretas nas órbitas vazias e a pele desidratada pendia em dobras. Seus problemas, embora numerosos, resultavam principalmente da estranha combinação de anorexia nervosa e colite ulcerante. Uma diarreia constante a drenava dos líquidos vitais do corpo, e a anorexia impedia sua substituição. Inexperiente como era, fixei-me primeiro no rápido batimento do coração, 170 por minuto. O digitális era o medicamento favorito no caso de corações disparados. Devido ao estado do sistema gastrintestinal, a droga teria de ser injetada por via venosa. Naquela mesma semana eu havia lido a respeito de um velho mas extremamente eficaz agente digitálico francês, *ouabain*. Só podia ser administrado endovenosamente e tinha ação muito rápida, parecendo ideal para a Sra. W. Como passava da meia-noite, não havia no hospital ninguém que pudesse orientar-me.

Considerando crítica a situação, liguei um eletrocardiógrafo e injetei-lhe na única veia que restava o que eu acreditava ser uma pequena dose de *ouabain*, um quinto da dose habitual. Durante cinco minutos, nada sucedeu. Então, a Sra. W. começou a agitar os braços e debater-se como peixe fora da água. Fazia caretas monstruosas com a boca, abrindo-a e fechando-a repetidas vezes, como se lhe faltasse ar. Em vez de bater com menor intensidade, o coração continuava em disparada. Dentro de poucos minutos, sua cor transformou-se em azul-arroxeado. Examinando as tiras do papel eletrocardiográfico, vi que o ritmo se tornara caótico, proclamando a imagem fatal da fibrilação ventricular. Pequenas porções de seus músculos exangues tinham estremeções agônicos, em busca das últimas moléculas de oxigênio na corrente sanguínea, que já não circulava. Petrificado, sem saber o que fazer, fiquei olhando como quem assiste a um homicídio numa tela de cinema tridimensional. A Sra. W. morreu oito minutos após receber a injeção.

Na manhã seguinte, ao fazer o relato, meu sentimento de culpa, associado à falta de sono, reforçava o meu palpitante senso de tragédia. Sem omitir o menor detalhe, relatei ao pessoal médico, com palavras cruas, o que havia acontecido e mostrei as estranhas tiras do eletrocardiograma. Eu pedia que me castigassem, mas ninguém encontrou erro em minha opinião ou minha conduta. Pelo contrário, fui tratado com o respeito conferido a um heroico soldado na trincheira. Os únicos comentários foram: "Não se amofine tanto" e "A gente ganha algumas, perde outras", "É o preço que se paga por ser médico", "Para ganhar experiência é preciso levar uns murros na cara", e outras frases feitas, sem sentido, mas destinadas a consolar-me e demonstrar solidariedade.

O comentário que mais me feriu foi "Você assumiu um risco calculado". Sim, eu calculara, mas a paciente assumira o risco sem ter ocasião de opinar nem de opor-se. O médico-chefe, um cavalheiro de aparência paternal, consolou-me dizendo que os bons julgamentos provêm da experiência, "mas experiência é o nome que damos aos maus julgamentos".

Aquilo tudo era irreal! Uma execução sumária havia ocorrido, mas ninguém sentia nenhum incômodo moral. Sim, a ação não havia sido premeditada e se derivara da ignorância, mas desde quando a ignorância é desculpa atenuante de tamanha transgressão? Cinco minutos depois de eu haver feito o relatório da tragédia, todos passaram ao caso seguinte, sem a menor sombra de indignação. Uma paciente havia sido prematuramente despachada para o além e aqueles médicos, todos bem treinados e todos bons seres humanos, tinham se condoído do culpado fisicamente arranhado, aparentemente sem sequer pensar na vítima.

Uma semana depois, quando chegaram os testes químicos do sangue da paciente, fiquei espantado de ver a profunda desordem dos eletrólitos, inclusive potássio, sódio e cloreto. A princípio, não liguei o baixíssimo teor de potássio – apenas o equivalente de 1,6 miligrama, cerca de um terço da concentração normal – com a extrema sensibilidade à droga digitálica *ouabain*. Não havia ainda sido descoberta a relação entre o potássio e o digitális.

Mais tarde, no mesmo ano, quando eu havia adquirido mais conhecimentos, reexaminei os eletrocardiogramas da paciente. Era claro que, na internação, o ritmo do coração era taquicardia sinusal, rápido batimento do coração, que é a reação fisiológica normal a estresse físico ou psicológico. Em tal situação clínica, o digitális é ineficaz para frear a taquicardia. No entanto, isso não explicava sua extrema sensibilidade à droga digitálica. A paciente não havia recebido nenhum digitális antes da dose pequena e fatal, e a necrópsia nada esclarecia, mencionando músculo do coração perfeitamente normal, válvulas do coração intatas e vasta rede de vasos coronários. Na ausência de doença do coração, mesmo uma dose maciça de digitális, embora pudesse envenenar, não chegaria a matar. Segundo o bem informado chefe de cardiologia do Montefiore Hospital, naquela época os jovens com coração normal podiam engolir baldes de digitális. Pesquisando na literatura publicada descobri que, numa tentativa de suicídio, alguém tomara duzentas vezes a dose que eu administrara e sobrevivera. Por que, então, essa tremenda sensibilidade?

Eu tinha pouco tempo para bancar o detetive e encontrar a resposta. O treinamento como membro do pessoal hospitalar era árduo, com plantões em noites e fins de semana alternados. A carga de pacientes era elevada, estando muitos deles à beira da morte. Chegando cansado em casa, encontrava meus dois filhinhos famintos de atenção paterna e minha esposa espremidos num pequeno apartamento, longe dos amigos e da família, todos desejosos de companhia. Tive pouca oportunidade de remoer ou de obcecar-me com meu erro fatal, e a perturbadora experiência mergulhou nas profundezas da minha consciência, mas continuou a exercer magnética força subliminar.

No ano seguinte, já residente sênior, tive mais tempo para refletir, e a triste figura da Sra. W. começou a reaparecer em meus pensamentos quando eu procurava repousar ou pouco antes de adormecer. Como uma dor de dente que o toque constante da língua desperta e força o indivíduo a tomar conhecimento, a morte da Sra. W era como uma assombração, e sua lembrança volvia cada vez que eu topava com um dos numerosos pacientes intoxicados com digitális. Muitos deles estavam recebendo dose fixa de digitális e a administração de um diurético mercurial provocava o estado tóxico. Assim que se detinha o abundante fluxo de urina, o paciente começava a sentir náuseas, ânsias de vômito, tontura e fraqueza. O batimento do coração tornava-se irregular, com rajadas de extrassístoles ventriculares. Em pacientes idosos, a toxicidade do digitális era uma condição particularmente perigosa, que em geral prenunciava a morte.

Nos meados dos anos 30, Levine tinha formulado a explicação mais amplamente aceita da intoxicação digitálica induzida por diuréticos. Argumentou que, quando um diurético atua no rim para livrar o corpo do excesso de sais e água, o líquido não pode chegar aos rins sem primeiro passar pelo coração. Levine supunha que, em vista de ser o digitális distribuído por todo o corpo, o líquido mobilizado pelo diurético continha substancial quantidade da droga. Assim, a diurese era equivalente à administração de mais digitális, pela redistribuição dos estoques da droga depositados no organismo. Levine estava convencido de que provara a hipótese quando demonstrou que o líquido do edema de paciente que tomara digitális continha teor suficiente da droga para fazer parar o batimento do coração de uma rã. Em suma, que a causa do envenenamento por digitális, induzido pela administração de diurético, era devida ao fato de ser o músculo do coração exposto a uma dose adicional de digitális; a esse fenômeno Levine dera o nome de "redigitalização diurética".

Essa teoria tinha pouca relevância no caso da Sra. W. Ela nunca havia tomado diuréticos e, antes de receber a *ouabain* que lhe apliquei, nunca fora exposta a nenhuma droga da família digitálica. Era mister outro mecanismo que explicasse sua supersensibilidade ao digitális. Essa conclusão instigou-me a examinar mais criticamente a hipótese de Levine. Por sua teoria, o envenenamento por digitális só devia ocorrer em pacientes que tinham muita diurese; aqueles que eliminassem pequenas quantidades de urina não experimentavam o fenômeno da redigitalização. Mas o fato óbvio era que eu não conseguia enxergar uma correlação tão clara. Por vezes, pacientes que mal haviam urinado em consequência do diurético apareciam maciçamente intoxicados, mas outros, que haviam perdido litros e litros de líquido e cinco quilos ou mais de peso, não apresentavam nem sombra de overdose de digitális.

Para pôr à prova a teoria de Levine, administrei doses extras de digitális a pacientes que haviam sofrido intoxicação digitálica após tomar diuréticos. A dose que receitei excedia em muito a quantidade que, segundo Levine sugerira, podia estar presente no líquido eliminado em seguida à administração de diurético. Não obstante isso, nem um único dos pacientes apresentou intoxicação por digitális, depois de receber a dose adicional. Nem apresentou qualquer dos sintomas típicos nem sofreu as arritmias características da superdigitalização. Para mim, isso fazia cair por terra a hipótese de Levine. Entretanto, eu não havia identificado o fator X, o elemento que o corpo estava eliminando e que explicava o aumento de sensibilidade ao digitális.

Se o diurético estava fazendo o corpo expelir algo, o que seria esse algo? O caso da Sra. W, como o fantasma de Banquo de *Macbeth*, deu-me uma dica. O refrão plangente de sua morte súbita cristalizava-se numa pergunta: será que o baixo teor de potássio do corpo afeta a sensibilidade ao digitális? Numa pesquisa na literatura médica, averiguei que John Sampson, cardiologista de San Francisco, Califórnia, havia descoberto no início da década de 1930 que o potássio era capaz de parar as extrassístoles ventriculares, ou excessivos batimentos do coração, que são amiúde sinais de excesso de digitális. Mas não havia ainda resposta para a pergunta essencial sobre a relação potencialmente adversa entre o baixo teor de potássio e o digitális.

No caso de ser potássio o fator X, então a reduzida concentração de potássio no sangue só ocorreria nos indivíduos que apresentassem sintomas de intoxicação por digitális em seguida à administração de diurético, porém não nos indivíduos isentos de tais sintomas. Para minha alegria, verifiquei ser correta a minha conclusão. Todavia, meu conceito precisava ser provado com todo o rigor exigido pela ciência. Para isso, era necessário reproduzir experimentalmente o que acontecera com a Sra. W., demonstrando especificamente que um preparado diurético sensibiliza o coração ao digitális somente quando há perda substancial de potássio sanguíneo, resultando em concentração subnormal de potássio no sangue, fenômeno conhecido por "hipocalemia". Se acaso minha hipótese fosse correta, a sensibilidade ao digitális após o uso de diuréticos tinha que ser função da queda do teor de potássio no sangue, causada pelo diurético.

O experimento era mais fácil de descrever do que de levar a cabo. Como seria eu capaz de provar que um paciente, sem receber digitális, poderia tornar-se mais sensível à sua ação tóxica por causa de um diurético que induzia perda de potássio do sangue? Parecia uma charada indecifrável. Mais uma vez, a imagem da Sra. W. sugeriu a resposta. Por que não usar um tipo de digitális de ação limitada como a empregada para quantificar o teor necessário para provocar ligeira toxicidade? Se minha premissa estivesse correta, os pacientes que haviam perdido potássio após tomar diurético precisariam de dose muito menor de digitális para atingir certo patamar de toxicidade. O esquema do experimento seria, pois, administrar aos pacientes um tipo de digitális de curta duração, antes e depois de dar-lhes um diurético. Para esse fim, precisava de um preparado mais seguro que a *ouabain*, mais rápido em iniciar a ação terapêutica e na eliminação da ação cardíaca.

Examinei todas as diferentes formas de digitális de ação rápida, porém nenhuma correspondia ao que procurava. Soube então que o Dr. Charles Enselberg, cardiologista do Montefiore, estava testando um novo agente sintetizado do digitális, chamado "acetilestrofantidina". Esse medicamento, primo-irmão da *ouabain*, podia em poucos minutos atingir a dosagem máxima de digitalização, sendo eliminado por completo do organismo em menos de duas horas. A dosagem excessiva não poderia resultar em grave toxicidade porque a droga era rapidamente dissipada. Ideal para o estudo que eu tinha em vista! Naquela época não existiam "comitês de ética profissional" que julgassem o que era permitido fazer com os pacientes. Tampouco era necessário consentimento formal dos indivíduos. Bastava simplesmente obter permissão do chefe do serviço. E sua decisão era invariavelmente afirmativa. Na verdade, ganhávamos pontos quando revelávamos disposição de pesquisar.

Meu entusiasmo crescia dia a dia e minhas emoções se debatiam, desencontradas. Rapidamente recrutei dez pacientes com colapso cardíaco e que não tinham recebido digitális e injetei-lhes na veia a dose de acetil-estrofantidina que podiam tolerar. Duas horas depois, concluída a dosificação e eliminada inteiramente a droga do organismo, receberam um diurético mercurial. Durante as vinte e quatro horas subsequentes, cada gota de urina foi recolhida para medir a excreção de potássio. No dia seguinte, tornei a medir a tolerância à acetil-estrofantidina. Nesse segundo teste, alguns pacientes precisaram de muito menos droga para chegar ao limite de toxicidade, ao passo que os demais toleraram exatamente a mesma dose. Para garantir a imparcialidade dos resultados, pedi ao Dr. Ray Weston, cardiologista pesquisador, que analisasse os dados. Quando me entregou a tabulação, mal pude conter minha alegria. Os pacientes que haviam recebido a mesma dosagem não tinham perdido nenhum potássio e o teor de potássio orgânico não havia se alterado. Aqueles a quem administrei acetil-estrofantidina e se haviam mostrado mais sensíveis, podendo tolerar dose muito menor do preparado, tinham eliminado na urina grande dose de potássio. Esse resultado foi comprovado por substancial decréscimo no teor do potássio sanguíneo.

Sem qualquer assistência financeira ou técnica, vi-me forçado a fazer todo o trabalho pessoalmente. Como a investigação não me liberava do meu pesado fardo como residente clínico, o meu dia de trabalho de catorze horas se prolongou, porém o delírio da investigação e as sólidas implicações clínicas convocaram extraordinárias energias. Valeram a pena a trabalheira e as noites sem dormir. Da pesquisa saiu a minha primeira publicação médica. Embora fosse um ensaio modesto, de apenas quatro páginas, foi largamente comentado e citado. Foi publicado no *Journal of the American Medical Association*, bem como no *Lancet*, a precípua publicação médica britânica. Ambos o declararam um estudo de marcar época.

A intoxicação por digitális era uma das causas mais comuns de fatalidade entre os pacientes de colapso cardíaco, e a minha descoberta de que a perda de potássio induzida por diuréticos tornava o coração mais sensível à ação tóxica das drogas digitalizantes levantou numerosas indagações que reclamavam urgente resposta. Para continuar a investigação, era mister contar com uma dotação cardiovascular num grande hospital de pesquisas. O Peter Bent Brigham Hospital era a instituição ideal para investigar todas as ramificações do binômio digitális-potássio.

Na ocasião, o Dr. John Merrill estava levando a cabo estudos pioneiros no PBBH com o recém-inventado rim artificial, e a cada ano centenas de pacientes eram dialisados. Muitos sofriam de deficiência cardíaca e tomavam digitális. A diálise, além de remover do sangue o lixo do metabolismo, também extraía o potássio orgânico. A situação oferecia uma oportunidade única de determinar de forma rápida como a extração do potássio orgânico afetava os doentes que tomavam digitális.

Atrativo ainda maior era a oportunidade de trabalhar com o Dr. Levine, embora houvesse magérrima possibilidade de conseguir um posto de adjunto dele. Levine costumava escolher só uma pessoa por ano e dava preferência a graduados por Harvard, em especial os que haviam servido nas enfermarias do PBBH. Mas como eu não tinha nada a perder, requeri, e tive a surpresa de ser chamado para a entrevista com ele.

Planejei uma estratégia bizarra. Pela "fonte de informação confidencial", soube que Levine era impecavelmente honesto, superorgulhoso e não gostava de ser contrariado. Resolvi desafiar seu trabalho. Quando lhe apresentei minhas singelas credenciais, perguntou-me, como eu esperava, por que desejava trabalhar com ele. Respondi que o meu objetivo era provar que ele estava enganado com relação a um importante conceito que vinha propalando. Ele quis saber qual era. Expliquei que era errônea sua teoria sobre redigitalização diurética, embora tivesse grande aceitação. Ele mal pôde controlar-se:

"Você, evidentemente, não leu o nosso ensaio sobre o assunto, porque provamos, sem sombra de dúvida, com um coração de rã preparado, que o líquido dos edemas contém grande quantidade de digitális."*

Repliquei com argumentos cuidadosamente selecionados, relativos ao papel crítico que descobrira para o potássio, acrescentando que o PBBH seria ideal para continuar meus estudos da matéria. Atirei então a frase-chave, que burilara com o maior esmero, ou seja, que todo bom cientista, como Levine, acredita que, ao lado da divulgação de uma verdade, a admissão pública do erro é a maior virtude. O comportamento hostil de Levine quando nos despedimos dava a impressão de não haver a menor perspectiva de conseguir a nomeação. Mas ele demonstrou ser homem de princípios e integridade. Apesar de eu haver-lhe ferido o ego, ofereceu-me a bolsa, embora castigasse duramente o meu atrevimento: proibiu-me de trabalhar com o digitális durante mais de um ano.

No segundo ano, porém, Levine liberou-me para pesquisar a droga. Logo depois tive a sorte de provar decisivamente a correlação digitális-potássio. Os médicos foram alertados para a importância da perda de potássio na gênese da intoxicação por digitális e das arritmias do coração. A informação levou-os a receitar suplementos potássicos na administração de diuréticos e instigou a introdução de uma nova categoria de diuréticos que não afetavam o potássio.

---

* M. A. Schnitker e S. A. Levine, "Presença do Digitális nos Líquidos do Organismo de Pacientes Digitalizados", *in Archives of Internal Medicine*, 60, agosto de 1937, pp. 240-250.

Nossas descobertas foram resumidas em numerosas publicações e num livro que se tornou um *best seller* de medicina. Com pouco mais de trinta anos de idade, vi-me transformado na maior autoridade em preparação cardíaca da época. Na década de 1950, o assunto de minhas frequentes palestras profissionais foi sempre "O Uso e o Abuso do Digitális". Em certa ocasião, ao apresentar-me como orador convidado numa conferência médica em uma cidadezinha de Michigan, o presidente da reunião meteu os pés pelas mãos e disse mais ou menos o seguinte: "É uma grande honra para o nosso hospital ouvir o Dr. Lown, o mais conhecido intoxicador digitálico do mundo". De repente, apareceu ante meus olhos a imagem da Sra. W. em sua trágica agonia. E a culpa me corroeu como uma úlcera.

O trabalho com digitális e potássio levou-me à duradoura apreciação de que cada droga tem o potencial de ser um veneno disfarçado, o que naturalmente não é nenhuma novidade. Paracelso, o alquimista e médico medieval, escreveu:

"Todas as substâncias são venenosas; não há nenhuma que não o seja. É a dosagem certa que distingue entre o veneno e o remédio."

Como usualmente o fazia, Shakespeare disse a mesma coisa de forma mais poética. Em *Romeu e Julieta*, frei Lourenço busca uma poção que induza profundo sono em Julieta, de forma que pareça morta. Ao encontrar uma flor com poderes medicinais, pondera:

"Mesmo a virtude, mal aplicada, é vício;
E amiúde o vício é pela ação dignificado.
Dentro dessa florzinha na jovem casca,
O veneno reside, e o remédio impera."

Meu trabalho de pesquisa com o digitális levou a diversos outros avanços importantes. Despertou interesse em arritmias cardíacas, visto que vários tipos de digitális são capazes de provocar todo distúrbio concebível dos batimentos do coração. Pela primeira vez, os médicos ficaram sabendo que as desordens do ritmo atrial podem advir de excessos de digitális. A pesquisa redundou igualmente no abandono de drogas digitálicas de longa ação, como a folha da

Digitalis, digitoxina, Gitaligin e outros preparados da mesma estirpe. A campanha que fiz em prol do uso da digoxina culminou em sua aceitação universal, e legiões de vidas foram salvas por meio do uso seguro de preparados de digitális. Apesar da morte da Sra. W. ter deixado uma herança de vida, ainda acho que os elevados fins raramente justificam meios reprováveis. A tragédia de que ela foi vítima sucedeu cedo em minha vida e me afiou as sensibilidades morais na confrontação da miríade de problemas que o médico tem pela frente. Ganhei consciência do fato de que, em medicina, como no mundo em geral, com grande frequência objetivos razoáveis servem de pretexto a atos imundos. Os meios censuráveis poluem os objetivos admiráveis. Poucos negarão que prolongar a vida é um bem indiscutível. Entretanto, ao prolongar a vida, os profissionais da saúde com frequência infligem indescritível sofrimento. Pior ainda é a racionalização de que as boas intenções justificam suficientemente os atos questionáveis. Para mim, a fibra moral perece quando os meios e os fins se corrompem.

12
Uma nova tradição médica

SAMUEL LEVINE FOI O primeiro médico a salientar o dano que o ficar deitado na cama acarreta aos pacientes cardíacos. Convencera-se profundamente disso em consequência de sua extensa experiência clínica no tratamento de pacientes com colapso do coração e especialmente por causa de um determinado paciente que o inspirou a pensar nos possíveis estragos que podem advir do ficar deitado.

No fim da década de 1930, Levine foi chamado a atender um homem muito doente, com avançada falha congestiva do coração. Como consultor, esperava-se que Levine tirasse da sua cartola clínica um coelho terapêutico. Mas os médicos da casa já tinham tentado todas as providências conhecidas. Levine constatou que o paciente estava inquieto e tinha os pulmões inundados de líquido. Ponderou que, se o paciente se sentasse numa poltrona confortável, a própria gravidade faria baixar o líquido dos pulmões, onde dificultava a oxigenação, e seria muito menos prejudicial nos membros inferiores. Levine receitou ao paciente sentar-se vinte e quatro horas por dia numa cadeira. Isso gerou inesperada recuperação.

Muitas observações desse tipo persuadiram o cardiologista dos resultados negativos de ficar na cama, especialmente no caso de pacientes com colapso do coração. Na sua longa lista de complicações ele incluiu atrofia dos ossos; atelectase ou colapso dos lóbulos dos pulmões que predispõe à pneumonia; congestão pulmonar; embolia pulmonar; prisão de ventre; prostatismo; e retenção da urina. Ficar deitado na cama, concluiu Levine, era particularmente nocivo para os que haviam sofrido ataque agudo do coração, exatamente as pessoas para as quais se prescreviam prolongados períodos de repouso absoluto.

No início dos anos 50, os pacientes cujo diagnóstico era descrito sinonimamente como trombose coronária aguda, infarto agudo do miocárdio ou simplesmente ataque do coração, eram forçados a ficar de cama, rigorosamente, entre quatro e seis semanas. Era-lhes proibido sentar-se em cadeira. Não lhes permitiam nem virar de um lado para outro sem ajuda. Na primeira semana, esses pacientes eram alimentados pela enfermeira. Para urinar e defecar tinham que usar os vasos hospitalares portáteis. Para os que tinham prisão de ventre, isto é, todos eles, o equilibrar-se na "comadre" era muito incômodo, além de embaraçoso.

A insistência médica em rigoroso repouso no leito baseava-se num sacrossanto princípio terapêutico: a necessidade de repouso que o corpo tem, seja por causa de um membro fraturado ou de um pulmão tuberculoso. Ao contrário de uma fratura, em que o osso podia ser imobilizado pelo gesso, ou um lóbulo pulmonar, que podia ser comprimido injetando-se ar na cavidade do peito, não havia maneira fácil de fazer o coração descansar. A única aproximação do princípio de repouso era reduzir o fardo do coração. Quanto menos carregasse o coração em períodos de inatividade, mais lento o seu ritmo e mais baixa a pressão arterial, ambos indicadores de menor consumo de oxigênio e, por isso, menos trabalho para o coração. Assim, descanso na cama era tradicionalmente equacionado como repouso do coração.

Mas era mesmo assim? Por mais surpreendente que fosse, ninguém jamais havia estudado a questão, ao passo que todos os outros aspectos do tratamento dos que haviam sofrido ataque do coração tinham sido extensamente investigados. Um exemplo a mais dos numerosos casos em que a tradição descarrilava o sadio ceticismo e os possíveis enfoques sensatos.

Naquela época, os hospitais não dispunham de unidades de atendimento das coronárias. Os pacientes de ataques do coração eram internados em qualquer pavilhão ou enfermaria onde houvesse vaga. Tampouco havia monitores para vigiar o ritmo do coração. Não se reconhecera ainda a importância das arritmias como causas de morte. O Peter Bent Brigham Hospital só possuía duas máquinas eletrocardiográficas, uma das quais, montada num carrinho, servia todos os internados que não podiam ser levados ao posto. Os remédios das vítimas de ataque do coração limitavam-se a glicosídeos digitálicos, ou antiarrítmicos, como quinidina e procainamida, ou anticoagulantes como heparina e warfarin, morfina, e vários sedativos. Como os pacientes ficavam inquietos e ansiosos, em geral eram acalmados com sedativos, o que sem dúvida contribuía para o grande número de complicações que sofriam e para a elevada mortalidade. As temíveis consequências do ataque do coração eram choque, edema pulmonar e a comum e ameaçadora embolia pulmonar.

Os pacientes de ataque do coração constituíam um grande desafio ao pessoal da enfermagem, inclusive porque tinham que alimentar as vítimas três vezes por dia, ajudar a manobrar corpos lânguidos, equilibrá-los precariamente sobre os vasos sanitários portáteis e manter o moral elevado sob condições que estimulavam a desesperança e a depressão. O serviço de enfermagem era mais complicado pelo fato de que muitos dos que precisavam de oxigênio eram colocados em tendas especiais, que cobriam a parte superior do corpo. Para conseguir adequada concentração de oxigênio, os lençóis tinham que ser arrepanhados e fixados sob os colchões para evitar fuga do gás. Os pacientes eram como crianças grandes, completamente enrolados em panos e imobilizados. Nesse isolamento forçado, não era possível ouvi-los por causa do barulho das bombas de oxigênio, e mal se podia vê-los através das embaçadas janelas de plásticos da tenda. Àquela altura, 35 porcento dos pacientes internados no Brigham por ataque do coração morriam.

Nas visitas matinais, Levine frequentemente comentava que os resultados seriam muito melhores se os pacientes fossem tratados sentados em confortáveis poltronas. Quando lhe perguntei se havia estudado a questão, retrucou que estava muito velho para isso e empreendimento desse porte exigia muito trabalho. Cretinamente, ofereci-me para o serviço e Levine aceitou de imediato. Conquanto eu soubesse que o projeto seria uma chateação inominável, não esperava que fosse um martírio. Não havia percebido que uma tradição ia ser quebrada – o tipo de ação que invariavelmente levanta tempestade de areia entre os oponentes. Por um breve período, cheguei a afastar o próprio Levine, que estava escrevendo uma tese sobre os perigos do descanso na cama para pacientes de ataque do coração e me convidou a ser coautor. Em vez de manifestar-lhe gratidão, declinei a honra de juntar o meu nome ao dele. Como não tinha ainda adquirido nenhuma experiência do trabalho, achei antiético fingir que havia de fato contribuído. Levine ofendeu-se profundamente e nos quinze anos seguintes de trabalho juntos nunca mais me convidou para ser coautor. A largada foi pouco animadora.

Para executar o estudo, tinha de conversar com clientes com diagnóstico de ataque do coração recém-internados, além de persuadir os médicos da casa a receitarem a grande poltrona que havíamos mandado fazer especialmente para esse fim. Nosso objetivo era tirar os pacientes da cama no primeiro dia de internação. Em geral, meus rogos e argumentos de nada adiantavam. Quando me pediam que citasse literatura sobre a questão, eu não podia mostrar nada, simplesmente porque não havia nada. A maioria dos médicos achava que era um experimento antiético. Quando insisti, alguns chegaram a chamar minha atenção para os julgamentos de Nuremberg e a imoralidade da injustificada experimentação médica. Ao entrar numa enfermaria, de vez em quando me recebiam com a saudação nazista, estalido dos saltos e a frase "*Sieg heil!*".

Minha tática para enredar a oposição do pessoal da enfermaria foi levar Levine aos leitos. Portava-se como xerife, resolvido a manter a lei e a ordem ante uma demonstração de desobediência civil. Naquela época, os hospitais universitários eram organizados como feudos. Cada médico principal, geralmente um clínico particular, era o senhor feudatário em sua propriedade e podia fazer o que bem entendesse quase sem interferência do chefe do serviço médico. Os subalternos eram obedientes como recrutas das forças armadas. A mão disciplinadora era invisível, porém claramente percebida pelos ultra-ambiciosos jovens profissionais que com impaciência aguardavam uma promoção. Por isso, quando Levine dava ordem de tirar do leito um paciente de ataque do coração, ninguém o contrariava, o que não impedia que vários internos e residentes voltassem sua ira contra mim.

A ideia de colocar numa poltrona um paciente criticamente enfermo era considerada arriscada, apesar de emanar de grande autoridade. Várias vezes, atrás das costas de Levine, um interno furioso me ameaçava sacudindo o punho cerrado e murmurando: "Nós te pegamos depois, Lown!" Mas, mesmo com o patrocínio de Levine, o recrutamento de pacientes foi inicialmente lento e desanimador. Enquanto no Brigham em média era internado um doente de ataque do coração por dia, tínhamos sorte de recrutar um único paciente por semana para a experiência da cadeira.

Contudo, o testemunho de um paciente na cadeira rapidamente conquistou adeptos e o estudo se acelerou. Em muito pouco tempo, a todas as horas do dia, vi-me assediado por requisições de colocar pacientes em cadeiras. Já não havia necessidade do decreto de Levine e em cinco meses oitenta e um pacientes receberam esse tratamento. No começo, eram colocados em cadeira durante meia hora; ao fim da primeira semana de hospitalização, passavam sentados a maior parte do dia.

Em comparação com os pacientes atendidos pelos médicos que insistiam em repouso no leito, os nossos melhoraram bastante. Levine fugia a explicações psiquiátricas, atribuindo os benefícios a fatores mecânicos. Usava, aliás, o mesmo raciocínio dos adeptos do repouso na cama, porém às avessas. Em essência, dizia ele, a posição vertical reduz o fardo do coração. Com o corpo inclinado, a gravidade encharcava de sangue todas as partes dependentes do organismo; mas, com menor volume de sangue a bombear, o coração trabalhava menos. A explicação não fazia sentido. Como poderia um paciente, sentado durante trinta ou sessenta minutos em vinte e quatro horas, auferir tantos e tão benéficos efeitos, em especial quando se considerava que os batimentos do coração e a pressão arterial subiam quando ficava sentado?

Minha observação de muitos doentes de infarto do miocárdio, tanto dos retidos em repouso forçado no leito quanto dos contemplados com o regime mais liberal da cadeira, sugeria explicação diferente, dependente muito mais de fatores psicológicos do que físicos. Sentir-se bem um minuto e seriamente mal no seguinte é um grande choque psicológico. Saber que o desconforto provém de ataque do coração traz a terrível possibilidade de invalidez e morte. A agourenta implicação era por sua vez reforçada pela insistência do médico de completo repouso no leito, proibindo qualquer atividade, até movimentos na cama. O paciente sentia-se à mercê de forças sobre as quais não tinha o menor controle. Ao lado da ansiedade surgia a ausência de qualquer meio de aquilatar a amplitude ou o avanço da recuperação. Os inevitáveis desassossego e agitação do paciente eram debelados com grandes doses de brometos e posteriormente de barbitúricos. Invariavelmente, a dor era intensa e durava longo tempo, o que exigia muitos narcóticos. A combinação desses fatores levava a uma multidão de complicações, muitas das quais ameaçadoras.

Ficar de cama vinte e quatro horas por dia, além de ser incômodo e antinatural, minava a força física e a determinação psicológica de recuperar-se. Na terceira semana no leito, a depressão era normal e muitos pacientes perdiam o interesse em sobreviver. Em contraste, os pacientes instalados em cadeiras não se consideravam desesperadoramente doentes. Afinal de contas, em nossa cultura, o ato de morrer tem lugar na cama, havendo por isso certo sentido de segurança em levantar-se. O aumento progressivo dos períodos na cadeira era um gabarito da marcha do progresso. O paciente se transformava em participante ativo e informado do seu processo de recuperação. Essa autorização, como passei a acreditar, era o fator crítico, muito mais forte em apaziguar o temor e em dissipar a ansiedade do que as palavras de consolo do pessoal do hospital.

Acompanhando esses pacientes, notei muitas outras alterações salutares. Um dia após a internação, já não pareciam doentes nem pálidos. A dor reagia a pequenas doses de morfina. Conquanto seu estado continuasse grave, suas perspectivas eram promissoras e estavam impacientes por voltar à vida normal. Os pacientes sentados logo começaram a pedir aos médicos permissão para caminhar e preparar-se para receber alta.

E havia outros notáveis resultados. Em quase 30 porcento dos doentes deitados que faleciam a causa era embolia pulmonar. Essa temível complicação, que resulta de tromboflebite das veias das pernas, não foi notada em nenhum dos oitenta e um pacientes sentados. Em retrospecto, vejo que esse resultado nada tinha de surpreendente. A ansiedade concorre para a coagulabilidade do sangue, e a imobilização total contribui para o fluxo mais lento da corrente sanguínea. O estar deitado também afeta a ventilação dos pulmões, que funcionam como foles, puxando o sangue para o peito, o que facilita o retorno do sangue venoso do coração para a periferia. As panturrilhas comprimidas pela posição na cama impedem ainda mais o fluxo venoso. Todos esses fatores conspiravam para causar flebite das pernas, com coágulos que tendem a ir para os pulmões e aí causar embolias.

Nos pacientes sentados, esses fatores diminuíam ou desapareciam por completo. Outra complicação que também sumiu foi a chamada "síndrome ombro-e-mão", doloroso estado artrítico em que o ombro esquerdo parece congelar-se e a mão esquerda incha e fica vermelha. Naquele tempo corriam várias teorias sobre as estranhas modificações que aconteciam na mão. Uma das que ganharam primazia na época era de que havia um reflexo do afetado músculo do coração que percorria o sistema nervoso autônomo e comprimia os pequenos vasos, reduzindo a corrente sanguínea à mão, uma chamada "distrofia neural simpática". A imobilidade era fator crucial desse estado. Após encontrar pelo menos cinquenta pacientes com a síndrome ombro-e-mão entre os forçados a repousar no leito, não me recordo de ter observado mais esse fenômeno a partir do momento em que a cadeira tornou-se tratamento padrão.

Malgrado as previsões pessimistas, levar para a cadeira pacientes muito graves, nos primeiros estágios de ataque do coração, não produziu complicação alguma. Como explicou um estudo publicado, "o aspecto mais animador desse de tipo de cuidado dos pacientes de agudo ataque das coronárias foi a continuada sensação de bem-estar e de moral alto. Isso foi notado em especial nos que sofriam a segunda ou terceira oclusão. Sua opinião, repetida por muitos, assinalou que o episódio atual era mais suportável'"*.

Em janeiro de 1951, Levine sugeriu que eu escrevesse o primeiro rascunho sobre nossa experiência, para ser lido numa reunião da prestigiosa Associação dos Médicos Americanos. O grupo reunia-se anualmente em maio em Atlantic City. Quando lhe perguntei do prazo que tinha para o trabalho, Levine respondeu que, como já era quinta-feira, esperava uma versão completa na segunda-feira

* S. A. Levine e B. Lown, "O Tratamento da 'Cadeira de Braços' na Trombose Coronária Aguda", in *Journal of the American Medical Association*, 148, abril de 1952, p. 1365.

seguinte. Prevendo que me daria no mínimo quatro semanas ou mais para essa tarefa, fiquei mudo. Naquela época, minha única experiência de redação havia sido produzir em dois meses um artigo de quatro páginas sobre o digitális e o potássio. Trabalhei dia e noite sem dormir. Como não sabia escrever à máquina, o fiz à mão e reescrevi numerosas versões do artigo de quinze páginas. Mas, como prometera, entreguei o manuscrito na segunda-feira, prevendo cortante crítica e vasta correção. Nos dias seguintes, Levine guardou silêncio sobre o assunto, o que me fez ansioso. Simplesmente supus que achara lamentável o trabalho e não quisera ferir minha suscetibilidade. Afinal, já incapaz de conter-me, perguntei o que achara do manuscrito. Como se não fosse nada de mais, Levine disse que gostou do rascunho e o havia encaminhado sem modificações. Surpreendeu-me principalmente que houvesse alterado minimamente a parte da discussão, em vista de sua convicção de que os fatores circulatórios eram os responsáveis básicos do efeito salutar do tratamento da cadeira, ao passo que a discussão no texto dava ênfase aos fatores psicológicos. O fim da história é que o ensaio foi prontamente aceito para publicação.

Assim que chegamos a Atlantic City, Levine reuniu seus colegas, alguns dos mais reputados médicos do país, e preparou um grupo de comentário que se seguiria aos dez minutos da apresentação. Na verdade, mal havia terminado sua palestra, a claque acorreu com efusivos cumprimentos sobre a qualidade de inovação e o significado histórico do artigo de Levine, que revolucionaria o tratamento dos pacientes de ataques do coração. Ninguém fez qualquer objeção a tais pretensiosos comentários. Uma pessoa sentada ao meu lado, sem saber de minha participação no trabalho, segredou-me: "Esse novo método será um dia conhecido por cadeira elétrica, não por tratamento em poltronas".

Posteriormente, dei-me conta de que o estudo não tinha sido bem feito, pois não fora controlado, era anedótico e se baseava numa amostra exígua demais para permitir certas conclusões. Apesar disso, fez profundo efeito no tratamento de doentes de ataques do coração. Até o nosso trabalho vir à luz, os pacientes eram retidos no hospital por um mês ou mais. Em poucos anos após a publicação, o período de internação se reduzira à metade. Ampliou-se a gama de atividades permitidas aos pacientes e o cuidado de si mesmos tornou-se norma. O odioso e perigoso vaso sanitário portátil foi abandonado; caminhar passou a ser admitido mais cedo; a mortalidade hospitalar foi reduzida em cerca de 33 porcento. Levando em conta o fato de que nos Estados Unidos cerca de 1 milhão de pessoas por ano sofrem ataques do coração, é possível que 100 mil vidas hajam sido salvas por essa simples estratégia. A recuperação abreviou-se e o retorno ao trabalho foi acelerado. O tempo necessário à reabilitação completa diminuiu de três meses a um mês.

Continuam a apoquentar-me as maneiras pelas quais os médicos justificam "racionalmente" tratamentos que não só são vazios de mérito como na verdade constituem castigo draconiano. Por que sujeitar as vítimas de ataques do coração a rígido descanso na cama, que só aumenta a agonia e leva a complicações enormes os pacientes que já padecem de um mal ameaçador? Não foi um pequeno erro, foi uma enorme tolice. Por que não foram as consequências deletérias do repouso no leito observadas mais cedo? Por que esse aspecto do tratamento dos pacientes nunca havia sido investigado, seja quanto à justificação clínica, seja quanto à duração do tratamento? Até a nossa publicação, a literatura médica jamais fizera menção a estudos sobre repouso na cama. Via de regra, a aquiescência em face de um enfoque errôneo tem muito que ver com questões de ideologia ou de vantagem econômica.

O dogmatismo médico, hoje como no passado, sempre foi amparado por inúmeros fatores, dos quais o principal é o terreno incerto que os provedores de saúde amiúde atravessam. Cada paciente é um ato de descobrimento. Tendo pela frente miríade de variáveis, o médico jamais pode ter certeza de um resultado. O que dá certo num paciente não só não funciona em outro como pode ser-lhe prejudicial e até fatal. Em realidade, o médico experimentado percebe que os resultados individuais não são jamais previsíveis, salvo num vasto universo estatístico de indivíduos ao qual o paciente talvez nem pertença. No entanto, quando enfrentam a dor, a infecção, a hemorragia, a arritmia ameaçadora e assim por diante, os médicos não podem adiar seu trabalho, à espera de conhecimentos certos. É como se esperassem por Godot. Paradoxalmente, os seres humanos, quando levados a agir, aprendem a justificar o rumo escolhido com uma segurança mal fundada na profundidade de seu saber. Esse foi claramente o caso com o repouso compulsório no leito para as vítimas de ataques do coração.

Outro aspecto é a necessidade de persuadir um paciente de tal ou qual opção terapêutica. Para reter o controle, o médico comumente recorre ao estratagema de pintar um quadro com cores escuras (ver capítulo 5). O horrível resultado prognosticado bem como o severo regime terapêutico garantem que o médico está a par da mais moderna ciência e isso lhe dá um ar de autoridade. A gravidade do diagnóstico assusta pacientes e familiares, levando-os ao mudo assentimento. Em contraste, se a situação for dada como menos ameaçadora, o médico é crivado de perguntas. Porque muitas delas são irrespondíveis, põem a nu as pretensões científicas do profissional. A atual tendência de fazer os pacientes tomar parte nas decisões não dissipou o dogmatismo médico. O dogma terapêutico, porém, já não é a cidadela inexpugnável dos dogmáticos.

Refletindo sobre algumas das outras razões para o costume de obrigar os pacientes a ficarem em repouso na cama, parece-me que têm que ver com a triste verdade de que os médicos pouco têm a oferecer no tratamento das vítimas de ataque do coração. Quando as boas respostas faltam, é frequente que surjam más respostas. As medidas terapêuticas são paliativas e somente reativas, desde a morfina para a dor, os diuréticos e o digitális para colapso do coração, e as poucas drogas antiarrítmicas quando o ritmo parece pervertido. Não havia absolutamente nenhuma possibilidade de minorar os danos de uma trombose da artéria coronária. A revolucionária ideia de dissolver o obstáculo representado por um coágulo não apareceu até a introdução da terapia trombolítica, nos primeiros anos da década de 1990.

A teoria original de reduzir o fardo do coração tinha méritos. A ideia geral de que a poupança de energia contrátil por parte do coração redunda na redução dos danos ao músculo tinha a lógica perversa de supor que a cama era o lugar mais adequado de fazer o coração descansar. Acaso não vamos para a cama quando estamos cansados? Os médicos não engessam um membro fraturado para protegê-lo contra esforços? Esse mesmo raciocínio simplista foi responsável pelas sangrias, pelo congelamento do estômago, pelo uso de raios X em úlceras pépticas, e por uma série longuíssima de técnicas razoáveis mas não provadas.

Outra razão pela qual os efeitos deletérios do prolongado repouso na cama não foram descobertos antes se relaciona com a tradicional postura dos círculos de medicina científica. Quero referir-me à mais completa indiferença pelos fatores psicológicos e comportamentais. Os médicos tinham e ainda têm muito pequeno apreço pelo fato de que as emoções em turbilhão perturbam o funcionamento de todos os órgãos do corpo, sejam os intestinos, seja o coração. Ao passo que a anatomia, a fisiologia e a bioquímica eram reverenciadas, a psiquiatria permaneceu marginalizada; mal era tolerada. As consequências nocivas do repouso compulsório no leito, predominantemente emocionais, passavam ao largo e em brancas nuvens.

O fator derradeiro liga-se à economia médica: quanto mais tempo um paciente fica no hospital, maior a renda do médico – ganha sem muito esforço. Em seguida aos primeiros dias, a condição do paciente se estabilizava e pouca coisa acontecia, enquanto o músculo infartado do coração se curava e cicatrizava. Não havia muito que o médico pudesse fazer, além de uma visitinha ao hospital, que levava uns minutos e rendia bons honorários.

O paciente, relegado à total inatividade, jazia calado, em estado de hibernação. A única atividade prevista, com impaciência e certa ansiedade, era a visita diária do médico. Moisés, descendo do monte Sinai, não poderia ser recebido com maior deferência. Cada sílaba pronunciada era tida como revelação celestial. Por isso, o repouso no leito era considerado a panaceia. O doente a que se permitia sentar-se numa cadeira e logo se sentia melhor não era candidato à longa internação. E o hospital, naturalmente, tinha capital investido em todos os leitos ocupados.

É curioso que, embora tenha sido chamado para dar palestras sobre todos os aspectos que pesquisei, nunca fui convidado para falar sobre o tratamento da cadeira nos casos de ataque agudo do coração. Apesar de ser substancial o impacto de nosso trabalho e viesse a transformar inteiramente o tratamento da trombose coronária, o estudo raramente tem merecido citações na literatura médica. No entanto, em número de vidas salvas, foi uma importante inovação terapêutica.

Poder-se-ia argumentar que os médicos não estão interessados em perder o controle ou ver minguada a sua receita. Mas o motivo econômico não era decisivo, como aprendi em muitas visitas à antiga União Soviética. Os médicos e os hospitais soviéticos não tinham o mínimo incentivo econômico de prolongar a internação de pacientes de ataque agudo do coração porque o sistema de medicina socializada pagava salários fixos aos médicos. Por isso, fiquei atônito quando descobri, vinte anos ou mais depois de nosso estudo, que na União Soviética os pacientes continuavam a ser confinados no leito durante um mês ou mais depois de um ataque do coração. Quando fiz indagações a esse respeito, a resposta que me deram foi mais ideológica do que científica: na sociedade capitalista, baseada na exploração da classe operária, era necessário reconduzir os doentes ao trabalho, quaisquer que fossem as consequências para sua saúde. Na sociedade socialista, ao contrário, por prevalecer o bem-estar humano, os pacientes descansavam até que o infarto fosse totalmente curado. Mal calculara eu que o tratamento da cadeira era um torpe artifício para promover o capitalismo!

A mais importante lição que tirei dessa experiência foi, talvez, que muitas práticas médicas não têm base sólida. Continuam em uso, como acontece com outras atividades humanas, pela inércia amparada pela moda, os hábitos e a palavra da autoridade. A segurança que inspira um sistema que mereceu longos anos de fé, mesmo que os seus fundamentos sejam falhos, é um forte empecilho ao progresso. A aceitação generalizada de um hábito torna-se a prova de sua validade, apesar de lhe faltarem outros méritos. Nas palavras do grande fisiólogo francês do século passado, Claude Bernard, o talento do inovador consiste em "ver o que todo mundo viu e pensar o que ninguém pensou". Assim que um paradigma se firma, sua aceitação é extraordinariamente rápida e é difícil encontrar gente que continue fiel a um método abandonado. Esse pensamento foi sucintamente captado por Schopenhauer, que afirmava que cada verdade passava por três fases: na primeira, é ridicularizada; na segunda, é violentamente combatida; e na última passa a ser aceita como evidente.

13
O choque que cura: corrente contínua e cardioversão

No FIM DOS ANOS 50, os médicos nada podiam fazer para tratar taquicardias, o batimento rápido e continuado do coração. As taquicardias, que podem originar-se tanto nos ventrículos como nos átrios, surge quando uma fonte de corrente elétrica anormal usurpa o marca-passo fisiológico do coração. O marca-passo normal, chamado "nódulo sinusal", é uma pequena estrutura em forma de vírgula, pouco maior que uma borracha de ponta de lápis, localizado no átrio direito. Emite mais de 2,5 bilhões de pulsos durante a vida, com regularidade verdadeiramente cronológica de cerca de 70 batimentos por minuto. Adicionalmente, sabe quando é preciso bombear mais ou menos sangue e ajusta adequadamente o ritmo do coração. Com exercício pesado, o nódulo sinusal é acelerado a até 160 batimentos por minuto ou mais e quando o sono coloca o corpo em estado de quietude, de abreviada hibernação, pode desacelerar-se a 30 batimentos por minutos e até menos. Para conseguir essa precisão, o nódulo sinusal é dotado de uma rica rede de nervos que serve como uma estação de comunicação de informações do cérebro ao coração.

Na taquicardia, o ritmo de batimento do coração deixa de ajustar fisiologicamente a corrente sanguínea às necessidades do corpo. O coração dispara como um automóvel cujo acelerador ficou travado no soalho e a fonte anormal de atividade elétrica torna o coração intransitável a todas as influências regulatórias nervosas. O ritmo pode ultrapassar o observado com exercício pesado e permanecer nesse nível com teimosa constância. Quando o marcapasso anormal se situa no ventrículo, a resultante taquicardia ventricular é um risco fatal. O perigo decorre em parte do elevado ritmo do coração, que sobe de 150 a 280 batimentos por minuto, muito mais do que um coração normal pode suster durante certo tempo. Isso se deve ao fato de que, quando o batimento se inicia fora do nódulo sinusal, a atividade elétrica não flui pelo sistema do conduto normal do coração; em vez disso, é transmitido ao acaso, e por isso o músculo do coração é ativado de forma atabalhoada. O resultado é uma contração desorganizada do coração grandemente incapacitado de impelir o sangue. Para agravar o perigo, a taquicardia ventricular emerge em pacientes que já sofrem de sérios males cardíacos, geralmente adiantada doença da artéria coronária. Esses pacientes têm dificuldade em tolerar o batimento desorganizado do coração. No passado, poucos sobreviviam o suficiente para chegar ao hospital. Com efeito, a taquicardia ventricular em geral constituía um breve prenúncio de morte cardíaca súbita.

As taquicardias originárias dos átrios, as câmaras superiores do coração, são mais fáceis de tolerar. A mais comum de todas as taquicardias, a chamada "fibrilação atrial", provavelmente aflige cerca de 1 milhão de americanos. Nesse tipo de arritmia, o átrio descarrega a uma terrível velocidade, além de chegar a 350 batimentos por minuto, ou mais. Esse elevado ritmo não seria tolerável pelas câmaras de bombeamento, os ventrículos, mas, por sorte, o rápido bombardeio dos impulsos não pode alcançar os ventrículos sem percorrer uma estreita ponte de tecido condutor, o chamado "feixe atrioventricular". Esse estreito canal reduz em aproximadamente dois terços os impulsos que chegam aos ventrículos. Assim, embora o ritmo resultante seja elevado e irregular, pode ser tolerado durante meses, ou anos. Quando o ritmo do coração é reduzido por medicamentos como o digitális, o indivíduo pode viver longa vida, sem impedimentos, sem maus sintomas ou funções cardíacos.

Não é esse, porém, o caso de outra forma de arritmia atrial, chamada "*flutter atrial*". Quando iniciei minha carreira em medicina, não havia maneira fácil de interromper esse ritmo desordenado, pois não cedia aos poucos remédios cardíacos então existentes. Sem ameaçar a vida a curto prazo, com ritmos do coração variáveis de

120 a 160 por minuto e com o átrio funcionando ao dobro da taxa normal, o *flutter* atrial podia ser bem tolerado por breves períodos. Contudo, quando a arritmia persistia por várias semanas ou mais, o coração começava a falhar. Uma vez verificada a congestão pulmonar, o rumo invariavelmente descambava.

Esses vários desarranjos rítmicos desafiavam os cardiologistas, e os fracassos terapêuticos eram comuns. No fim da década de 1950, usavam-se três medicamentos para restaurar o ritmo normal: quinidina, procainamida e o anticonvulsivo difenil-hidantoína. O principal deles era a quinidina, tomada por via oral, muito eficaz para combater a fibrilação atrial, mas sem efeito, oralmente, no caso de taquicardia ventricular; tampouco podia ser ministrada por via endovenosa ou intramuscular. Além disso, muitos pacientes não podiam suportar a quinidina por causa de forte diarreia, febre alta, ou perigosa supressão das plaquetas sanguíneas. No caso de taquicardia ventricular, a preferida era a procainamida, por ser o mais eficaz dos três produtos. Quando administrada por via endovenosa, a injeção tinha que ser lenta, limitada pela queda da pressão arterial. Uma complicação arriscada, pois o coração já estava seriamente combalido pela arritmia. Era raro o terceiro medicamento, Hidantal, fazer efeito quando a taquicardia provinha de doença da coronária, aliás, o precedente mais comum desse desordenado ritmo.

O perigo dessas drogas antiarrítmicas tornou-se bem claro para mim ainda no começo da carreira. Impressionava-me que, antes de tratados por esse preparado, muitos pacientes toleravam a taquicardia ventricular, apresentando apenas sintomas menores; alguns nem se davam conta de que o ritmo do coração estava descompassado. A pressão arterial era mantida, mesmo que o coração estivesse pulsando a quase 200 batimentos por minuto. No entanto, logo após receberem um remédio antiarrítmico, os pacientes começavam a piorar, sentir-se mal e adquirir o aspecto de quem havia caído do cavalo. Desse momento em diante, a trajetória era rápida e impiedosamente descendente; a pressão arterial tornava-se imperceptível, ocorria um estado de colapso circulatório e a recuperação era incomum. Todavia, se o remédio conseguisse restaurar o ritmo normal do coração, logo se restaurava o eficaz bombeamento do sangue.

O quadro terapêutico dos antiarrítmicos estava nesse pé quando conheci o Sr. C. Era um escocês bem magro, de olhos azuis muito vivazes, cabelo louro-areia já ralo; estava sempre jovial, apesar de já ter sofrido, aos cinquenta e quatro anos, dois seriíssimos ataques do coração. Cerca de uma vez por semana tinha taquicardia ventricular – no início da qual parecia aguentar firme. Embora respirasse rapidamente, negava que tivesse falta de ar ou outros sintomas. Sua única queixa eram as palpitações, que ele chamava de "coração em fuga". A taquicardia sempre ocorria à noite e o despertava de profundo sono. Não podia lembrar-se dos sonhos. Meu sono também foi perturbado porque muitas noites tive de correr ao hospital para encontrar um apologético Sr. C.

Aprendemos que administrar procainamida em grandes doses endovenosas lhe restaurava o batimento normal do coração, mas havia momentos de tensão antes que isso sucedesse. Assim que se começava a aplicar a injeção, a pressão arterial desandava para baixo. A partir daquele instante, parecia haver uma corrida entre as ações salutares e adversas da droga. As más ações afetavam o bombeamento do coração, e os pulmões do Sr. C. se congestionavam. O paciente ficava azul por causa da oxigenação insuficiente, e sua respiração tornava-se mais rápida e incômoda. Entre a equipe médica, a ansiedade crescia enquanto esperávamos, apreensivos. Qual cederia primeiro? A arritmia ou o coração? Depois de uma hora trabalhosa, o Sr. C. retomava os batimentos normais, os sinais vitais também reagiam e ele voltava à sua animação habitual. E quando trocávamos um aperto de mãos ele prometia nunca mais perturbar meu sono.

Os apertos de mãos e as promessas não faziam grande efeito, pois o fenômeno se repetia cerca de uma vez por semana. O paciente não lograva identificar qualquer "gatilho" do seu mal, fosse físico ou emocional. Invariavelmente, o problema surgia depois da meia-noite. Comecei a achar que uma noite sem sono por semana era como um pagamento de algum inconfesso pecado médico. Depois da décima ocorrência, eu estava ficando com fadiga nervosa. No entanto, mal podia antever o que ainda viria!

Às duas e meia da madrugada da terça-feira, 3 de novembro de 1959, fui despertado por uma enfermeira da unidade de emergência do Peter Bent Brigham Hospital. Anunciou serenamente: "O seu amigo, Sr. C, está aqui à sua espera". Quando cheguei ao PBBH, ele parecia tranquilo. O coração batia a 170 por minuto, ritmo que podia tolerar sem problema evidente durante muitas horas. Com o otimismo insuflado por numerosos encontros idênticos, garanti ao Sr. C. que logo voltaria ao normal. Mas dessa vez a dose usualmente eficaz de procainamida não fez regredir a taquicardia. Pelo contrário: o ritmo do coração, em vez de cair, subiu a 212 batimentos por minuto, ao passo que a pressão arterial em sístole desacelerou a 80 e tornou-se difícil de medir. Nesse nível de pressão somente o cérebro e o coração estão sendo sustentados, e a circulação aos outros órgãos está praticamente fechada. Havia indícios de colapso do coração e congestão pulmonar. No dia seguinte, ministramos Hidantal, sem resultado. Na quinta-feira, o Sr. C. parecia mais morto do que vivo, porém seus olhos irradiavam confiança porque eu nunca lhe havia falhado. Continuei resmungando frases feitas, dizendo que ele logo recuperaria o ritmo normal do coração, conquanto não tivesse a mais remota ideia de como o conseguir. Comecei a sentir o calor infernal do pânico.

À medida que passavam as horas da quinta-feira, meus ajudantes e eu andávamos como mortos-vivos, por causa de noites maldormidas e pelo nível de nosso moral, pois as últimas fagulhas de esperança iam apagando. Mas o Sr. C. reteve sua dose de otimismo e procurou animar-nos:

"Dr. Lown, tenho certeza de que o senhor vai me tirar dessa dificuldade, como sempre fez!"

Esses comentários tornavam a situação ainda menos suportável. Girava em meu cérebro cansado um aforismo de Bertolt Brecht: "Eu admito – não tenho esperança. O cego fala de uma saída. Eu vejo".

Na sexta-feira de manhã, a respiração do paciente era laboriosa; sua pele, cinzenta e coberta de uma fina camada de suor frio. De lábios azul-escuros, o Sr. C. agitava-se enquanto seu cérebro pedia mais oxigênio. Tinha agora os pulmões totalmente cheios de líquido e a congestão não cedia aos diuréticos. Interrompemos o controle de sua pressão arterial e ele parou de animar-nos. A cada palavra que pronunciava caía num prolongado período de tosse, ofegando. A mensagem era: "O senhor me falhou". Era o que eu imaginava.

Remexendo nos miolos e passando em revista pela enésima vez tudo o que se poderia fazer, sempre chegava ao mesmo resultado:

zero. De repente, recordei que apenas uns anos atrás o Dr. Paul Zoll, médico-inventor e inovador do vizinho Beth Israel Hospital, havia promovido uma revolução ao introduzir choques de corrente alternada (CA) no peito intato para tratar a fibrilação ventricular, a arritmia da morte súbita. Essencialmente, o dispositivo recebia corrente elétrica de uma tomada e, com um choque, restaurava o ritmo normal do coração. Uma novidade fenomenal para aqueles que já tivessem sofrido parada cardíaca. Estavam virtualmente mortos e, embora a CA deixasse de reanimar um grande número deles, pelo menos era uma técnica sem complicações. Não podia lesionar mais um organismo morto, porém meu paciente estava muito vivo e plenamente consciente.

Como eu nunca vira um desfibrilador de CA, não tinha a menor ideia de como usá-lo. O choque seria doloroso? Seria necessária anestesia? Havia um nível apropriado de voltagem para inverter a taquicardia ventricular? Se falhasse o primeiro choque, quantos mais podiam ser dados? A descarga elétrica traumatizaria o coração ou danificaria o sistema nervoso? Poderia queimar a cútis? Havia algum perigo para os circunstantes? Seria explosivo no caso de o paciente estar aspirando oxigênio? Minha cabeça doía com essa avalanche de perguntas. No PBBH não havia ninguém que pudesse responder a essas questões, pois eram poucos os que haviam utilizado o desfibrilador Zoll.

Tentei chamar o próprio Zoll ao telefone, mas, claro, estava fora da cidade, não podia ser localizado. Falei com um de seus experientes colaboradores, que informou que nunca tinham utilizado o desfibrilador de CA num paciente com taquicardia ventricular. Até então, todos os pacientes do tratamento de Zoll haviam sofrido parada cardíaca e estavam inconscientes. Aquele colaborador não pôde me dar nenhuma sugestão útil, e a minha resolução minguou. Mas, quando voltei à vigília junto ao leito do Sr. C, joguei ao vento todas as precauções. Em primeiro lugar, dirigi-me à Sra. C, explicando que talvez pudéssemos matar o marido com essa técnica não provada. Tendo sofrido em silêncio durante toda a longa agonia, ela percebeu que havíamos chegado ao fim do caminho e que o marido podia morrer a qualquer momento. Mulher muito resoluta, animou-nos a continuar nossos esforços.

O próximo obstáculo era recrutar alguém disposto a anestesiar um paciente quase morto. Temeroso de perder tempo precioso falando com subalternos, recorri ao Dr. Roy Vandam, diretor do Departamento de Anestesia do PBBH. Parecia-me improvável que ele anuísse em ser cúmplice do que poderia ser uma trágica desventura. Depois de explicar-lhe o dilema terapêutico, com desespero na voz, pedi-lhe que mandasse um dos seus acólitos me ajudar. Ele se negou, argumentando não ser esse um caso para um assistente; ele iria pessoalmente ver-nos, em um instante. E de fato veio correndo, trazendo um pequeno cilindro de óxido nitroso como anestésico, conquistando dessa forma um nicho permanente no meu panteão particular.

Quando o Sr. C. ia ser anestesiado, o diretor de serviço médico entrou e mandou parar tudo. O Sr. C. estava agora em estupor e cada minuto de atraso o colocava em maior perigo. O diretor crivou-me de perguntas. Tinha alguma experiência com o desfibrilador de CA? Já havia usado o aparelho num paciente com taquicardia ventricular? Alguém já havia realizado tal operação no PBBH, ou em Boston, ou em algum lugar do mundo? Minha resposta a cada pergunta foi negativa. Por último, perguntou-me se eu sabia que, se o paciente morresse, o hospital seria legalmente responsável e poderia ser acionado por erro? Vendo que eu me mantinha impassível, insistiu em que eu pedisse autorização do advogado do hospital. Recusei, mas num gesto de conciliação, anotei na ficha do paciente que o procedimento corria única e exclusivamente sob minha responsabilidade, registrando também a oposição do hospital à minha decisão.

Uma vez vencido o obstáculo burocrático, o Sr. C. foi anestesiado. Em seguida aplicamos dos lados direito e esquerdo do peito as grandes placas-eletrodos e, assim que o Dr. Vandam deu o sinal, todos pularam fora quando dei o choque elétrico. Durante o minuto seguinte, a agulha do eletrocardiógrafo saltitou como louca e não podíamos saber se a taquicardia fora vencida. Todavia, auscultando o Sr. C. pelo estetoscópio, ouvi o afortunado som "bam-bam-bam", lento, forte e regular. Esses sons me arrepiaram a pele, uma sensação indelével que me recordou a primeira vez que ouvira, ainda rapazola, os acordes iniciais da *Quinta Sinfonia* de Beethoven.

O Sr. C. despertou quase imediatamente, como se apenas tivesse feito a sesta, com um sorriso angelical nos lábios vermelhos. Logo depois dispensou o oxigênio e os hipertensores para fortalecer a circulação. Houve um milagre. O Sr. C. recuperou-se rapidamente e um dia depois pôde levantar-se e andar. Aprovei sua ida à Flórida, com a esposa, para umas merecidas férias, mal prevendo que aquele simpático cavalheiro logo teria que enfrentar o capítulo mais arrepiante de uma longa saga.

Exatamente três semanas depois, numa sexta-feira de manhã, a Sra. C. telefonou e disse que o marido estava de novo com taquicardia ventricular, num hospital de Miami. Assegurei-lhe que um grande hospital universitário sem dúvida possuía um desfibrilador de CA e que eu apenas precisava conversar com o médico atendente. Ligaram-me com o diretor do serviço de cardiologia, a quem expliquei minuciosamente a história recente do paciente e disse que ele morreria se não fosse liberto do ritmo desordenado por meio de choque elétrico. Nenhum dos meus argumentos e rogos teve o menor impacto. Uma conversa amistosa de repente se transformou num bate-boca colérico. E ele sempre recusando. A razão declarada era que o uso de um desfibrilador de CA em taquicardia ventricular não havia sido descrito na literatura médica. Ele não quis aceitar a explicação de que a nossa experiência era demasiado recente para ter merecido escritos e acrescentei que ninguém poderia garantir-lhe que ele não seria processado se alguma coisa saísse mal.

Indaguei, incrédulo: "O senhor vai deixar esse homem morrer sem tentar um método que já funcionou no caso dele?"

"Lamento muito, doutor, mas não posso aplicar um procedimento ultranovo, ainda não documentado, nem mesmo por um resumo da literatura médica."

Alucinado, sugeri à Sra. C. que voasse com o marido para Boston. Duas horas depois ela telefonou do aeroporto de Miami, muito agitada. Nenhuma companhia aérea aceitava transportar um paciente em estado tão crítico. Eram catorze horas e o fim de semana se aproximava. Minha conduta foi despropositada. Por minha sugestão, um paciente moribundo, que abandonara o leito por sua própria conta e risco, contra as advertências médicas, estava agora largado numa padiola de rodas em um movimentado aeroporto internacional. Desesperei-me, pensando no que fazer. Ele precisava seguir imediatamente para Boston. Às dezesseis horas, não sabendo a quem recorrer, resolvi visitar o professor de medicina aeronáutica na Harvard School of Public Health, Dr. Ross McFarlane. Em vez de telefonar, achei melhor ir ao escritório dele, passando direto pela secretária. Encontrei-o numa reunião com dois homens. Sem dar a estes a mínima atenção, contei a minha odisseia de dor e a medonha emergência médica. O professor McFarlane não se deixou perturbar pela intrusão.

"Você não poderia ter escolhido momento mais propício", disse, rindo.

Seus visitantes, que eram de Washington, D.C., eram altos funcionários da Administração Federal de Aviação. Imediatamente telefonaram e puseram-se a chamar os principais executivos de várias companhias aéreas que faziam a linha Miami-Boston. Por fim acharam o presidente da Eastern Air Lines, que autorizou o embarque do Sr. C. no voo para Boston, que sairia de Miami às dezenove horas e deveria chegar ao Aeroporto Internacional Logan em Boston por volta das vinte e duas e trinta.

Fiquei contentíssimo, mas por volta das vinte e duas horas o telefone tocou e ouvi o que soava como um telefonema internacional. Por fim compreendi que era o comandante do avião da Eastern Air Lines que transportava o Sr. C. Chamava para comunicar que o nevoeiro fechara o Aeroporto Logan e que o voo havia sido desviado para o aeroporto de Idlewild, em Nova York. Perguntava o que devia fazer com o passageiro enfermo. Recomendei que entrasse em contato com um serviço de ambulâncias e mandasse o Sr. C. para Boston. Cerca de meia-noite, a Sra. C. telefonou-me de novo, desesperada. Ao que parecia, a ambulância os levara a Manhattan antes de saber que o PBBH não ficava em Nova York, mas em Boston. Como ambulância municipal, não tinha licença de sair dos limites de sua circunscrição. Outra hora se foi antes de ser possível passar o Sr. C. para uma ambulância particular. Com o denso nevoeiro daquela noite de inverno, a viagem a Boston foi vagarosa. Afinal, chegaram ao hospital às oito da manhã de sábado.

Estávamos preparados, porém o Sr. C. estava *in extremis*, em semiestupor, mais morto do que vivo. Quando lhe demos o choque elétrico no peito, o coração, em vez de readquirir o ritmo normal, foi lançado em hedionda fibrilação ventricular. Outros choques de nada adiantaram. Abrimos então o tórax, mesmo sem assepsia adequada. Estava horrível, ensanguentado e em desordem. Apliquei choques diretos no coração e a descarga elétrica, por ser mais potente, restaurou o mecanismo normal. Mas dessa vez não houve uma recuperação rápida. O paciente continuou em estado crítico tanto por causa do colapso do coração como da avassaladora infecção e quando, afinal, recebeu alta, mais de seis semanas depois, era um ancião decrépito. Não sobreviveu muito tempo. Minha vitória se transformara numa calamidade.

Mas por que a descarga precipitara a obstinada fibrilação ventricular, arritmia muito mais maligna do que a desordem que combatíamos? Uma busca na literatura conduziu a nada. Não existia um único artigo mencionando os possíveis efeitos adversos da corrente alternada sobre o coração. O método Zoll espalhara-se pelo mundo e ninguém havia documentado as consequências possivelmente perigosas do seu uso.

Cônscio dos efeitos potencialmente perversos da CA, comecei a visitar salas de operação onde se faziam cirurgias do coração. Nessas operações, era frequente o coração fibrilar e então a CA era aplicada diretamente ao órgão para inverter a arritmia. Às vezes, quando havia necessidade de repetidos choques, a sala cheirava a churrasco por causa do músculo cauterizado do coração. Nem é necessário dizer que a mortandade em casos de cirurgia do coração era grande quando a reanimação elétrica era empregada para pôr em marcha um coração parado.

Ninguém havia focalizado os efeitos antagônicos do desfibrilador de CA porque era usado quando havia parada do coração, que é sinônimo de morte. Se o paciente não se recuperava, havia abundantes razões para a fatalidade, sem pôr culpa no desfibrilador. Os cirurgiões, com alguma arrogância, comentaram que, se um desfibrilador de CA causasse danos ao coração, era um preço módico a pagar pela salvação do paciente. Mas, se eu quisesse tratar arritmias de doentes vivos, tinha que encontrar uma técnica tanto quanto possível livre de complicações.

Esbocei uma série de experimentos simples para testar a segurança do uso de CA com o peito fechado, como se fazia no caso de parada cardíaca. Eu não tinha verba e os meus requerimentos de assistência financeira foram indeferidos, em grande parte porque eu carecia de credenciais em engenharia, mas também porque o uso da eletricidade para tratar arritmias vulgares dava a muitos a impressão de exotismo. O projeto foi salvo pelo Dr. Fredrick Stare, meu chefe e notável visionário, diretor do Departamento de Nutrição da Harvard School of Public Health, onde eu tinha um laboratório de pequenos animais. Ele me incentivou e nos próximos anos financiou todos os custos da pesquisa, sem se preocupar com os elevados investimentos.

Com uma série de experimentos em animais, logo demonstrei que a CA era prejudicial ao coração. Provocava todas as anormalidades conhecidas no ritmo do coração, traumatizava o músculo do coração, causava a expulsão do potássio do músculo e provocava queimaduras elétricas. Levando numerosos choques, o coração tornava-se permanentemente disfuncional.

Por uma série de razões fisiológico-teóricas, resolvi tentar o uso da corrente elétrica contínua (CC), porém precisava de alguém que fosse perito em engenharia elétrica. Por sorte, e muito por acaso, conheci um brilhante e jovem engenheiro eletrônico, Baruch Berkowitz. Ele rapidamente compreendeu o problema e se revelou emérito inovador. Em um ano de intensos experimentos em animais, demonstramos que uma das numerosas ondulações de CC estudadas sempre se mostrava eficaz na reversão da mais teimosa fibrilação ventricular, sobre a qual a CA não fazia efeito. Para testar as limitações do sistema, refrigeramos o coração, acidulamos o sangue e reduzimos a tensão do oxigênio a uma fração da normal, circunstâncias que tornavam quase impossível a reversão. Mesmo nessas difíceis condições, a CC sempre conseguiu restaurar o ritmo normal. Além disso, não lesava o coração. No peito fechado do animal, mesmo em seguida a duzentos choques de alta energia, não havia qualquer sinal perceptível de lesão. Em realidade, criamos um desfibrilador quase à prova de fracasso. Em minha busca de um método de tratar taquicardias cardíacas, eu acabara descobrindo um desfibrilador novo e aperfeiçoado.

Pela primeira vez, a fibrilação ventricular deixou de produzir exagerada mortalidade. O desfibrilador de CC não apenas oferecia novo método para reanimar pessoas que tinham morrido de repente, como alargava os horizontes dos cirurgiões cardíacos. Durante uma operação de ponte coronária, o cirurgião precisa de uma parada do coração a fim de colocar uma pequena "ponte" venosa ou arterial para dar a volta aos vasos coronários obstruídos. Provoca uma parada no coração por meio da indução de fibrilação ventricular, durante a qual a circulação que serve os órgãos vitais é mantida por uma bomba oxigenadora externa. O desfibrilador de CC abriu caminho, pela primeira vez, a um modo seguro de restaurar o ritmo normal do coração. Sem o desfibrilador de CC, não teria sido possível o enorme progresso verificado, durante os três últimos decênios, no campo da cirurgia do coração.

O primeiro cirurgião a perceber a importância da inovação foi o Dr. Don Effler, diretor de cirurgia cardíaca da Clínica de Cleveland. Em 1962, pouco depois do desenvolvimento do desfibrilador de CC, conheci Effler em Tampa, Flórida, numa reunião da Associação Cardíaca da Costa do Sol, na qual éramos ambos oradores convidados. No fim de um dia, sentados os dois ao lado da piscina, expliquei o meu trabalho com o desfibrilador. Ele manifestou ligeiro interesse e eu me esqueci da palestra até muitos meses mais tarde, quando Effler apareceu em meu modesto laboratório, no porão da Harvard School of Public Health. Procurou-me exclusivamente para saber mais a respeito do novo aparelho, e o seu grupo foi o primeiro a utilizar o desfibrilador de CC. Não foi talvez por acaso que o cirurgião argentino Dr. René Favoloro, colaborador de Effler na Clínica de Cleveland, praticou a primeira cirurgia de ponte coronária poucos anos depois.

Mais de vinte anos mais tarde, Effler escreveu-me uma longa carta reminiscente da trajetória do desfibrilador de CC e concluiu:

"Esta carta foi inspirada numa pergunta de minha secretária, que me pediu a definição de *bambúrrio*. Dei-lhe a definição clássica do dicionário, mas depois falei de minha viagem a Tampa, minha participação num grupo de discussão médica, minha preguiçosa caminhada até o bar da piscina e o meu *relax* ao sol – e como acabara topando com o desfibrilador de CC, que fez e continua fazendo tanta e tão profunda diferença em minhas taxas de morbidade e mortalidade. O lendário príncipe de Serendip sempre encontrava um tesouro quando buscava outra coisa – é um belo conto."*

O aparelho de CC desbancou o desfibrilador de CA, a despeito da encarniçada ação de retaguarda que os fabricantes da máquina mais antiga opuseram; depois de alguns anos o desfibrilador de CC foi adotado para uso geral. No entanto, persistia uma indagação: por que não usar o desfibrilador para outras arritmias, além da fibrilação ventricular? Para isso, tínhamos de contar com absoluta certeza de que a corrente contínua, com a específica onda utilizada, não seria nociva ao coração. Com prolongados experimentos em animais, percebi que não era nenhuma maravilha absoluta. A chamada onda segura de CC era bem capaz de provocar fibrilação ventricular. Isso acontecia com pouca frequência, talvez uma vez em cem, e parecia ser totalmente imprevista e acidental. Embora isso não tivesse muita importância num coração que já sofria de fibrilação ventricular, como no caso de parada do coração, era absolutamente inaceitável no tratamento de arritmias menos graves.

Logo descobrimos a causa do fenômeno. Cada vez que o coração bate, há no ciclo cardíaco um breve intervalo de suscetibilidade à fibrilação ventricular. Isso se aplica tanto a corações normais como aos doentes. Esse intervalo é conhecido por "período de vulnerabilidade ventricular" (ou "período vulnerável") e ocorre no início do ciclo, durante a inscrição da onda T no eletrocardiograma. É um brevíssimo intervalo durante o qual o coração se refaz de ter sido estimulado a contrair e retorna a uma fase de ligeiro repouso, preparando-se para a descarga elétrica seguinte. O período de vulnerabilidade é muito curto, pois dura de 0,02 a 0,04 segundo, mas, quando o impulso elétrico coincide com o dito período, ela dispara

---

* No século XVIII, o escritor inglês Horace Walpole inspirou-se na lenda *Os Três Príncipes de Serendip* para inventar o termo *serendipity*, com o mesmo significado que bambúrrio em português: "muita sorte, ou aptidão para achar por acaso, sem procurá-las, coisas de valor". (N. do T.)

uma arritmia potencialmente fatal. Descobrimos isso à custa de muitíssimos experimentos, sem saber que os fisiologistas já o conheciam havia cinquenta anos.

Uma vez identificada a causa da fibrilação ventricular, pudemos utilizar o desfibrilador de corrente contínua com muito maior segurança. Acrescentamos-lhe um simples cronômetro eletrônico para desferir a descarga elétrica de modo a evitar o período de vulnerabilidade no ciclo cardíaco. Chamei esse método de "cardioversão cronometrada por CC", cuja introdução provocou verdadeira revolução na cardiologia. Pela primeira vez foi possível fazer parar todos os episódios de ação rápida do coração, inclusive a fibrilação atrial, o *fluttter* atrial, a taquicardia ventricular e uma série de outras desordens. A cardioversão deu ímpeto significativo à criação das unidades de atendimento das coronárias, centros especializados em pacientes que sofrem de ataques do coração e são altamente suscetíveis a diversas arritmias cardíacas. Ainda mais recompensador do que a melhora dos cuidados cardíacos em geral foi a recuperação daquele miraculoso "bam-bam" no coração dos pacientes antes submetidos a intoleráveis cabriolas no peito. Em horas, podem esquecer até que ponto o coração é capaz de importunar e atormentar.

Na vida, a resolução de um problema invariavelmente traz novos reptos. Ao passo que outrora era relativamente raro o cardiologista encontrar um paciente com taquicardia ventricular, hoje isso é comum. Enquanto antes era incomum encontrar alguém que tivesse sobrevivido a dois ou três episódios de taquicardia ventricular, hoje nos consultam pacientes que já sofreram centenas de ataques desse tipo. Surgiu uma nova especialidade, a arritmologia, que levou ao desenvolvimento de tecnologias inovadas para o diagnóstico e o tratamento desses pacientes. Vidas sem conta foram salvas. O que me espanta é ver com que rapidez, quase da noite para o dia, tudo isso foi adotado no mundo inteiro e em toda parte tornou-se o tratamento padrão.

14
Unidades de atendimento das coronárias

A DESFIBRILAÇÃO POR corrente contínua (CC) deu amplas provas de que a morte cardíaca súbita era reversível e se podia sobreviver a ela. Podia salvar muitas vidas, mas, até que chegassem os técnicos de emergência médica à vítima de parada cardíaca, frequentemente eram fúteis os esforços de reanimação. Em seguida a um colapso cardíaco, a porta da vida da vítima ficava entreaberta durante breve intervalo e logo era trancada para sempre.

Para evitar uma Torre de Babel terminológica, cumpre informar que os médicos usam as expressões de forma intercambiável, sem rigor científico. Por exemplo, colapso cardíaco pode descrever um desmaio, queda da pressão do sangue ou parada do coração. As paradas cardíacas resultam da cessação dos batimentos do coração que, se não for prontamente revertida, leva à morte súbita. O ataque do coração é sinônimo de infarto do miocárdio e trombose da coronária e também usado para designar morte súbita.

Trinta anos atrás, acreditava-se geralmente que a morte cardíaca súbita era causada por um infarto do miocárdio. A crença explicava que o ataque se iniciava quando um trombo, ou coágulo de sangue, repentinamente bloqueava uma grande artéria coronária, dando-se a trombose coronária aguda. Como o vaso obstruído pelo trombo não mais podia levar sangue ao coração, o segmento do músculo do coração privado do sangue portador de oxigênio e nutrientes vitais morria e eventualmente cicatrizava. O resto do músculo do coração, com as artérias coronárias patentes, não era afetado, com exceção do fardo mais pesado, e tinha de esforçar-se para fazer circular o volume normal de sangue pelo corpo com menos músculo de bombeamento. O vaso coronário obstruído também danificava o sistema de condução elétrica. Isso aumentava mais o risco do que propriamente a lesão ao músculo do coração. Ao desviar-se do tecido morto, o fluxo de corrente elétrica se dispersava em reverberações que às vezes se tornavam caóticas. Em alguns pacientes, elas prosseguiam e se transformavam em verdadeiras tormentas elétricas que afetavam todo o coração. O desorganizado ritmo do coração – as fibrilações ventriculares (FV) – era o prenúncio de parada cardíaca (ver capítulo 13). Assim, raciocinei que, a fim de diminuir o estrago da fibrilação ventricular, se os pacientes, nos primeiros estágios do ataque do coração, fossem imediatamente hospitalizados numa unidade especial de monitoragem, dotada de desfibrilador de CC pronto a entrar em ação, suas chances de sobrevivência aumentariam muitíssimo, pois poderiam ser reanimados no caso de FV.

Nos anos 60, propus a criação do que eu supunha ser a primeira unidade de atendimento das coronárias do Peter Bent Brigham Hospital, porém fui desiludido da noção de que seria ideia original quando recebi a visita do Dr. Grey Dimond, na época professor e diretor do Departamento de Medicina da Universidade de Kansas. Contou-me que um genuíno milagre salvador de vidas tinha sido produzido pelo Dr. Hughes Day, um clínico-geral de Bethany, Kansas, que organizara a primeira unidade de atendimento das coronárias dos Estados Unidos. Essa inovação aumentou o meu entusiasmo para a criação de uma unidade de atendimento das coronárias em meu hospital.

O ponto central do meu raciocínio era decidir como proteger os pacientes cardíacos contra a FV. Durante a FV, o coração está morrendo não porque a atividade se interrompe, mas, ao contrário, por excesso de atividade elétrica tumultuada. Uma observação mais detida do coração fibrilante revelou que ele parecia um verdadeiro ninho de víboras, causado por correntes elétricas precipitadas de um lado para outro, colidindo umas com as outras e se entrecancelando, somente para ressurgir do nada em doida desordem. Se tamanho caos não fosse interrompido em poucos minutos, acabaria com a contração organizada do coração; isso era descrito como "o coração fibrilava". Uma vez que isso acontecesse, o paciente morreria dentro de minutos, a não ser que fosse reanimado por meio de choque elétrico.

Como já observei, a faísca elétrica responsável por impelir a contração do coração origina-se normalmente no marca-passo natural do coração, o nódulo sinusal (ver capitulo 13). Daí, o estímulo percorre os condutos preexistentes, distribuídos pelo coração, o que permite a ativação em sequência, de modo que o bombeamento vá de cima para baixo, para a base, onde se localizam as válvulas. A modalidade estável desse firme ritmo elétrico gera pressão eficaz, que impele o sangue adiante, pelas válvulas do coração e na direção dos grandes vasos sanguíneos, assim distribuindo o fluxo por todo o organismo. Ao perturbar a atividade elétrica, a FV desorganiza também a atividade mecânica do coração e detém o seu bombeamento.

Uma vez verificada a FV, como já frisei, o tempo é um fator essencial: os segundos são preciosos. Para que essa desordem letal do ritmo possa ser corrigida instantaneamente, é preciso que o paciente esteja próximo do desfibrilador de CC. A unidade de atendimento das coronárias (UAC) devia estar aparelhada não apenas com desfibrilador como também com a tecnologia eletrônica necessária para identificar o momento em que surgiu a arritmia potencialmente letal.

Conquanto as inovações revolucionárias do desfibrilador de CC e do cardioversor tivessem sido usadas inicialmente no PBBH, não consegui convencer sua administração a montar uma unidade de atendimento das coronárias. Procurei persuadir o distinto médico-chefe, Dr. George Thorn, porém ele, embora endossasse a ideia, achava pouco provável que a diretoria executiva a aprovasse, pois o Brigham planejava construir um hospital inteiramente novo dentro de poucos anos e, afinal de contas, não tinha verba para o projeto. Eu me impacientava porque já haviam sido inauguradas mais três unidades: em Miami, Filadélfia e Nova York.

Corria o ano de 1963. Discuti a necessidade da UAC com meu mentor, Dr. Samuel A. Levine, e não foi preciso muito para persuadi-lo; logo se tornou um paladino do plano e pôs à disposição toda a verba destinada à pesquisa. A American Optical Company, uma das primeiras a fabricar o desfibrilador de CC e cardioversores, doou todo o equipamento eletrônico necessário. O hospital não pôde resistir a tão atraente proposta e por fim reservou espaço para a montagem de uma UAC de quatro leitos, a primeira na Nova Inglaterra e a quinta no mundo.

As primeiras UACs, antes de inaugurar-se a do PBBH, eram destinadas essencialmente à reanimação cardiopulmonar. A finalidade da monitoragem era identificar os primeiros sinais de FV, a fatal arritmia que produz a morte súbita. O instrumento principal era um monitor localizado ao lado do leito, ligado à vítima do ataque da coronária, que mantinha contínua vigilância e dava o alarme quando havia alguma alteração. Um grupo de enfermeiras devidamente treinadas mantinha-se em constante vigília, disposto a intervir com perícia com um repertório bem ensaiado e disciplinado de atividades no evento de parada cardíaca. Reinava uma atmosfera de posto de bombeiros, cercado de uma grande área arborizada durante um período de seca e com um incendiário solto na vizinhança.

No momento em que soava o alarme, porém, o pessoal médico da casa, não tão bem treinado, assumia o comando. Saíam correndo em disparada, mesmo que a maioria dos alarmes fossem falsos, produzidos por aparelhos eletrocardiográficos. Quando se dava uma parada cardíaca real, o espaço em torno do paciente se enchia de enfermeiras, internos, residentes, candidatos a pós-doutorado, estudantes de medicina, técnicos e serventes. O vozerio era estridente, com timbre exacerbado pela agitação. Ao contrário das enfermeiras, os médicos não tinham qualquer plano de ação, mas exerciam autoridade. Como os ignorantes são os que têm mais certeza do que é certo, eram os menos experimentados que davam as cartas. Mais bicarbonato. O tubinho da venosa está obstruído. Ele precisa levar outro choque. Pode sentir algum pulso? Todo mundo se afaste. As tomadas não estão no lugar. Raios, por que o desfibrilador não está ligado?

Circulava na época a seguinte anedota: um paciente chega à UAC com ligeiro ataque do coração. Está com medo, ansioso, louco para saber o que está acontecendo. Todo mundo ocupadíssimo, salvando vidas, sem tempo para lhe dar qualquer informação. Cercado de complicada tecnologia, a única coisa que o paciente pode ouvir é o batimento *staccato* do próprio coração. E tudo o que consegue ver é a tela luminescente do osciloscópio com as cobrinhas que não

param de passar de um lado para outro, amiúde repetindo os mesmos desenhos, que ele interpreta, com razão, serem os batimentos do coração. Cai a noite, ele fica desesperado por ouvir algum veredicto: será a vida, a invalidez, ou coisa pior? Entra um faxineiro com balde e esfregão. O paciente volta-se para ele, pedindo informação: "Oi, companheiro, o que é que está acontecendo aqui?"
"Não sei, mas uma coisa lhe digo: está ouvindo esse bip, bip, bip? Não deixe que ele pare, porque se parar é fogo. Vem uns dez caras de branco em disparada e o fazem dançar miudinho, elétrico."

Quando a UAC do PBBH foi inaugurada em 1965, evitei a atmosfera circense que reinava nas outras unidades no momento em que ocorria uma parada cardíaca. No entanto, a finalidade essencial era a mesma: reanimar os pacientes portadores de infarto agudo do miocárdio que tinham sofrido parada cardíaca. Exibindo as onipresentes FVs, os novos monitores de osciloscópio, estrategicamente situados na UAC, davam-me um prenúncio do futuro. O paciente estava sendo deslocado no rol das prioridades. As enfermeiras, em vez de andarem à volta dos leitos, temendo uma perigosa extrassístole, augúrio de uma possível arritmia maligna, grudavam-se nas grandes telas de televisão, com seus dados eletrocardiográficos, no posto de enfermagem.

A unidade do PBBH foi revolucionária em vários aspectos. Fora construída com vistas a reduzir os fatores psicológicos de estresse; a iluminação, por exemplo, era controlada por reostatos, de forma que os pacientes não se assustassem com o clarão que acompanha a chegada de médicos. Havia ênfase no silêncio. Os pacientes que queriam ouvir rádio tinham que usar fones. Como os cirurgiões invariavelmente falam alto, fazem algazarra e são ameaçadores, o cartaz "Cirurgiões, favor só entrar em caso de consulta" havia sido colocado na entrada da unidade. Tudo fora planejado para obter o máximo de privacidade e ao mesmo tempo permitir contato visual direto com o posto de enfermagem, isto é, os pacientes podiam ver as enfermeiras, e estas, os pacientes. Em diversas exortações ao corpo médico salientei que um ambiente tranquilo, sossegado, era essencial para que se captasse o ânimo do paciente ou seu estado de ansiedade. É somente quando o silêncio reina que se podem perceber um gemido abafado e o tormento submerso do desespero.

As enfermeiras foram promovidas, deixando de ser meras subalternas – seu histórico papel até então – e transformando-se em profissionais também. Elas, como os médicos, usavam estetoscópios. Participavam das visitas matinais e faziam comentários sobre os pacientes, proporcionando valiosas visões sobre as preocupações deles – informação que os médicos raramente captavam por si mesmos. Um atarefado interno ou médico residente numa rápida visita para tratar de algum urgente problema clínico raramente tinha tempo para ouvir o paciente. Organizamos conferências com as enfermeiras, e eu dava uma preleção de uma hora, todas as semanas, exclusivamente para elas. Era um novo tipo de enfermagem participativa. O entusiasmo era palpável e o moral, elevado.

Quando ocorria uma parada cardíaca, as enfermeiras tinham instruções de não esperar pelos médicos, mas iniciar imediatamente a desfibrilação. Excelentemente treinadas em respiração cardiopulmonar (RCP), tinham mais perícia do que os médicos. Estes, embora recebessem treino em RCP, não tinham tempo para praticá-la. Era uma experiência estética assistir a uma enfermeira especializada reagir a uma parada cardíaca. Até hoje recordo com admiração uma vez em que uma enfermeira magrinha me pediu que fosse ver um paciente recém-chegado. Como a unidade estava lotada, ele ficara na maca na sala de tratamento. Ela contou-me, com toda a calma, que o indivíduo era um inspetor do corpo de bombeiros, tinha quarenta e oito anos e havia sofrido uma parada cardíaca minutos antes. Mas, quando entrei na sala, o paciente estava despreocupado ou sabia quase tudo do evento quase catastrófico.

"Devo ter perdido os sentidos por uns instantes", comentou ele.

Pelo que a moça me contou, ela estava fazendo um eletrocardiograma quando teve FV. E ela fizera o seguinte: primeiro, verificou se o gráfico caótico não era devido a algum fio desligado, tomou o pulso, ligou o desfibrilador, esperou dez segundos até atingir suficiente energia, fixou a graduação apropriada para a descarga, aplicou pasta condutora às paletas dos eletrodos, colocou os eletrodos no peito dele e deu o choque. Tudo isso em vinte e sete segundos! Eu soube precisamente do tempo porque ela deixou o eletrocardiograma rodando, o que me permitiu conferir os dados. Quando o paciente acordou, um minuto depois, ela lhe havia assegurado que tivera uma arritmia menor, que não se repetiria. Ambos muito serenos, comportando-se como se o sucedido fosse um acontecimento rotineiro que não merecia muito falatório. Que extraordinário profissionalismo médico! Não obstante tudo isso, eu não estava satisfeito com a relevância dada à reanimação dos pacientes. Teria mais sentido prevenir a fibrilação ventricular em primeiro lugar em vez de ser herói mais tarde. Parecia-me especialmente pertinente o velho adágio de que mais vale um grama de prevenção do que um quilo de cura. Como a FV era quase invariavelmente reversível, e os pacientes não pareciam ter piorado, os médicos achavam a arritmia inócua. Mas era inócua? Comecei a observar que havia uns raros pacientes com FV que não podiam ser reanimados. Mesmo com a restauração do ritmo normal, durante a FV o coração funciona à toda, como se estivesse correndo sucessivas provas de 100 metros rasos, sem provisão de oxigênio e nutrientes, uma vez que a circulação do sangue cessa. Era lógico que até os mais breves episódios de FV agravassem o dano já produzido pela artéria obstruída. Era preciso reorientar a nossa ênfase de tratar paradas cardíacas a evitá-las. Mais fácil dizer do que fazer! Não era possível tratar todas as vítimas de ataque do coração para proteger um em cada setenta e cinco pacientes sujeitos a ter FV. Como poderíamos predizer quem teria FV? Não existiam informações que sugerissem que a FV tinha pródromos reconhecíveis. A simples identificação dos pacientes protegidos não era suficiente, na ausência de um medicamento antiarrítmico de ação rápida, seguro e eficaz. Os que existiam na época atuavam lentamente, comprometiam a ação de bombeamento do coração e desencadeavam verdadeiro enxame de reações adversas. Era uma tarefa assustadora.

Mas, mesmo que tivéssemos a medicação miraculosa, como poderíamos ter a certeza de que protegeria todo mundo ameaçado de FV? Sendo um evento encontrado infrequentemente, como se poderia escolher um ponto terapêutico fixo, indicando que havia sido receitada a dose correta do eficaz antiarrítmico? Para mim, o problema era simplificado pelo fato de que, nos primeiros espasmos do ataque do coração, os pacientes sofriam profusão de batimentos falhos, extrassístoles ventriculares. A meu ver, essas palpitações do coração, por sua frequência e tipo, identificavam um coração eletricamente instável e eram, consequentemente, indicadores da suscetibilidade à FV. A diminuição – ou, ainda melhor, a abolição – das frequentes extrassístoles prevenia o advento da ameaçadora FV. Essas irregularidades menores do ritmo podiam constituir um objetivo terapêutico para definir a dose da droga apropriada. Na realidade, administraríamos a droga para abolir as extrassístoles e, isso feito, presumiríamos que daria garantia contra episódios de FV.

Contando com um alvo terapêutico adequado, como a extrassístole ventricular, poderíamos relacionar os atributos da droga ideal. O requisito mais sério era que o medicamento antiarrítmico não comprometesse ainda mais o coração lesionado. A medicação teria que ser endovenosa, o que asseguraria eficácia imediata. E, ao produzir rápida ação antiarrítmica, não deveria prejudicar a ação de bombeamento do coração ou alterar a pressão arterial. Além disso, deveria ser prontamente eliminado pelo fígado ou pelos rins, de modo que qualquer reação adversa se dissipasse rapidamente. Não havia tal droga no horizonte e na improvável eventualidade de que as indústrias farmacêuticas pusessem em marcha um projeto tipo Manhattan (que produziu a bomba atômica) para descobrir a droga ideal, um decênio ou mais se passaria antes que estivesse ao alcance dos pacientes. O que tínhamos de fazer era, primeiro, encontrar na farmacopeia contemporânea a droga dotada de desconhecida eficácia antiarrítmica e com todas as outras qualidades que procurávamos.

Lutei muitos meses com esse problema. De repente despontou em minha mente uma imagem estranha mas relevante. Em 1950 eu havia visitado uma sala de cirurgia onde o Dr. Harrison Black, cirurgião torácico, executava uma pneumotomia. Fazia algo fora do comum, borrifando no coração um líquido transparente.

"O que está aplicando ao pericárdio?"

"Ah, é lidocaína", informou, usando o termo genérico para o anestésico xilocaína.

"Por quê?"

"Porque evita irregularidades no ritmo do coração enquanto estou trabalhando no pulmão", explicou.

Minha única familiaridade com a lidocaína eram injeções nas gengivas, dadas como anestesia pelo meu dentista. Nunca havia encontrado ninguém que, como o Dr. Black, sugerisse que a lidocaína tivesse propriedades antiarrítmicas. Uma revisão da literatura médica deu em nada. Agora que estava me agarrando a migalhas, na busca de um novo antiarrítmico, resolvi dar uma olhada de perto na lidocaína.

Foi essa uma de muitas ocasiões em que teve suma utilidade um ativo laboratório de animais em íntima relação com a unidade clínica. Os problemas que não podiam ser resolvidos na clínica eram reproduzidos em estudos animais e as soluções apontadas por essa pesquisa poderiam ser prontamente aplicadas no paciente. Dessa vez, a pergunta proposta era simples: a lidocaína, aplicada endovenosamente durante um ataque do coração, aboliria as extrassístoles ventriculares presentes?

Pusemos mãos à obra com toda a determinação. Depois de ocludir a artéria coronária descendente do ventrículo esquerdo de um cão, surgiram múltiplas arritmias dentro de 24 a 36 horas seguintes, todas elas refratárias às drogas disponíveis. E, com efeito, assim que injetamos a lidocaína, todas as extrassístoles ventriculares pararam. Foi como se tivéssemos fechado a torneira, interrompendo o fluxo da arritmia. Aconteceu tão de repente, tão rápido e tão totalmente, que fiquei perplexo. Era bom demais para ser verdade. Mas os resultados seguintes confirmaram o fato de que dentro de quinze a vinte minutos após a suspensão da lidocaína a arritmia voltava. A lidocaína não causava queda da pressão arterial nem prejudicava a atividade de bombeamento do ventrículo. Repetimos o experimento dezenas de vezes, com idênticos resultados. A minha excitação não tinha limites.

Por vezes, a impetuosidade é premiada. Em uma semana, levei a lidocaína aos pacientes acamados sem ter que pedir licença à Administração dos Alimentos e Drogas, o que atrasaria por vários anos o seu uso clínico. Mandei ao corpo médico um memorando dando instruções a respeito da administração de lidocaína a todos os pacientes que chegassem à UAC com extrassístoles. Com base nos experimentos com os cães, extrapolei a dose humana proporcionalmente ao peso. Sei que isso parece temerário, pois não havia razão para supor que os cães metabolizassem ou eliminassem a lidocaína da mesma forma que os seres humanos.

As semanas seguintes foram extraordinárias. Podíamos impedir as irregularidades no ritmo do coração por meio da mera infusão de lidocaína e trazer de volta as extrassístoles ao tornar mais lento o gotejamento endovenoso. Provamos que a lidocaína era segura até para os pacientes mais graves e os que sofriam de profundo colapso do coração. Se houvesse complicações por causa do excesso de lidocaína, podíamos eliminá-las em minutos, por meio da suspensão da droga.

Com o advento da lidocaína, o objetivo das UACs mudou radicalmente, de reanimação de pacientes com parada cardíaca à prevenção dessa ocorrência. No primeiro ano de uso da lidocaína em todos aqueles que chegavam à unidade com extrassístoles, não registramos um único episódio de FV em cento e trinta pacientes consecutivos que haviam sofrido ataque do coração. Tal experiência deveria criar dúvidas sobre a necessidade de instalações tão caras, que se multiplicavam por todo o país, consumindo bilhões de dólares. Mas eu estava enlevado demais com o entusiasmo para preocupar-me com a economia e atirar-me a análises de custo-benefício a longo prazo.

A lidocaína invadiu todas as UACs, os centros de tratamento intensivo e as salas de cirurgia. As vendas da lidocaína foram às nuvens. O anestésico local odontológico havia se transformado numa droga salvadora de vidas. Uma inesperada consequência de sua introdução foi a perda de toda a nossa equipe de enfermeiras. Eram estrelas da reanimação cardiopulmonar, mas, com a lidocaína pingando em muitas veias, já não havia desafios para elas. Perdendo quase todo o seu antigo drama, as UACs se aquietaram, pelo menos na superfície.

As enfermeiras se sentiram diminuídas, mas, em minha opinião, o drama e a excitação agora residiam no fato de que nada sucedia. Os cidadãos recuperavam-se sem escarcéu, sem cicatrizes residuais nem no coração nem na alma. Fantástico! Nunca mais pude acender uma centelha nas enfermeiras. Meus argumentos não eram refutados, eram ouvidos com respeito, mas as moças continuaram abatidas e procuraram outros empregos. A extrassístole na tela do monitor era hipnótica, a nova tecnologia capturava as atenções e saber cuidar das máquinas dava prestígio. A dimensão humana se perdera na confusão.

Em retrospecto, é evidente, embora eu não o percebesse na ocasião, que estávamos no limiar de uma nova era da medicina, em que a excitação se cingia à aplicação de novas técnicas mais do que no cuidado dos pacientes de per si. Para algumas vítimas de ataques do coração era uma jogada inteiramente nova, como um paciente me ressaltou, ao perguntar-me retoricamente:

"Que grande coisa é esse tal de ataque do coração? Deu-me uma semana de descanso saudável! Não me importaria de ter outro, daqui uns cinco anos."

O desenvolvimento das UACs teve muitas consequências salutares. Estimulou a criação de unidades de tratamento intensivo para outras subdisciplinas médicas. Promoveu as enfermeiras a um papel-chave nos centros de tratamento intensivo. A monitoragem contínua das várias funções cardiovasculares melhorou o atendimento dos doentes críticos, e a mortalidade entre os que haviam sofrido de infarto agudo do miocárdio reduziu-se a 50 porcento. Incentivou a pesquisa em todas as facetas do ataque do coração, confirmando que o culpado era o coágulo que bloqueava de repente uma artéria coronária. Esse conhecimento facilitou uma inovação de tremenda importância, a introdução da terapia trombolítica para dissolver o coágulo obstrutivo. Muitos progressos não teriam se verificado sem a pesquisa que possibilitou esse tipo de unidade. A dissolução do coágulo no vaso sanguíneo reduziu a 6 porcento a mortalidade causada pelos ataques do coração, um passo gigantesco à frente em comparação com um em três que sucumbiam, apenas trinta anos atrás. Estou convencido de que essa notável queda na taxa de mortalidade não teria ocorrido sem o advento das UACs.

Naturalmente, não há bem que mal não tenha. Cada avanço tem seu preço. A medicina tornou-se ainda mais despersonalizada. A tecnologia ganhou precedência e os pacientes foram relegados para o segundo lugar. O paradoxo de minha vida, e sua grande ironia, é que meu trabalho de pesquisa facilitou a chegada de uma situação que deploro profundamente.

15
Extrassístoles ventriculares: coração apaixonado ou augúrio?

VINTE E QUATRO HORAS POR DIA, de noventa em noventa segundos, alguém morre súbita e inesperadamente de doença do coração. Nos Estados Unidos, o total vai além de 400 mil pessoas por ano, competindo com o câncer. A morte súbita – a mais catastrófica de todas as manifestações de enfermidades do coração – esgueira-se sorrateiramente, como um gatuno à noite. Em aproximadamente 25 porcento das vítimas, a morte é a primeira e a última indicação de que o indivíduo tinha coração doente. E reclama para si quase 60 porcento de todos os portadores de doença das coronárias.

É incompreensível que a causa primacial de fatalidade no mundo industrializado tenha sido em grande parte ignorada pela profissão médica até o princípio dos anos 70. Em medicina, a morte é o ponto final mais visível e concreto. Então, por que o gigantesco problema da morte cardíaca súbita (MCS) nunca foi devidamente considerado, ao passo que males de muito menor importância, estatisticamente falando, foram reconhecidos e amplamente pesquisados? Creio que esse paradoxo tem muito que ver com a geração, divulgação e popularização das preocupações e das ideias em medicina.

Os interesses de um médico levam em conta a voz dos acadêmicos, e os interesses dos acadêmicos, por sua vez, são moldados por suas observações no âmbito em que vivem, o pronto-socorro do hospital-escola. Se esse hospital não receber portadores de determinada doença, os problemas desta passam despercebidos. As vítimas de MCS não chegam vivas ao hospital. Chegam ao perímetro externo do hospital, o pronto-socorro. É o que poderíamos chamar de "atalho"; não é internação. É uma breve parada onde são declarados mortos ao chegar, antes de serem transportados para o necrotério. A rápida passagem não deixou marca na mente do acadêmico, não deu azo a artigos, palestras, conferências, colóquios, simpósios e outras atividades. Em outras palavras, não teve impacto. Da mesma forma, as mortes ocorridas fora do hospital ficaram além do campo visual do acadêmico. O desinteresse acadêmico pela MCS levou os praticantes de medicina a suporem que a trágica e repentina morte foi resultado de um irreversível infarto do miocárdio. Tão imprevisível quanto insondável, era um ato de Deus, ante o qual os profissionais da saúde achavam que nada podiam fazer.

A reviravolta, para a qual concorreram vários fatores, iniciou-se nos anos 60. Entre eles, conta-se a introdução do desfibrilador de corrente contínua, cujos choques podiam liberar os pacientes da fibrilação ventricular, permitindo-lhes reatar uma vida normal. Muitos dos sobreviventes não apresentavam modificações eletrocardiográficas ou das enzimas do sangue que indicassem infarto do miocárdio ou ataque do coração.

Esse fato refutava a crença dominante de que a morte súbita era devida a infartos do miocárdio, assinalando, ao contrário, que era um acidente elétrico reversível que levava à fibrilação ventricular (FV).

Outro fator da mudança originou-se na Faculdade de Medicina da Universidade Johns Hopkins, em Baltimore. William Kouwenhoven, professor aposentado de engenharia, que trabalhava como voluntário no Departamento de Cirurgia, fez a sugestão aparentemente excêntrica de que a compressão rítmica manual do esterno poderia substituir a ação de bombeamento do coração. Demonstrou como essa simples ação mantinha um fluxo adequado de sangue a órgãos vitais como o cérebro e o coração durante intervalos prolongados, após uma parada cardíaca. Foi um descobrimento realmente revolucionário.

Depois que o coração para, em menos de dez minutos o cérebro sofre dano irreversível, e até os pacientes levados diretamente a um hospital próximo já chegam com o cérebro morto. A inovação de Kouwenhoven reduziu a tirania do tempo, oferecendo um interlúdio de tênue sobrevivência que muitas vezes bastava para transportar a um hospital próximo o paciente ainda agarrado à vida.

Um extraordinário projeto comunitário em Seattle, Estado de Washington, organizado pelo Dr. Leonard Cobb e seus colaboradores, provou que a massagem externa do peito, iniciada pelos cidadãos próximos, fazia efeito antes da reanimação das vítimas de parada cardíaca. Por meio de massagem do peito e respiração boca a boca, conseguiam manter a corrente do sangue aos órgãos vitais até a chegada dos paramédicos, que levavam a vítima para o hospital mais próximo, para desfibrilação definitiva. Os resultados foram espetaculares: quase 30 porcento das vítimas de paradas do coração potencialmente fatais se recuperaram e receberam alta do hospital. Outras cidades, porém, malograram ao repetir o sucesso de Seattle, onde quase toda a população havia sido instruída e treinada. E, mesmo com a reanimação imediata, 70 porcento faleciam de parada cardíaca. Evidentemente, qualquer redução do impressionante custo das MCSs exigiria a identificação dos pacientes propensos a esse distúrbio e o estabelecimento de medidas práticas para impedir a parada cardíaca. A lidocaína não resolvia o problema, pois só era eficaz quando injetada na veia.

Estudos extensivos para a identificação de pródromos evidentes da morte súbita fracassaram. Visto que a maioria daqueles que tiveram parada cardíaca tinha doenças das coronárias, os costumeiros fatores de risco não acrescentavam quaisquer informações. As tiras eletrocardiográficas não se distinguiam umas das outras. Mesmo no caso de o paciente visitar o médico pouco antes do falecimento, não havia queixas que alertassem o facultativo contra a iminente tragédia. Naturalmente, talvez a morte súbita sobreviesse por puro acaso, como expressão de um processo caótico que desafiava as predições, mas rejeitei essa teoria. Meu otimismo não se baseava em presunções ideológicas, mas em observações clínicas nos primeiros tempos da UAC. Entre os pacientes internados com ataque do coração, quanto maior a frequência das extrassístoles, mais suscetível era o coração de entrar em perigosas arritmias. O aparecimento de FV era muitas vezes anunciado pela abundância de extrassístoles. Seria esse também o caso dos vitimados pela MCS? Existia significativa diferença entre as duas condições. A parada cardíaca, ao contrário do ataque do coração, não era causada pela brusca oclusão de uma coronária. Consequentemente, talvez fosse irrelevante a experiência das UACs em matéria de ataques do coração.

Como a morte súbita era provocada por FV, um fenômeno de arritmia, a indagação lógica seria: as vítimas de morte súbita haviam apresentado FV antes do evento fatal? Para que essas arritmias fossem úteis na identificação dos pacientes pertencentes ao grupo de risco, teriam que apresentar características distintas, ocorrer com suficiente frequência para facilitar o reconhecimento e antedatar consideravelmente a parada cardíaca.

Não seriam as extrassístoles ventriculares – as aparentemente triviais palpitações do coração – indícios de risco de morte súbita? Mas o mero aparecimento de extrassístoles, que podem ser sentidas pelas pessoas como batimentos falhos ou palpitações do coração, é comum demais para ser significativo. Desde os dias do médico romano Galeno as extrassístoles eram consideradas inócuas. São frequentemente lamentadas pelos apaixonados, invocadas pelos poetas como figurativas de um coração cheio de paixão e descritas como "intoleráveis palpitações" pelos hipocondríacos. A frequência das extrassístoles aumenta com a idade. Por volta dos setenta anos, quase todos temos saltos nas pulsações, sem que isso represente qualquer sintoma. Muitos indivíduos com frequentes extrassístoles passam a vida sem sofrer efeitos nocivos. Essas observações coincidiam com minha hipótese, recordando-me um comentário de Thomas Henry Huxley:

"A tragédia da pesquisa científica é que uma bela hipótese pode ser demolida por um feio fato."*

Seria minha teoria sobre a relação entre as extrassístoles e a morte súbita nada mais do que uma fantasia?

Desde que o eletrocardiógrafo foi introduzido no princípio do século pelo fisiólogo holandês Willem Einthoven, os médicos se deram conta de que as extrassístoles diferem entre si em vários aspectos. Podem, por exemplo, originar-se do ventrículo direito ou do esquerdo, diferençar-se em morfologia, aparecer no começo ou

---

* Thomas Henry Huxley, "Biogênese e Abiogênese", in *Discourses Biological and Geological: Essays by Thomas Henry Huxley*, Nova York, D. Appleton, 1896.

no fim do ciclo cardíaco, vir sozinhas, aos pares ou em rajadas, descarregar episodicamente ou pontuar sem pausa o ritmo do coração após cada ciclo normal.

Impressionou-me, no meu trabalho com o desfibrilador e com o cardioversor, a dificuldade de provocar fibrilação com choques elétricos, mesmo em animais com artérias coronárias obstruídas. O estímulo elétrico necessário era muitas vezes superior à potência que o coração pode gerar – 50 mil vezes mais forte do que a corrente necessária para induzir uma única extrassístole. Acrescia ainda que esse estímulo tinha que ser desferido em intervalo ultrabreve, localizado no auge da onda T do eletrocardiógrafo. Esse intervalo, de apenas vinte milésimos de segundo, era o período vulnerável do ciclo cardíaco já descrito. Com efeito, em cada batimento, numa faísca momentânea de tempo, todo o coração pode sofrer FV, num instante não maior que um fio de cabelo a separar a vida da morte.

Concluímos que um fator crítico na indução da fibrilação era a relação entre o período vulnerável e uma forte corrente elétrica. E somente são perigosas as extrassístoles desferidas no início do ciclo cardíaco, durante o período vulnerável. Conquanto essas extrassístoles temporãs sejam comuns e fáceis de reconhecer, ignorava-se como geravam a energia suficiente para provocar a caótica atividade elétrica observada na FV.

Como frequentemente sucedeu em minha vida, uma antiga observação clínica já esquecida inesperadamente se acendeu em minha memória. Em várias ocasiões, na UAC, onde o ritmo do coração era vigiado ininterruptamente pelo monitor, o paciente, antes de sofrer parada cardíaca provocada por FV, apresentava séries de duas ou três extrassístoles, ou fieiras mais longas de batimentos sucessivos. Isso levou a indagações decisivas. As rajadas de extrassístoles rebaixam o limiar do período vulnerável para a FV? Cada extrassístole sequencial aumenta por incrementos a suscetibilidade do período vulnerável até que um só batimento baste para ativar o período vulnerável? Quantas dessas extrassístoles sequenciais temporãs são necessárias para atingir o ponto crítico, em que as energias elétricas fisiológicas bastam para deslanchar a FV?

Mais uma vez, os experimentos com animais revelaram a solução para a charada energética. Quando aplicamos estímulos elétricos ao coração dos cães a fim de gerar duas extrassístoles sucessivas no período vulnerável, muitíssimo menos energia foi necessária para provocar FV na segunda do que na primeira. Se três extrassístoles sequenciais fossem descarregadas da mesma maneira no período vulnerável, o limiar da FV era ainda mais baixo. Quando foram causadas quatro extrassístoles, a FV foi provocada por um pulso elétrico de baixa energia. Em nossa maneira de encarar a gênese das FVs, era uma novidade explicar como um inocente batimento do coração podia ser a base da arritmia letal que instantaneamente extinguia a vida. O segredo residia na repetição das extrassístoles, cada qual fazendo uma pequena alteração no limiar, porém cumulativamente chegando à energia suficiente para desfechar uma arritmia fatal. Explicava por que tamanha multiplicidade de extrassístoles ventriculares, surgidas individualmente ou em rajadas, amiúde precedia a morte súbita.

Essas observações me animaram a desenvolver um sistema para classificar as extrassístoles em termos da probabilidade de provocarem a FV. O Dr. Marshall Wolf, estudante de pós-doutorado em meu programa de treinamento nos anos 60, e eu criamos uma classificação esquemática das extrassístoles ventriculares, às vezes chamadas também "batimentos ventriculares prematuros" (BVP). Para confirmar que as nossas categorias eram clinicamente significativas, tivemos de determinar se os pacientes que tinham extrassístoles repetidamente – BVP complexos – eram mais vulneráveis à morte súbita. Faltavam-nos, entretanto, população maior de doentes das coronárias e os recursos financeiros que demandaria um projeto tão ambicioso de pesquisa clínica. Mas a oportunidade bateu-nos à porta quando mencionei a ideia a um amigo íntimo, o Dr. William Ruberman, que trabalhava para o Plano de Seguro de Saúde de Nova York. Ele dispunha, para ilimitado seguimento das pesquisas, de quase dois mil homens que haviam tido ataques do coração recentemente.

Numa série de experimentos definitivos, Ruberman e seus colaboradores confirmaram o potencial de risco inerente nos BVPs complexos. Os pacientes sujeitos a extrassístoles temporãs que interrompiam o período vulnerável estavam cinco vezes mais sujeitos a morrer subitamente do que os doentes da coronária sem BVP. Malgrado essa verificação, não foi na época instituído nenhum programa a fim de identificar mais precisamente os pacientes ameaçados de morte repentina. Os cardiologistas americanos faziam vista grossa a esse momentoso desafio, em grande parte porque estava completamente à margem de sua experiência. E também porque, se lograssem identificar tais pacientes, não havia nada que pudessem fazer por eles.

Minha crescente frustração levou a uma bizarra ideia, de certo modo inspirada pelo pianista Van Cliburn, ilustre desconhecido até obter o primeiro lugar no concurso de piano Tchaikóvski em Moscou, transformando-se então numa celebridade, uma figura cultuada nos Estados Unidos. Meu desejo não era conquistar fama pessoal, mas usar os soviéticos como instrumento para chamar a atenção para o negligenciado problema da morte súbita. Suponhamos que os soviéticos se deixassem persuadir de que a questão merecia prioridade nacional. Isto não despertaria o interesse americano? Na atmosfera de intensa guerra-fria que afetava todas as frentes, deixar que os soviéticos conseguissem outro sucesso logo depois do Sputnik não arranharia a honra nacional americana? Em 1966, consegui um convite do Dr. Ievguêni Tcházov, jovem e renomado cardiologista soviético, para falar sobre a morte súbita, em Moscou, diante de médicos soviéticos. A palestra, assistida por cerca de oitocentos médicos, foi um fiasco completo. Ninguém se interessou pelo tema. Disseram-me sem rebuços que "a morte súbita é um problema americano, uma doença do capitalismo, devida às pressões da sociedade de competição feroz". Era um absurdo, pois a doença das coronárias, a condição que mais predispunha à morte súbita, era muito comum na União Soviética, com mortandade ainda maior do que a verificada nos Estados Unidos. As razões eram fáceis de achar: hipertensão generalizada, obesidade, tabagismo, residências apinhadas de gente, dieta ultrarrica em gorduras animais e, sobretudo, o desordenado e ininterrupto estresse social, contra o qual uma enorme multidão buscava refúgio no esporte nacional do alcoolismo. Deixei Moscou desconsolado.

Quatro anos mais tarde, fui convidado a fazer a Palestra Connor para doze mil cardiologistas, o discurso temático da reunião anual da Associação Americana do Coração. Daí por diante, o assunto "morte súbita" pegou fogo em múltiplas direções, como pesquisas epidemiológicas, pesquisas de inovação sobre medicações e dispositivos antifibrilação, bem como avanços no campo da eletrofisiologia. Em

1972, os soviéticos, que tinham afinal admitido que o fenômeno da morte súbita era a maior causa de fatalidade na União Soviética, convidaram-me a ajudá-los na resolução do problema.

Nos anos seguintes, amplos estudos epidemiológicos, tanto nos Estados Unidos como no exterior, confirmaram a hipótese dos BVPs. Todavia, como pesquisadores clínicos, não podíamos contentar-nos de apenas saber quem estava sujeito a morrer de repente. O objetivo da identificação era proteger os cidadãos contra essa tragédia. Apesar da existência de uma grande quantidade de medicações antiarrítmicas, neste caso não era claro como usá-las. O Dr. Vladimir Velebit, um estudante de pós-doutorado do meu grupo, fez a descoberta inquietadora de que todas as drogas antiarrítmicas em uso naquela época favoreciam as arritmias em certos pacientes, ou seja, que a mesma droga usada para evitar a morte súbita podia provocar arritmias malignas que resultavam em morte súbita.

Não logramos encontrar quaisquer fatos cardíacos diferenciáveis para a identificação dos pacientes sujeitos a sofrer uma reação adversa a determinada droga. Era impossível predizer qual a reação de cada paciente a uma medicação específica. Nossa extensa pesquisa levou a um novo enfoque destinado a testar tais drogas. Fazíamos breve monitoragem eletrocardiográfica com exaustivos exercícios na esteira mecânica, antes e depois de ministrar uma dose controlada de medicamento antiarrítmico, anotando as reações favoráveis e contrárias da droga em estudo.

Importante conclusão foi anunciada em 1982 pelo meu colega Dr. Thomas Graboys. Os doentes de séria condição coronária que haviam sofrido arritmia maligna eram altamente suscetíveis a recaídas. Nesses pacientes, segundo Graboys, a abolição dos BPVs repetidos e dos que se apresentavam no início do ciclo cardíaco reduziam-lhes a possibilidade de morte súbita. A eliminação de tais BPVs exigia novo e altamente individualizado método de seleção de medicamento, bem como de drogas combinadas. Persuadimo-nos então de que, a menos que a terapia fosse altamente individualizada, amoldada às peculiaridades de cada indivíduo, essas drogas antiarrítmicas provavelmente seriam mais nocivas do que benéficas. Entre os pacientes tratados dessa forma, a percentagem de morte súbita era de apenas 2,3 porcento, em contraste com a horrorosa incidência de 43,6 porcento entre os pacientes que continuavam a ter os ameaçadores BPVs.

Naturalmente, havia a remota possibilidade de que esses pacientes sobrevivessem sem quaisquer remédios antiarrítmicos e que a espontânea suspensão da arritmia fosse devida a alguma predisposição subjacente. Para conferir essa equação, Graboys e seus colaboradores ponderaram que, se uma droga de fato protegesse contra as perigosas arritmias, sua suspensão deveria causar rápida recorrência do fenômeno. Escolheu para esse estudo um grupo de pacientes que apresentavam sérias reações às drogas e desejavam parar de tomá-las se isso não ameaçasse sua sobrevivência. Vinte e quatro pacientes, que haviam sido tratados com êxito durante trinta e um meses, em média, compuseram o grupo de estudo. Quando a medicação foi suspensa, apenas um paciente ficou isento das perigosas arritmias. Essa constatação reforçou os dois conceitos que havíamos divulgado: primeiro, que os pacientes com arritmias ventriculares malignas podiam ser protegidos por terapia antiarrítmica personalizada; e, segundo, que a supressão de séries repetitivas de BPV por meio de medicamentos antiarrítmicos era uma indicação de proteção a longo prazo.

Apresso-me, porém, a confessar que, apesar do notável progresso, a ceifa da morte súbita continua na mesma proporção. Isso se deve, em alto grau, à falta das verbas sociais para a solução do problema da morte súbita. Quando a segurança nacional americana pareceu ameaçada, mobilizamos massa sem precedentes de intelectuais de talento e lhes demos verbas ilimitadas para o Projeto Manhattan, que levou à invenção da bomba atômica. Na última década, 4 milhões de americanos foram vitimados por um acidente elétrico evitável no coração, porém não se prevê esforço igualmente intenso para combater esse mal. Ao passo que a pesquisa sobre Aids merece 200 mil dólares por vítima, no último decênio o governo federal americano só forneceu à pesquisa da MCS cerca de 25 dólares por vítima. A razão do tremendo contraste é que a pesquisa sobre morte súbita não tem defensores com influência política, exceto, talvez, no outro mundo.

Dói-me pensar nas vidas prematuramente perdidas nesse problema solúvel. A despeito das numerosas medicações existentes, nenhuma funciona definitivamente e com segurança. Cumpre pesquisar mais a administração de quantidades microscópicas de agentes antiarrítmicos, não somente no órgão diretamente afetado como no local responsável pelas arritmias. O cardioversor/desfibrilador implantável é um avanço de vulto. Esse dispositivo eletrônico serve de sentinela constante do ritmo do coração e quando emerge uma arritmia desfere uma descarga elétrica prefixada diretamente no coração. Não acredito que esse caríssimo artefato seja a solução ideal de um problema de magnitude fenomenal como o da morte súbita. Seria muito preferível prevenir o surgimento de FV em vez de dar choques episódicos para livrar o paciente da arritmia, com todo o trauma psicológico de haver passado por um transe próximo da morte. Estão sendo experimentados outros tratamentos, como, por exemplo, a queima, por meio de radiofrequências e outras formas de energia, do foco elétrico ou das vias que conduzem os ritmos anormais. A meta de prevenir a morte súbita parece estar ao nosso alcance, porém cada minuto é precioso; estamos perdendo o menos substituível de todos os nossos bens sociais – seres humanos no apogeu da vida.

Em meados dos anos 1970, quando ganhei confiança sobre esse assunto, por fim pude falar abertamente dele aos meus pacientes, quando antes o havia evitado por todos os meios. Falava-lhes de alguns fatores de risco. Dizia "você não vai morrer de repente" e explicava por quê. Como menciono no capítulo 6, reduzir a terrível ansiedade que é a morte súbita, que sem dúvida grassa entre os que sofrem de doença coronária, instila o sentido de conforto e satisfação que fez minha secretária desconfiar que eu lhes fornecia maconha. Não somente se sentiam melhor, mas *estavam* melhor, porque o coração expurgado de palavras assustadoras tem menos estresse, como demonstra volumosa massa de experimentos clínicos.

Talvez minha realização mais importante em quase meio século de pesquisa clínica foi contribuir para colocar a morte súbita na agenda médica como um legítimo tópico científico. Dissipou-se o senso de futilidade. A morte súbita deixou de ser assunto a ser evitado em conversações entre médico e paciente de doença do coração. Os fatores de predisposição são mais bem compreendidos e já se reuniu suficiente cabedal de dados para definir com maior precisão quem está sujeito a maior risco. O medo da morte súbita não precisa mais instilar mórbida ansiedade em doentes das coronárias.

Ao falar em meu meio século de pesquisa, desejo tornar absolutamente clara minha devoção inalterável pela comunidade médico-científica e suas profundas raízes. Estou convencido da indispensabilidade da medicina científica e da avançada tecnologia para a arte do médico. Do ponto de vista de pesquisador clínico, dei-me conta de que os cuidados sem ciência não passam de bondade bem intencionada, mas não são medicina. Por outro lado, a ciência sem cuidados furta à medicina a arte de curar e nega o grande potencial dessa antiga profissão. Os dois se complementam e são essenciais à arte de ser médico.

Com relação à minha tentativa de interessar os cardiologistas soviéticos na questão da morte súbita, há uma anedota que preciso contar. As imprevisibilidades paradoxais da vida se portaram de maneira muito diferente do que eu havia imaginado. A conexão soviética, em vez de galvanizar o interesse na morte súbita nos Estados Unidos, resultou numa duradoura amizade com o Dr. Ievguêni Tcházov. Esta, por sua vez, levou-nos a cooperar na organização Médicos Internacionais pela Prevenção da Guerra Nuclear. Em 1985, Tcházov e eu tivemos a honra de receber o Prêmio Nobel da Paz em nome da organização que fundamos para mobilizar a opinião mundial contra a ameaça nuclear.

IV
Problemas incuráveis

16
Cuidado para os idosos: problemas e desafios

"VIDA PROLONGADA É sofrimento ampliado", lamentou Samuel Johnson. Com efeito, o envelhecimento é amiúde um relato de crescente desagregação, marcado de vez em quando por galopantes quebras do bem-estar físico e das funções mentais. Na época de Johnson, a profissão médica pouco podia oferecer para aliviar o mal-estar da velhice ou para elevar a qualidade da vida. E hoje, não obstante os muitos avanços científicos, o sonho do elixir da longa vida continua irrealizado. Muitos consideram a velhice doença. Nas palavras de Winston Churchill, é "uma tola contrafação da vida". Como médico, vejo a velhice com maior compaixão.

Minhas primeiras experiências médicas ensinaram-me que os idosos agarram-se desesperadamente mais à sua identidade do que à sobrevivência física. Em outras tantas palavras, ecoam o que Shylock implora em O *Mercador de Veneza*. Com pequenas alterações, a sua fala se aplica aos nossos dias:

"Sou [velho]. Acaso um [velho] não tem olhos? Não tem mãos, órgãos, dimensões, sentidos, afetos, paixões? [Não é] alimentado com a mesma comida, ferido pelas mesmas armas, sujeito às mesmas doenças, curado pelos mesmos meios, aquecido e esfriado pelo mesmo inverno e estio [como o jovem]? Se nos cortas, não sangramos? Se nos fazes cócegas, não rimos? Se nos envenenas, não morremos?"

Ainda era estudante de medicina quando vi um velho que havia consultado todas as clínicas particulares de Boston sem obter satisfação. Aos noventa e cinco anos, vaguear pela cidade inteira deve ter sido um sacrifício. O que estaria procurando? Embora sua aparência revelasse ser muito velho, irradiava uma robusta determinação de achar solução para o seu problema. Seu companheiro, que parecia ser um irmão mais moço, era na verdade seu filho e tinha setenta e cinco anos.

Lia-se agonia na face enrugada do velho. Tudo quanto comia lhe produzia cólicas abdominais. O castigo imediato de ingerir um pouco de comida era uma dor cruciante que perdurava por longo tempo e o levava a gemer e dobrar-se em dois. A fome tinha deixado marcas. Foi reduzido a um saco de pele enrugada que mal cobria o frágil esqueleto quebradiço. Seu diagnóstico era angina abdominal, condição causada pelo estreitamento das artérias que fornecem sangue aos intestinos. O ato de digerir pedia mais sangue do que as artérias podiam lhe fornecer. Os intestinos, privados de sangue, tinham espasmos que lhe provocavam indizível mal-estar. Ele fora informado de que não existia nem cura nem alívio para a doença.

Enquanto o velho relatava suas mágoas, o filho, que sem dúvida já ouvira aquela pesarosa saga muitas vezes, fazia cara de enfado. Interrompeu os queixumes do pai, murmurando:

"Papai, o que você espera na sua idade? Afinal de contas, *está* com noventa e cinco anos."

Irritado pelo comentário cruel do filho, exclamei, com raiva: "Que é que tem a ver idade com sofrimento? Naturalmente vou ajudá-lo". Minha boca secou em consequência do ar quente de minhas palavras irresponsáveis, que eram mera bazófia. Não tinha a menor ideia de como socorrê-lo.

Um vasto sorriso de alívio iluminou o rosto do velho: "Por fim encontrei o meu médico. Não precisamos procurar mais".

Ele aparecia com frequência em minha clínica. Pequenas e frequentes refeições, alguns bocados de cada vez, trouxeram-lhe algum alívio; repousar depois de comer lhe diminuía a dor, porém seu maior conforto era ter encontrado alguém disposto a ouvi-lo. Muito pouco havia sido feito para modificar seu estado crônico e no entanto caminhava mais ereto e não parecia deprimido.

Vários decênios mais tarde, encontrei outro homem da mesma idade. Fazendeiro de New Hampshire, parecia ter exatamente a sua idade: noventa e cinco anos. Dobrado sobre si em posição fetal, o Sr. J. passava a maior parte do dia dormindo. A pulsação de seu coração se fixara em 30 batimentos por minuto por causa de um bloqueio do sistema de condução do coração, porém decidi contra a implantação de um marca-passo. Não se queixava de dor alguma e não precisava de um coração mais veloz, pois assim entraria dormindo na eternidade. Muitos anos antes, eu adotara e levava muito a sério o sensato adágio: "Se não estiver quebrado, não conserte". De vez em quando, uma jovem que imaginei fosse sua neta sentava-se ao lado da cama. Parecia ter uns trinta e cinco anos e era muito solícita. Às vezes trazia um menino de oito anos, uma criança triste e desolada. Tentei manter o Sr. J. desperto tempo suficiente para explicar-lhe por que seria insensato colocar um marca-passo naquela idade. Naquele momento preciso, entrou a neta, mas ele já tinha caído no sono de novo. Dei-lhe um empurrãozinho:

"Acorde, sua neta está aqui com seu bisneto."

O homem acordou um pouco assustado. Eu nunca o vira tão alerta.

"Não é meu bisneto, é meu filho, Billy." E, em seguida, com grande cerimônia: "Doutor, apresento-lhe minha esposa, Mary".

Naquele momento dei uma cambalhota intelectual e me ajustei à nova realidade: "Resolvemos colocar um novo marca-passo no senhor. A operação, que levará só uns minutos, será feita esta tarde."

Depois de implantado o marca-passo, o coração do Sr. J. acelerou e mais do que dobrou o número de batimentos por minuto. O torpor do paciente desapareceu. Tornou-se um velho bem alerta.

Entre esses dois homens corria um largo rio de experiência em meu trato dos idosos. Para a maioria a morte não chega de súbito; ao contrário, envolve lenta separação da identidade pessoal e a decrescente capacidade dos cinco sentidos de esforçar-se e comunicar-se com o mundo. Em particular, a perda de audição é companheira quase inseparável do envelhecimento num ambiente urbano. O pronunciado assalto dos decibéis em nossos ouvidos deixa marcas. O médico talvez não perceba quando um paciente tem vergonha de admitir sua surdez ou tem pouca disposição de admiti-la. Lembro-me de uma vez em que descrevi minuciosamente a uma senhora idosa a maneira de tomar os medicamentos. Depois de dez minutos de vê-la fazer que sim com a cabeça, como se concordasse com tudo, pedi-lhe que repetisse o que eu havia dito. Ela respondeu:

"O que o senhor disse me parece interessante. Acho melhor colocar meus aparelhos de surdez e daí o senhor repete tudo, porque não ouvi coisa alguma."

Constantemente encontro o que Ronald Blyth Harcourt denominou "a tremenda contradição entre uma mente vivaz e o corpo senescente em que está presa". Tornamo-nos irreconhecíveis a nós próprios e encabula-nos nossa aparência. A nossa própria presença parece pedir desculpas.

A maior parte dos meus pacientes provém da faixa etária geriátrica e mais de 60 porcento passaram do limite da aposentadoria. Os indivíduos vivem mais tempo e mais tempo permanecem saudáveis. Hipócrates fixou em cinquenta e cinco a idade demarcatória da senilidade. Hoje, até mesmo o sétimo quinquênio de vida é para muitos um período de vida robusta e de realizações.

Para muitos, o envelhecimento é uma passagem a ser temida, marcada pelo abandono e pela solidão. Mas para os que se prepararam adequadamente pode ser recebido com o ardor da juventude e uma visão íntima que os moços raramente possuem. Trato de vários idosos que em seu décimo decênio de vida ainda são criadores e sonhadores. Como me disse uma nonagenária, muitos anos após aposentar-se como professora de arte:

"Os sonhos são muito mais sólidos do que as recordações."

Cuidar de idosos exige a disposição de imaginar e a vontade de inventar. Acima de tudo, demanda muito menor dependência de drogas e foco mais concentrado na arrumação da mobília da vida. Requer estar alerta contra as sugestões de depressão. Expressar interesse não é antídoto contra a solidão e no entanto alivia a dor. Alimentar a esperança de que a vida continuará anima o paciente a perseverar. A fixação de objetivos, a busca de aniversários, formaturas de bisnetos, núpcias, *bar mitzvahs*, batizados, tudo concorre para que o paciente se conserve dedicado a viver. O médico procura eventos assim como um mergulhador se aprofunda no mar em busca de uma pérola.

O médico desenvolve estratégias para manter elevado o espírito dos pacientes de muita idade, como não marcar a próxima consulta tão distante no futuro que possa ser impossível de alcançar, nem próxima demais, pois isso daria ideia de desalentador prognóstico. Também instigo os pacientes a me trazerem boas anedotas. Não se deve ter vergonha de acender uma vela de regozijo quando tudo parece soturno, nem de contar uma mentirinha que transmite uma verdade mais profunda. Não se deve hesitar em garantir ao paciente que sua vida é importante, nem sentir-se embaraçado de demonstrar afeto. Quando resiste em lugares-comuns da medicina formulista, o médico sábio não tem medo de praticar sua arte.

O Dr. D. era um médico que se aposentara com pressão alta, muitos anos antes. Sua razão primária de viver era tomar conta de sua esposa, portadora da síndrome de Alzheimer, que tinha oitenta e oito anos e com quem tivera um romance de sessenta e cinco anos. Ela já não reconhecia os filhos e ele servia tanto de enfermeiro como de arrumador da casa. Um ser humano delgado, gentil e bondoso, hesitava no andar e usava bengala, e nunca pude imaginar como conseguia fazer as compras no supermercado, limpar a casa e lavar a roupa na máquina. No entanto, era tão bem-disposto e tão caloroso que todos do nosso grupo médico aguardávamos com interesse suas consultas semestrais.

Ele vinha em busca de encorajamento e segurança, que nós lhe dávamos com abundância. Andava perdendo peso e, como médico, o que mais desconfiava era de que a perda se devia a algum tumor maligno. Durante o exame médico, pareceu-me supertenso ao subir na balança.

"Perdi mais peso?", indagou, preocupado.

"O seu peso é sessenta e um quilos e não mudou desde a última vez", menti. Na verdade, estava com sessenta quilos. O rosto do homem se iluminou.

"Boa notícia, ótima. Me deixa muito satisfeito."

Agora os olhos azuis brilhavam mais límpidos e o sorriso parecia mais firme. Na visita seguinte seu peso se manteve inalterado. Por não lhe dizer a verdade, poupei-lhe seis meses de tormento. Tanto a verdade como a mentira transformam-se em abstrações sem sentido. O médico motivado pela bondade e o bem-querer aos pacientes não pode mentir, mas nem sempre precisa revelar toda a verdade.

Meus pacientes idosos ensinam-me a transmitir discrição e preocupação. Não lhes agrada ser recordados da idade avançada, bombardeados como são pelos sinais infindos de sua deterioração física.

Pouco antes de completar os noventa anos, uma paciente visitou o oftalmologista por causa de visão desfocada. Quando lhe examinou os olhos no oftalmoscópio, o médico comentou:

"A sua retina está terrível!"

Perguntou então a idade dela, e quando foi informado, comentou:

"Nesse caso, é normal."

Ela contou-me como ficara abalada com esse episódio.

SOLIDÃO

Muitos dos meus clientes idosos sentem-se acabrunhados pela solidão. Quando chegam aos oitenta e cinco anos, a maioria de seus contemporâneos já se foi. À medida que avançam em idade, parentes mais moços adoecem e falecem. O número de pessoas capazes e dispostas a tomar conta deles diminui e sair é difícil por causa do reumatismo, da incontinência ou do temor ao embaraço que é esquecer o nome de um amigo. Alguns pacientes se aprisionam no próprio lar, porém a solidão acelera o envelhecimento e os debilita ainda mais. A ausência de contato social entorpece as faculdades, empobrece a fala e envolve as horas do dia numa mortalha de mórbida apreensão. Os idosos não temem tanto a morte como o longo processo de morrer, a estrada escabrosa da dissolução final.

Um derrame, ataque do coração, hemorragia, queda ou fratura afligem em qualquer idade, especialmente quando se está sozinho. Relatos e temores de tais percalços são parte da conversação diária entre idosos. Quantas vezes ouvi a história da velha encontrada caída durante vários dias, após sofrer uma fratura imobilizante? E é quase sempre mulher, porque é mais provável que as mulheres caiam do que os homens, e sete vezes mais comum que sofram fratura da bacia. Na verdade, essa é a causa mais comum pela qual as anciãs são hospitalizadas. A catástrofe assume proporções terríveis porque uma vida independente e autossuficiente amiúde chega ao fim por causa de fratura. De 10 a 20 porcento das mulheres com fratura da pélvis morrem por causa das complicações de ferimentos e 25 porcento acabam num asilo para idosos.

Uma velha paciente me fez entender ainda melhor o significado da solidão e o medo de viver só. Abençoada pela anomalia genética de ter olhos cor-de-rosa, a Sra. S. estava sempre alegre e era uma boa companhia. Apesar de seus oitenta e nove anos, sua vida era uma aventura contínua. Por essa razão, fiquei um tanto assustado quando, numa consulta, ela pareceu amedrontada, queixosa e deprimida. Não parecia ser a mulher que, apenas três meses antes, havia esbanjado otimismo, sempre encontrando algo positivo a dizer, mesmo que o dia fosse enfarruscado e triste. Indaguei se algum dos seus amigos tinha falecido ou se achava que a família lhe estava fazendo pouco-caso. Negou qualquer óbito de amigas e afirmou que a família continuava atenta como sempre.

Todo o sistema orgânico tem sua dor ou disfunção. Ela, que antes fazia pouco-caso de prisão de ventre, incontinência e reumatismo, agora se queixava de que todos se haviam tornado insuportáveis. Algo tinha que estar fora do lugar. No entanto, mesmo depois de minucioso exame e interrogatório, não consegui localizar a origem do seu estado. Alguma coisa havia se alterado em sua vida, mas o quê? Quando indaguei dos filhos, respondeu que estavam todos bem. De jeito algum admitia que algo mudara, mas talvez minhas perguntas fossem desajeitadas demais. Quando o exame acabou e começou a despedir-se, naquele estilo sem pressa e com muitos rodeios que caracteriza os idosos, a Sra. S. fez uma observação irrelevante. Mencionou casualmente a sorte de sua amiga, Sra. Q, de ir passar férias com a família em Michigan.

Minhas orelhas se empinaram. Por que me falaria da Sra. O.?

"Onde mora sua amiga?", perguntei, como quem não quer nada.

"Mora no meu edifício, num quarto exatamente embaixo do meu."

"E daí?"

"O quarto dela fica logo embaixo do meu. Partilhamos um cano de água quente." E acrescentou, rindo: "E o nosso telégrafo".

"O que é que as duas telegrafam entre si?"

Contou-me que, todas as manhãs, a que acordasse primeiro batia no cano de água quente para indicar que ainda estava viva e tudo ia bem. E esperava o sinal de resposta da outra. Mas agora que a

Sra. O. não estava, como iria alguém saber se a Sra. S. tinha morrido ou, pior ainda, tido um derrame, ou uma queda, e fraturado a bacia, ficando impossibilitada de chegar ao telefone? Enquanto me falava de suas ansiedades, estava consternada e quase em prantos.
"Não vejo o dia em que minha amiga volte. A vida é tão incerta!"
A essa altura, porém, a paciente forçou a saída da depressão:
"Ah, doutor, estou fazendo um cavalo de batalha desse assunto. Afinal de contas, ela vai ficar fora somente duas semanas."
Tranquilizei-a asseverando que nada ia acontecer e prometi telefonar-lhe todos os dias. Reconquistado o seu antigo otimismo, ela saiu do consultório com passo muito mais firme do que quando chegara.

HIPOCONDRIA

Estou convencido de que a solidão gera hipocondria. Além disso, nossa cultura "medicaliza" a idade, como se envelhecer fosse doença. Não existe grupo mais preocupado com doentes e abundância de doenças e mazelas. Essa dor surda atrás da orelha esquerda será sinal de tumor do cérebro? A irregularidade intestinal é causa para imediata visita ao gastrenterologista? Para qualquer um, mas principalmente para os idosos, é difícil não se assustar e se deixar capturar pelos alarmes sem fim espalhados pelos meios de comunicação. Se a gente comer isso ou aquilo, fica predisposta a câncer do cólon ou a ataque do coração. Quase sempre a conversação entre idosos se dirige à doença e é salpicada de historietas sobre o horror que atacou quem não fez caso dos primeiros indícios ou sintomas triviais.

Os familiares solícitos agravam a medicalização da vida dos anciãos. A culpa sentida por causa da negligência dos pais traduz-se em temor de que eles morram. Essa culpa é amiúde expressa por meio da insistência de atenções médicas aos pais idosos, o que insufla sua ansiedade e resulta em inúmeras e desnecessárias consultas.

De bom grado, muitos idosos se deixam emaranhar nas crescentes manobras do complexo médico-industrial. Como os passeios aos *shoppings*, as visitas ao médico combatem a solidão. Para os que não têm outro lugar para ir e estão cansados de contemplar sempre as mesmas quatro paredes, o envolvimento com a indústria da saúde é um tipo de vida social. Ir de especialista a especialista é um meio de encher o tempo e tem a vantagem extra de falar de si a uma pessoa que escuta com atenção.

Desconcerta-me que pessoas de todas as idades, mas principalmente os mais idosos, ciosos que sejam do seu bom senso, possam colocar a razão a um lado quando se trata de sua saúde. Alguns dos mais inteligentes pacientes que já tive encontram-se entre os mais incautos e fáceis de engabelar, aceitando os últimos remédios como se fossem trazidos do monte Sinai por um Moisés retardatário.

Hoje em dia, quase todo mundo tem a obsessão do colesterol.

Um paciente telefonou-me muito agitado porque o seu nível de colesterol havia atingido 220 miligramas no último exame, quando um mês antes fora 210, uma variação insignificante.

"Mas por que repete o teste mensalmente?"

"Porque não prejudica e eu posso pagar."

Outro paciente mostrou-se até agressivo por causa de uma insignificante variação do seu nível de colesterol.

"O senhor não acha que devo prestar atenção a um importante fator de risco, considerando que meu pai morreu de ataque do coração aos setenta e quatro anos?"

A preocupação com o colesterol é uma verdadeira mania; porém, é em especial contraproducente para os idosos. Seus regimes alimentares já têm que enfrentar dentaduras, prisão de ventre, falta de apetite e intolerância por muitos alimentos nutritivos.

A Sra. T. tinha oitenta e tantos anos quando a conheci; era exangue e frágil. Perguntei-lhe por que havia perdido 7,5 quilos nos últimos seis meses, uma diferença para menos que não lhe fazia nenhum bem. Respondeu-me que não havia mais nada que pudesse comer.

"Meu cardiologista recomenda-me reduzir a gordura animal para baixar o colesterol; meu especialista em diabetes aconselha reduzir o açúcar; um outro médico me adverte que o sal me fará afogar em meus próprios líquidos."

Aconselhei-a a não levar em conta nenhum conselho médico e a comer tudo quanto gostasse. Depois de seis meses tinha reconquistado o peso e, com ele, o seu espírito indômito e elevado.

Outro paciente idoso queixou-se:

"Doutor, o senhor não me disse qual é o meu colesterol."

"O senhor chegou aos 90", disse eu. "Que diferença faz? Sua dieta é saudável."
Ele insistiu, com simulada seriedade:
"O que vou dizer à mesa do jantar? Sinto-me encabulado. O colesterol é o principal assunto de conversação e eu não tenho nada que dizer. É pior do que não saber o nome do Presidente da República!"
Visto que os níveis de colesterol variam amplamente entre diferentes laboratórios e até mesmo no mesmo laboratório em diferentes ocasiões, quanto mais o teste é repetido, maior a confusão e a preocupação a respeito da inexplicável variabilidade. Não é raro que o médico faça o paciente sentir-se culpado quando o nível de colesterol é elevado. Como muitos médicos determinam o nível de colesterol em seus laboratórios particulares, essa ansiedade é boa para os negócios. Os clientes, no entanto, de nada suspeitam e procuram ser justos com seus médicos. Como me comentou um inteligente cientista aposentado:
"Meu médico preocupa-se muito comigo. Verifica o meu colesterol uma vez por mês."
Se a formação acadêmica não afugenta a ingenuidade a respeito da saúde, a falta de estudo não é indicação de pouco bom senso. Uma de minhas pacientes idosas, autodidata e dotada de cortante ironia, manifestou seu nojo pela mania do colesterol.
"Pouco alimento resta que se possa desfrutar. Já não é uma celebração. Se for saboroso, todo bocado é pecaminoso." Foi a um posto de gasolina e quando o atendente perguntou: "Que tipo de gasolina a senhora que?", ela respondeu, sem pensar:
"Encha o tanque com baixo colesterol."
O excesso de análises não se limita ao colesterol. Os idosos, mais assustados com as doenças que se revelam em qualquer novo sintoma, são muito mais suscetíveis ao ataque tecnológico do que os pacientes mais jovens. Dispendiosos testes são solicitados com inimaginável frivolidade.
A Sra. V. era velha, mas tinha boa saúde e não sofria do coração. Perguntei-lhe que tipo de exame lhe haviam feito num hospital local em Boston.
Fez força para lembrar-se, com o esforço repuxando sua bonita face. E depois, triunfante:

"O meu teste anual de cochicho."
"Teste de cochicho? O que é isso?"
"É isso mesmo, teste de cochicho."
"A senhora quer dizer um teste de respiração, um teste de capacidade vital, em que esvazia o pulmão num tubo?"
"Não, nada disso."
"E para o coração?", indaguei.
"E, para olhar dentro do coração."
"Ah, será um ecocardiograma?", perguntei, incerto.
"Sim, eco, o teste do cochicho."
O ecocardiograma é um teste valioso para diagnosticar doença das válvulas e anormalidades miocárdicas. Por que teria sido feito numa pessoa perfeitamente sadia? Por que repeti-lo todos os anos? Seria talvez por cobrarem 800 dólares por teste, dos quais 500 são puro lucro? Isso explicaria sua popularidade.

Nem mesmo o mais sagaz empresário está fora do alcance do estratagema do assalto tecnológico. O Sr. N. fora no passado "Mr. Wall Street". No auge de sua carreira havia sido uma pessoa sensatíssima e, quando o vi em consulta em sua elegante propriedade em Long Island, falou-me com orgulho da dedicação e do meticuloso cuidado que lhe proporcionava o médico. Semanalmente, e às vezes diariamente, o médico pessoalmente lhe tirava um eletrocardiograma.

"Meu médico certamente está zelando por mim."

Levou-me a uma biblioteca exclusivamente dedicada à guarda dos eletrocardiogramas, onde se acumulavam milhares e milhares deles, empilhados do soalho ao teto. Por sorte, não insistiu em que eu os examinasse. No entanto, um ou dois eletrocardiogramas por ano seriam mais que suficientes para o Sr. N.

Em seu livro *An Almanac of Words at Play*, Willard R. Espy captou parte da louca extravagância que passa por informação médica:

"Fazer Cooper causa ataques do coração nos idosos e hérnias de discos nos jovens; o repouso na cama provoca coágulos de sangue [...]; o café produz gota; o chá dá prisão de ventre; os ovos entopem as artérias. Quem bebe vinho pode contar com câncer da laringe. Quem dorme sonha, e sonhos muito agitados podem transformar-se em oclusão coronária. E, como diriam os adeptos da paternidade controlada, o sêmen é acusado da responsabilidade de câncer na cerviz [...]. Viver pode ser perigoso para a saúde!*

DEPRESSÃO

A depressão que encontro nos idosos não provém, como afirma William Styron, de "uma ululante tormenta no cérebro"**. As palavras de Hamlet são muito mais próximas da realidade:
"Quão cansados, rançosos, sem vida nem proveito.
Me parecem todos os usos deste mundo!"
É uma forma de tédio de viver tão sutil que às vezes escapa ao reconhecimento. O sorriso da sociabilidade não desapareceu. A máscara que todos usamos não tem os cantos da boca virados para baixo. A conversação é ativa. Não se admite nenhuma modificação de atitude. Mas, quando o médico conhece bem o paciente, sente as pequenas diferenças. A jactância sumiu. A bravata não se manifesta. Em torno dos olhos há um ar de indiferença ou mesmo de derrota. A presença da esposa ajuda muitíssimo a confirmar essas observações. Responde afirmativamente:
"Sim, o Carlito está deprimido", e dá detalhes de um monte de alterações somáticas e de comportamento.

Sono perturbado é muitas vezes o primeiro sinal de depressão. Embora alguns pacientes durmam demais ao passo que outros não conseguem conciliar o sono, é muito mais comum dormir e depois acordar às três da madrugada, moído de fadiga, mas certo de que não poderá voltar a dormir. Quanto mais se esforça, mais o sono lhe foge. Nas palavras de Rupert Brooke: "A fresca bondade dos lençóis que logo amaciam os problemas, não se sente"***. Levanta mais cansado do que quando se deitou e a fadiga dura o dia inteiro. O paladar

* Willard R. Espy, compilador, *An Almanac of Words at Play*. Nova York, C. N. Potter, 1975.

** William Styron, *Darkness Visible: A Memoir of Madness*. Nova York, Viking, 1990.

*** Rupert Brooke, "The Great Lover", *in The Collected Poems of Rupert Brooke*, Nova York, Dodd,Mead, 1943.

está enfarado. As atividades prazerosas perdem sua atração. O sexo consome mais energia do que produz prazer. Os bisnetos logo cansam os bisavós, e as carinhas engraçadas já não têm o mesmo encanto. O trabalho é executado como uma rotina sem incentivos. Conquanto encontre pacientes idosos que continuam cheios de vida, eles são exceção. Os embates da vida deixaram a maioria inválida em espírito e em perspectiva, e a trajetória futura é sempre declinante. Nem aqueles que no passado foram criativos e levaram vida rica de significado escapam dessa deterioração.

Sempre aguardo contente a visita do Sr. E. Tem saúde vigorosa, não obstante sofrer de angina há vinte anos. Com oitenta e tantos anos, continua funcionando à toda como artista, cumulado de honradas e prêmios. Embora tenha angina quando caminha para apanhar o jornal da manhã ou se prepara para a cama, nunca sente mal-estar no peito quando trabalha em sua arte.

"Como é isso?", pergunto. "É o prazer do trabalho?"

"É mais do que prazer. É minha vida."

Tem vida cheia, é querido, aplaudido. Uma mulher mais de vinte anos mais moça está apaixonada por ele. No entanto, sobram-lhe os pensamentos mórbidos e excessiva sensação de nada valer. Diz que a razão de ter angina antes de ir para a cama é que acha que não vai acordar de manhã.

Quando ralho com ele, protesta que herdou a depressão da mãe. Conta que uma vez a levou para comprar óculos para leitura. O optometrista lhe ofereceu um par e perguntou se estava enxergando melhor. Ela respondeu:

"O que existe de bom nesta vida que devo enxergar tão bem?"

Antes de retirar-se, reitero ao Sr. E. que seu coração é estável, mas que, se sentir alguma coisa, não hesite em me telefonar. Ele me olha apreensivo e desanimado e percebo que eu tinha metido as mãos pelos pés.

"O que é que o senhor espera, doutor? O que poderia acontecer?"

Gasto uns bons minutos procurando serená-lo de novo, mas, ao chegar à porta, pergunta:

"Acha que vivo até esta noite?"

"Estou certo de que viverá pelo menos até amanhã à noite", respondo.

Com uma risadinha, ele anuncia:
"Já estou me sentindo melhor."
A depressão é um problema biológico, acentuado pela idade. Representa o desgaste produzido pelos estresses da vida, que podem exaurir determinados neurotransmissores do cérebro. Pode, por isso, ser uma doença de deficiência, como mixedema e Alzheimer, que roubam ao corpo os hormônios da tireoide ou o cortisol. No entanto, o termo "depressão" dá ideia errônea do estado do corpo. O organismo não se sente decaído, mas agitado, e a agitação perturba o sistema cardiovascular. Copiosos dados indicam que, após um ataque do coração, os pacientes que apresentam altos níveis de sintomas depressivos não se dão tão bem. Têm muito maior risco de recaída e maior probabilidade de morrer de repente.

A menos que o médico reconheça esse estado, é invariavelmente fútil receitar remédios para outros males. Por sorte, a neuroquímica e a psicofarmacologia proporcionam profundos dados e medicamentos muito eficazes. Não existe panaceia, porém. Os medicamentos empregados devem ser individualizados e afinados como um violino quanto à dosagem, e podem ter desagradáveis efeitos colaterais. A anormalidade bioquímica talvez não seja permanente. Por mais úteis que esses remédios sejam, a vida é melhor sem eles.

TRABALHO

Nos Estados Unidos, uma das maiores causas de depressão tem relação com o trabalho, ou com o desemprego. Nada é mais pesado para o sistema nervoso ou o esgotamento de energias do que não haver apreço pelo que fazemos, ou detestar o nosso trabalho. Verifiquei que essa causa de depressão é frustrante e difícil de diagnosticar. A perda do emprego é fator significativo no agravamento das doenças do coração e da morte súbita, em qualquer idade. Ser rebaixado por causa da idade também é física e psicologicamente destrutivo. O caso seguinte envolve dois pacientes que, embora diferentes entre si, tinham problema semelhante.

O Sr. W, de setenta e poucos anos, era vice-presidente de uma próspera indústria de móveis. Aparentemente sem esforço, continuava a trabalhar dez horas por dia, seis dias por semana, e se gabava de não haver tirado férias em quarenta anos. Trabalhava com tanto afinco não porque fosse obrigado, mas por achar seu trabalho criador e recompensador. A firma progredira por causa da sua dedicação, e o proprietário era um amigo chegado, que apreciava o interesse e a atenção que o Sr. W. investia no trabalho. Quando o dono faleceu, o filho mais velho assumiu a direção. Tinha idêntico carinho pelo Sr. W, que lhe havia ensinado a direção da empresa pelo direito e pelo avesso.

O Sr. W. viera ver-me várias vezes antes da modificação na companhia por causa de angina do peito, o indicador comum de doença das coronárias. O mal-estar do peito era facilmente controlado pelas pílulas de nitroglicerina que receitei, mas raramente eram necessárias. A angina só aparecia quando dava uma caminhada rápida após uma refeição, especialmente no inverno. Cada vez que me visitava falava do seu emprego, que significava toda a sua vida, e, depois da morte do dono, como a nova administração apreciava sua contribuição. Numa visita em dezembro, disse-me que o novo presidente da empresa lhe havia dado de presente um mês de férias na Flórida, com todas as despesas pagas, como recompensa de seus valiosos serviços, além de uma substancial bonificação de Natal e um inesperado e generoso aumento de ordenado.

Conquanto sua nova consulta estivesse marcada para o verão, em fins de fevereiro o Sr. W. veio me ver com mais angina, que ocorria diariamente, depois de ter voltado da Flórida. As férias haviam sido tranquilas e repousantes, com muito golfe e jogos de cartas.

"Com toda a franqueza, doutor, foi chato. Quanto tempo se pode jogar golfe e baralho sem ficar maluco?"

O bronzeado da pele lhe dava aparência mais jovem do que antes, porém faltava algo. Antes de ir para a Flórida estava cheio de energia e me falara de várias novas ideias que tinha para a companhia. Mas o entusiasmo sumira.

Alguma coisa havia feito o balão murchar. Pensava em aposentar-se, quando antes costumava dizer que trabalharia até os oitenta.

Preocupou-me que a angina lhe sobreviesse com pequeno esforço. Agora, sofria angina principalmente de manhã, quando caminhava da casa até a garagem. É mais provável que a angina ocorra de manhã cedo, mas o caminho até a garagem era curto e ladeira abaixo. Além disso, não tinha angina quando levava as pesadas latas de lixo a distância semelhante, ou fazia esforço físico durante o dia.

"Tudo bem no serviço?", perguntei.

"Sim, claro", respondeu, com alacridade algo forçada.

"Tem as mesmas funções?"

"As mesmíssimas."

"Sua autoridade diminuiu?"

"De jeito nenhum."

Eu me sentia como advogado de acusação. Algo se transformara, mas o que seria? Em nossa conversa sobre outros assuntos, ele por fim mencionou que, ao voltar das férias, havia encontrado outra pessoa usando seu escritório. Sua escrivaninha foi levada para o andar térreo, onde trabalhavam todos os outros executivos. Ainda era tratado com respeito, seu salário continuava o mesmo, sua assessoria ainda era solicitada e apreciada. Mas confessava estar profundamente ferido, humilhado e infeliz. E tinha perdido todo o interesse no trabalho.

"Doutor, o senhor pode rir. Talvez eu esteja transformando um barranco numa montanha."

Mantive-me calado.

"Eles precisavam muito do meu escritório. E o que fizeram é bom para a empresa."

Lorotas justificativas.

Assim, cada dia ele andava até o carro, com a obsessão no rebaixamento sem lhe dar paz. Recomendei-lhe que pedisse demissão. É raro que eu dê esse tipo de conselho, mas me incomodava o pensamento de que os homens que continuamente precisam enfrentar algum tipo de indignidade contra a qual não têm defesa são os que caem mortos, e eu temia que isso acontecesse na caminhada até a garagem antes de ir para o trabalho de manhã. Não estava muito convencido de que meu conselho fosse bom, e por isso não insisti. Ele continuou a trabalhar, mas logo depois teve um sério ataque do coração, que o forçou a aposentar-se.

Encontrei problema semelhante com Y., professor de matemática aposentado, que me consultou durante uns sete anos por causa de uma ligeira angina, que não o incomodava. Normalmente

exuberante, com um sorriso fácil e cativante, um dia me apareceu cabisbaixo. Quando lhe perguntei como havia passado o ano, respondeu:
"Bastante bem."
Quando indaguei por que apenas bastante bem, falou-me de um tendão machucado que lhe impedia jogar tênis. Não sei por que, mas a resposta não me pareceu sincera. Falamos do seu trabalho, de que ele gostava muito. Embora fosse aposentado, a universidade lhe fornecera escritório e secretária e lhe tinha apreço. Mas logo acrescentou:
"A falta de espaço é um fato."
O jeito que ele disse isso fez vibrar minhas antenas. Sem dúvida minha experiência com ele me havia sensibilizado à importância de dispor de um escritório onde desenvolver o trabalho. Perder o espaço seria quase o mesmo que perder a identidade.
"E se o reitor precisar de espaço para algum matemático jovem e promissor?", inquiri. "O senhor deve saber que as instituições não cultivam lealdade a aposentados, por mais que contribuam com elas."
Uma sombra de mal-estar perpassou-lhe pelo rosto e ele disse, hesitante:
"Não sei o que farei se tiver de ceder meu escritório."
"Essa perspectiva o apoquenta?"
"Não, não muito."
"Mas o que fará se lhe pedirem que saia de lá?"
"Não tenho certeza. Não sei o que faria. Até agora têm sido muito bondosos."
Discorri então sobre a dificuldade de executar o trabalho de cada um e a necessidade de preparar-se para a perda do escritório, de modo que não significasse a perda de objetivo. Contei-lhe a história da angina do Sr. W. quando perdeu o escritório.
Com alguma vacilação, o professor confessou que estava entre a espada e a parede. Esperava que a qualquer momento o reitor lhe viesse pedir que desocupasse o espaço. Eu perguntei:
"Por que esperar? Por que não se prepara para a eventualidade?"
Ele pareceu contrafeito, como se eu o estivesse instigando a enfrentar uma calamidade natural irresistível.
"Comece trabalhando em casa um dia por semana."

"Mas preciso da biblioteca."

"A que distância fica a universidade?"

"Uns dez minutos a pé."

"Como matemático, o senhor provavelmente poderia trabalhar e pesquisar em qualquer lugar."

"Isso posso, sim. É uma caminhada bem curta", reassegurou-me.

A percepção do caso foi surgindo lentamente. Afinal, eu não sugerira que abandonasse seu trabalho, mas apenas que mudasse de lugar. Conversamos um pouco mais e ressaltei que, à medida que aumentasse o trabalho em casa, o reitor se tornaria menos ameaçador e já não seria visto como onipotente. Na realidade, o Sr. Y. ficaria livre da ameaça e se sentiria mais à vontade. Incentivei-o a olhar o assunto por todos os lados.

Ele tomou uma decisão rápida.

"Parece-me uma boa ideia. Vou experimentar."

E acrescentou: "Poderei voltar a jogar tênis".

A princípio não percebi a ligação. Mas aí me lembrei de que, quando uma pessoa está deprimida, com receio de deslocamento social e da consequente inutilidade, por que dar-se o trabalho de manter a linha? Nada importava. Com a afirmação de que podia cumprir seu profissionalismo não obstante o deslocamento institucional, tinha razões para manter-se em forma e enfrentar outros desafios.

Quando o vi, um ano mais tarde, o professor voltara a ser o indivíduo lépido e contente da vida. Seu gabinete havia sido designado a outrem, mas ele montara em casa um excelente escritório e, quando precisava ir à biblioteca, tinha a oportunidade de exercitar-se um pouco. Ficou completamente livre de preocupação e de angina.

ESQUECIMENTO

Bruce Bliven, ex-editor da revista *The New Republic*, descreveu assim algumas das deficiências da velhice:

"Obedecemos às regras dos idosos. Se a escova de dentes está molhada é porque já escovamos os dentes [...]. Se você está usando um sapato marrom e outro preto, é bem possível que no armário haja outro par igual. Cambaleio quando ando, os garotinhos me seguem, apostando no caminho que tomarei. Isso me perturba. As crianças não deviam entregar-se a jogos de azar."*

Poucos aspectos do envelhecimento são mais perturbadores do que a contração da memória. Os nomes próprios são os primeiros a esfumar-se, mas nada é sagrado. Um velho estroina, agora um ancião, respondeu-me com uma pilhéria quando lhe fiz perguntas para sua história médica. "Dois homens vão caminhando juntos. Um é velho, o outro, moço. O jovem olha para todas as mulheres que passam. Refletindo, o velho diz: 'Lembro que eu também fazia isso, mas não recordo por quê'."

O impacto da memória encolhida foi-me trazido à mente quando recebi o Sr. B., que nos seus bons tempos fora um dos advogados mais renomados de Boston. Dono de fabulosa memória, capacidade de rápida recordação, brilhante humorismo e profundo domínio da lei, alcançara enorme sucesso profissional. Durante um quarto de século esse cavalheiro gentil e bondoso foi meu paciente. Agora, aos oitenta e tantos anos, encolhera uns oito centímetros, perdera parte da audição, tinha a vista nublada e caía com frequência. Ainda andava com passo firme e rápido, inclinando-se ligeiramente para a frente, com o aspecto de quem vai tombar a qualquer instante e dar com a cara no chão. A despeito de fraturas das costelas e dos membros, não queria mudar seus hábitos de vida. Como acontece com tantos anciãos, seu comportamento não se pautava pelas limitações físicas. Levei muitos meses a persuadi-lo a usar bengala.

Durante uma consulta, passamos à sala de exame e ele estava muito preocupado de não esquecer a bengala. Para garantir que isso não aconteceria, pendurei a bengala num candelabro. Não poderíamos sair do aposento sem topar com ela. Depois do exame, voltamos para o consultório, onde conversamos uns dez minutos. Quando nos despedíamos, ele entrou em pânico: "Cadê a minha bengala?"

* Bruce Bliven, in Lewis Thomas, *The Fragile Species*, Nova York, Scribner's, 1992, p. 74.

Não há problema, garanti. Procurei no consultório, chegando a espiar debaixo de minha escrivaninha. Tampouco estava na sala de exame e quando voltei ao consultório dei mais uma busca nos cantos e recantos. Por fim, pedi-lhe que recordasse a sequência de seus passos e me acompanhasse.

"Vim da sala de exames para o consultório", disse, a voz se dissipando.

"Aonde mais foi?"

"A nenhum lugar. Vim diretamente da sala para cá."

"Foi ao banheiro?"

"Ah, sim, fui ao banheiro."

E lá estava a bonita bengala, pendurada no cabide das toalhas.

O Sr. B. deu uma risadinha de satisfação: "O senhor agora sabe como passo o dia. Procurando o diabo da bengala!"

Eu havia aprendido muito mais que isso. Esse caso salientou que, sem memória imediata, os seres humanos ficam completamente disfuncionais. A depressão, tão comum nos idosos, talvez seja resultado da continuada e crescente frustração de procurar bengalas e coisas assim.

SEXO

Não faz tanto tempo assim que abandonei os quesitos sobre sexo quando os consulentes passavam dos sessenta e cinco anos de idade. Mesmo depois de maturar como médico, era com certa relutância que falava do assunto a clientes idosas. Aos poucos se elevou o limiar da idade. Agora, nem mesmo os octogenários estão isentos das perguntas e da discussão desse assunto. Apesar de meus quarenta e tantos anos de prática médica, ainda me tolhem os tabus de nossa sociedade. O sexo é geralmente ligado à juventude. A sociedade considera o sexo entre idosos algo ridículo, risível, sujo e até pervertido. Quanto mais idosa a pessoa, mais impróprio o ato. E o conceito popular de "velho sujo" não ajuda os médicos a tratarem dos problemas de sexo.

O desaparecimento da capacidade sexual muito antes da vida é uma lei biológica? Em *Henrique IV*, Shakespeare faz essa mesma pergunta.

"Não é estranho que o desejo tantos anos sobreviva à ação?"

A resposta é sim e não.

Bem no comecinho de minha carreira médica me corrigiram o preconceito de que o sexo é apenas para os jovens e vigorosos. O paciente, Sr. S., tinha oitenta e seis anos, andava arqueado, evidentemente sob o fardo dos anos. A Sra. S. parecia ainda mais velha, o rosto feito de pergaminho enrugado. Corpulenta, não andava graciosamente, mas se deslocava de lado a lado, como uma boneca russa Mariochka.

O Sr. S. veio consultar-me sobre infrequentes acessos de fraqueza e quase teve um desses acessos enquanto eu o examinava. Pousei o estetoscópio no peito dele e ouvi "bam-bam", mas o "bam-bam" seguinte levou um tempo enorme para fazer se ouvir. Olhei-o ansioso e ele devolveu meu olhar. O ritmo dos batimentos do coração era de apenas 28 por minuto. Surpreendente, em vista de somente queixar-se dos desmaios que ocorriam de vez em quando. Não tomava nenhum remédio capaz de reduzir os batimentos e não achei explicação para o bloqueio senão escarificação do sistema de condução do coração, devida à idade. Aconselhei a inserção imediata de um marca-passo ventricular.

Apesar da minha insistência, tanto o paciente como a esposa se recusaram terminantemente a aceitá-la.

"Vivi até agora sem esse treco e vou morrer sem ele."

Talvez ele estivesse certo em sua conclusão, mas nem meus rogos nem as explicações adiantaram; tampouco consegui persuadir a Sra. S., quando lhe falei a sós. Opunham-se inalteravelmente ao marca-passo.

Quando estavam preparando para ir embora, a mulher cutucou o marido: "Pergunte ao médico, pergunte ao doutor, não seja tímido."

Eu não tinha a menor ideia do que falavam, até que a Sra. S. por fim se manifestou:

"Tudo bem com ele para ter sexo, considerando o estado do coração?"

Fiquei tão estupefato que nada disse, mas fiz que sim com a cabeça, revelando admiração.

A idade do paciente oferece pouca justificativa ao médico de proibir a atividade sexual ou qualquer outra. O melhor é definir em linhas gerais os princípios da terapia e deixar que o paciente fixe seus próprios limites.

Alguns anos mais tarde, eu estava cuidando da Sra. D., que tinha fibrilação atrial paroxística. Aos oitenta e dois anos, ela retinha ainda muitos traços de sua beleza juvenil. Vivia no Texas, mas não confiava nos médicos de lá porque não tinham conseguido controlar sua arritmia. Eu tinha receitado amiodarone, naquela época uma nova medicação antiarrítmica que funcionava bem e parava todos os ataques, embora somente o tomasse duas vezes por semana. Mas, quando uma nova aparição de fôlego curto lhe induzia sensação de sufocação, ela me telefonava frequentemente.

A sensação de sufoco me perturbava muito porque uma das sérias complicações do amiodarone é ser remédio de doença pulmonar capaz de causar forte ofegação. Fiquei intrigado, porém, de ver que outra pílula de amiodarone e Valium lhe dessem pronto alívio. Os sintomas amainavam em alguns minutos, muito antes que qualquer das duas pílulas tivesse tempo de ser absorvida pelos intestinos.

Depois de várias semanas e muitos telefonemas, pedi-lhe que viesse a Boston.

Durante a coleta da história médica, ela começou a falar em circunlóquios, sugerindo depois que velhos como seu marido arranjassem outras mulheres.

"Não aguento mais. Meu marido tem oitenta e oito anos, mas o seu apetite sexual aumenta à medida que envelhece. Eu não consigo satisfazê-lo. Enquanto tenho um orgasmo rapidamente, ele continua, não para, e me sufoca. Não sei o que fazer, doutor."

Pôs-se a chorar e continuou:

"Como não posso satisfazê-lo, ele fica mal-humorado, me insulta, me chama de cadela, neurótica e coisas piores."

A conversação fora tranquilizante. Recomendei que fossem a um conselheiro.

"Em nossa idade ir a um conselheiro sexual!"

Ela deu gargalhadas.

Era um novo aspecto da tragicomédia sexual que caracteriza a condição humana. Lembrou-me uns versos de Thomas Campion, músico, poeta e médico do século XVI e começos do XVII:

"Ainda que sejas jovem e eu seja velho,
Ainda que em tuas veias o sangue seja quente e nas minhas frio,
Ainda que a juventude seja úmida e a velhice seca,
As brasas ainda ardem quando as chamas morrem."

Ao contrário do que acontecia com a Sra. D., minhas observações sugerem que a sexualidade da mulher frequentemente parece durar mais do que a do homem. Chamo sexualidade a capacidade de focalizar na total capacidade de fazer o amor, não apenas no seu componente genital, capacidade que é mais feminina do que masculina. A sexualidade entre os idosos é compelida mais pela recordação do que pela paixão, e as mulheres lembram com maior clareza.

Com seus noventa e tantos anos, a Sra. N. amava um homem com a metade de sua idade e ele a amava. Nunca tinham ido para a cama porque ela achava que isso estragaria seu amor. No entanto, ela me disse que o que de mais sentia falta ao envelhecer era fazer amor, "e mais difícil viver sem ele". Despertava frequentemente com uma sensação dominante de luxúria provocada por recordações eróticas, porém a vista dos seios flácidos e a pele feia, enrugada, a enchia de vergonha e repugnância.

O médico é testemunha de um vasto panorama da condição humana. A sexualidade dos idosos tem invariáveis tons de tristeza. A perda é profundamente sentida e raramente mencionada com clareza. Os médicos evitam o assunto, sentindo-se incapazes ante um estado que atribuem à inexorabilidade da idade. No entanto, um ouvido compreensivo e compassivo pode ser mais terapêutico. Se os deuses fossem mais generosos, permitiriam uma erupção de hormônios no fim da vida. Permitiriam às pessoas não apenas acariciar memórias de amor com palavras poéticas, mas abraçar os parceiros e parceiras com paixão ainda palpitante. Na ausência dessa estrutura divina da biologia idosa, cumpre buscar substitutos.

ROMANTISMO

Muitos pacientes elevam-me o espírito com o modo pelo qual enfrentam as involuções da idade que avança. A Sra. E. G., de oitenta e cinco anos, tinha cabelo ralo que, como nuvens esparsas, expunham um couro cabeludo luminescente. Seus belos e buliçosos olhos azuis eram cercados de aros de finas rugas; era ágil como uma ave; quando falava pipilava e, no entanto, era graciosa. Por trás seria ainda fácil confundi-la com a jovem coquete que descia ao encontro de um namorado. Quando falava de Peter, seu marido durante sessenta e três anos, tornava-se efervescente como uma adolescente ao relatar as maravilhas do primeiro amor. Ele já não andava bem, afligido de grave enfisema e flebite, de passo inseguro, e quase totalmente recluso nos meses de inverno porque à menor exposição ao frio caía com pneumonia.

Quando a examinei, ela disse que o que a entristecia no envelhecimento era ter que reduzir a velocidade. Acrescentava que era necessário aceitá-lo graciosamente. Ela orgulhava-se de seu peso, exatamente o mesmo que tinha no dia do casamento. Isso exigira disciplina e adesão à dieta durante um ano, quando emagrecera quinze quilos. Contudo, tinha obtido sua figura esbelta à custa de camadas de tegumento.

A Sra. G. recordava: "Minha mãe me transmitiu uma verdade muito importante. 'Vai ter filhos, querida, mas eles acabarão abandonando o ninho e viverão sua vida. Aí, só lhe ficará o marido. Com ele, terá vida. Se o perder, ficará sem nada, querida, nada. E ele precisa de você. É um papel culminante.'"

Ela não se arrependia de seu papel e criticava o feminismo moderno. Perguntei-lhe algo sobre sua vida social. Ela riu.

"Claro que tenho muitos amigos e amigas. Mas faço questão de estar em casa antes das duas horas caso Peter deseje surpreender-me tirando a tarde de folga e voltando cedo. Seria muito triste para ele não me encontrar em casa. Eu nunca me perdoaria."

Quando fui examinar o marido, sua primeira pergunta foi: "Como está a menina? Já a examinou? Está tudo bem?"

Quando lhe assegurei que ela estava bem, ele me disse que a saúde dela lhe importava mais que a própria.

"Tudo o mais é insignificante."

Quando se encontraram de novo em meu consultório após o exame, eles se abraçaram e se beijaram como se houvessem padecido uma interminável separação.

"Ó querido, ficamos tanto tempo longe um do outro", disseram ambos, abraçando-se como jovens amantes, com uma intensidade que desmentia a idade. Esse ato repetiu-se em cada uma das visitas anuais por todo o quarto de século em que cuidei deles.

Durante o exame, o Sr. G. comentara: "Sabe, doutor, embora estejamos casados há mais de sessenta anos, ainda gosto de olhar para Edith e contemplá-la durante horas e horas. É tão linda!"

Quando se foram, no fim da tarde, senti-me flutuar no ar e pronto para um dia inteiro de trabalho. Eu também estava andando sobre nuvens.

Mas esse tipo de relacionamento é raro. A idade geralmente rarefaz a densidade do romance. Com demasiada frequência, na companhia de um paciente idoso, o médico encontra um mal incurável e um problema insolúvel. A meu ver, a questão de tratar idosos é como remediar as condições que não podem ser curadas e, ao mesmo temp, educar esses pacientes, de modo que vivam plenamente, apesar das limitações impostas pela idade e pela doença.

HUMOR

Em nossa cultura de idólatras da juventude, a velhice é considerada a terrível consequência da vida. Os velhos, quando não ignorados, são mimados e reduzidos a quase nada. Têm pouco que ensinar, pouco que seja relevante nessa era de correrias. Eu aprendi que deve ser o contrário. Os que chegaram à avançada idade com as faculdades intatas são uma rica fonte de grande visão e sabedoria. Espero com satisfação a visita de muitos dos meus pacientes idosos e fico mais tempo à beira de seu leito quando estão hospitalizados. O que me impressiona sobremaneira é que, ao contrário de meus pacientes mais moços ainda enredados na carreira, os pacientes idosos têm tempo de refletir. Sua visão das coisas é minuciosa, pungente e finamente focalizada; contemplam a transitoriedade da vida com humor e imparcialidade.

O senso de humor é crítico para fazer com que a idade avançada seja mais reparadora. Um empresário aposentado de oitenta e seis anos resumiu sua situação com um riso sarcástico:

"Minhas filhas são muito solícitas a meu respeito, mas estão me sufocando com suas preocupações – 'Papai, nada de comer sal; não deve sair porque pode escorregar no gelo e quebrar a pélvis, ou pegar um resfriado que pode virar pneumonia'. Sem sal, a comida não

tem gosto. Não posso jogar golfe por causa da artrite nas cadeiras. Minhas tripas não funcionam sem Metamucil, mingaus e a ajuda de supositórios. Nada de álcool nem de carne vermelha por causa da gota. Ninguém com quem conversar porque todos os meus amigos morreram. O sexo é muito perigoso por causa da Aids. Então, o que sobra? Seria melhor morrer."
Acompanhei a Sra. C. durante mais de um decênio. Sabia que estava com oitenta e seis anos, mas quando lhe perguntava a idade, ela sempre insistia que tinha cinquenta e nove. Lembrava-me uma historieta contada pelo diretor de teatro Harold Clurman.

"Um jornalista entrevista Sarah Adler, a *grande dame* do teatro judaico, que estava com oitenta e tantos anos: 'Madame Adler', começou, 'não quero embaraçá-la, mas importa muito dizer sua idade?' Sem pestanejar, ela respondeu: 'Sessenta e oito'. 'Mas, madame Adler', prosseguiu o repórter, 'como é possível? Encontrei com seu filho Jack e perguntei a idade dele e ele me disse que tinha sessenta anos.' 'Bem', respondeu ela, sem hesitar, 'ele vive a vida dele e eu vivo a minha.' "*

Recuperando-se lentamente de várias doenças, inclusive pneumonia, falha do coração congestionado, angina do peito, arritmias e uma dolorosa infeção no joelho, o Sr. M., de noventa e dois anos, jazia numa cama de hospital com a aparência de um pequeno querubim encarquilhado, cabelo cor de prata, faces rosadas, solidéu na careca, suíças encaracoladas. Sem dentaduras, suas palavras irrompiam num chiado agudo. Depois de uns momentos, acostumei-me à sua fala e comecei a compreender o que dizia. Minha vista fixou-se nos seus olhos brincalhões, pardo-escuros e fundos.

"Os médicos dizem que os resultados são negativos, mas que o paciente é positivo", disse ele, saboreando as próprias palavras como testemunho de que tudo ainda funcionava bem na cabeça. E continuou: "Outro dia, no salão de entrada do edifício em que moro, uma mulher bastante jovem abraçou-me e tentou me beijar. Eu disse: 'Senhora, controle-se. Sou alérgico a tulipas'."

Jactava-se de que muitas mulheres estavam atrás dele.

---

* Harold Clurman, *All People Are Famous*. Nova York, Harcourt Brace Jovanovich, 1974, p. 197.

"O porteiro do edifício vive me perguntando: 'Por que o senhor vive sozinho, com todas essas mulheres dando em cima?' E eu lhe digo que qualquer mulher disposta a casar com um sujeito despedaçado como eu deve estar louca. 'Você quer-me ver encilhado com uma esposa maluca, é isso?' Isso o faz calar a boca, até o dia seguinte."

Quando me preparava para terminar a visita no hospital, ele indagou: "Doutor, será que vivo mais um mês?"

"Por que um mês apenas?"

"Quero viver para ir ao casamento de minha bisneta. Depois disso, acharei outra razão."

Não tinha nenhum medo de morrer, mas, com tanta coisa acontecendo, ele ainda não se dispunha a despedir-se da vida. De certo modo, interpretava o sentido de um velho provérbio judaico: "O homem deve continuar vivendo, ao menos para satisfazer sua curiosidade".

No dia seguinte, durante a visita, contou-me que um cardiologista lhe havia dito que tinha o coração dilatado.

"Por que acham isso surpreendente? Há mais de cinquenta anos que me vêm dizendo que sou um grande coração."

Outro paciente cujo senso de humor eu admirava era o Sr. T. N.. Pouco antes do seu nonagésimo terceiro aniversário, estava sentado numa cadeira de rodas, olhos fechados numa pestana ou em profunda elucubração. Tinha congestão pulmonar e líquido na base do pulmão direito, e eu lhe dissera que precisava tomar o diurético Lasix para remover dos pulmões o excesso de líquido. E ele, rápido: "Prefiro pisstácios", escandindo e prolongando a primeira sílaba num ruído de água escorrendo.

Aos noventa e dois anos, o Sr. N. ainda ia ao trabalho e achava muita graça na comédia humana diária. Deixara de dirigir uns meses antes, depois de bater em quatro veículos ao tentar estacionar o automóvel da esposa. Queixava-se de que, quando tomava diuréticos, perdia o controle e pingava tanto que molhava as cuecas e as calças, fazendo uma poça aos pés. Como piada, sugeri que usasse calças curtas, ao que ele respondeu:

"Só o meu alento vem de calças curtas."

Em outra visita, queixou-se de que andava tão instável que temia dar uns passos sem usar o andador.

"Meu grande problema é o equilíbrio." E riu, o que o tornou ainda mais ofegante.

"Eu disse a minha mulher que o meu balanço não é mais o que costumava ser. Ela ficou surpreendida. 'Tom, o que aconteceu? Outro dia você depositou dinheiro na sua conta.' "

Um dia ele me apareceu de barba por fazer, explicando que a hora marcada comigo o havia obrigado a cancelar a visita ao barbeiro, que frequentava duas vezes por semana, às quartas e sábados. Quando lhe receitei Lasix, sugeri que o tomasse às terças, quintas e domingos.

A esposa reclamou:

"É mais fácil lembrar segundas, quartas e sábados". E depois recordou e informou que Tom frequentemente se negava a tomar Lasix.

Insisti em minhas datas.

"Mas por quê?", indagou ela, incrédula.

"Porque assim ele não vai fazer pipi na cadeira do barbeiro", respondi.

Tom deu uma gargalhada.

"De agora em diante sempre tomarei o desgraçado do Lasix."

O senso de humor não o abandonou nem no finzinho. Perguntei-lhe se podia fazer um exercício que não exigia muito esforço. Respondeu que sim. Perguntei então qual seria o exercício. Ele respondeu:

"Girar os globos oculares."

"Como está a audição?"

"Está funcionando mal."

"Como mal?"

"Não consigo ouvir uma nota de um dólar cair no chão, mas não tenho problema com notas de dez dólares."

Quando lhe garanti que aliviaríamos sua dor torturante do câncer ósseo, ele se levantou um pouco do travesseiro, de olhos bem abertos, fez uma cara de cisma e chacota.

"Doutor, tenho uma pergunta importante."

Os olhos revelaram alguma molecagem.

"Agora que estou estável, quando é que posso voltar a fazer uma farra?"

Embora eu tente ser imparcial, confesso que prefiro os doentes idosos que não se queixam o tempo todo, que morrem em vida em vez de viver enquanto morrem. Quando vi o Sr. X. pela primeira vez, ele estava na casa dos setenta. Era baixo e sólido, tinha os cabelos brancos encaracolados que lhe davam um ar juvenil. Essa aparência era realçada pelos olhos verde-azuis muito risonhos, que transmitiam charme e bondade. Falava com o antigo sotaque bostoniano, era extraordinariamente lido e observava com profundeza as pequenas manias humanas. Vendera móveis por atacado, mais como um jeito de conhecer gente do que propriamente para ganhar a vida. Ria às bandeiras despregadas quando contava uma piada, e tinha uma anedota para cada pretexto, ou mesmo sem pretexto.

"Já lhe contei esta? Um velho vai ao otorrino queixando-se de dor de ouvido. O médico diz: 'Não admira! Está com um supositório metido na orelha'. 'Graças a Deus', diz o paciente. 'Agora sei onde é que está o meu aparelho de surdez.' "

Anos mais tarde, estando o Sr. X com oitenta e tantos anos, foi levado de ambulância para o hospital. Tinha uma fratura da pélvis e resmungava seguidamente:

"É o fim. Na certa que é o fim!"

"Fim de quê?", perguntei.

"De minha vida sexual."

"Por que diz isso?"

"Definitivamente. É o fim."

"O que aconteceu?"

"Estávamos fazendo sexo e eu caí da cama. É o fim. O sujeito tem que saber quando chegou o fim de um caso."

Os velhos aprendem a navegar e a esquivar-se entre as limitações que a idade e a sociedade impõem. Betty S. não enxergava bem, mas gostava de dirigir seu BMW em volta do quarteirão – dava-lhe a sensação de poder. Logo chegaria aos noventa anos e tinha pavor de ter que ir ao órgão de trânsito renovar a carteira de motorista, sabendo que teria de passar por um exame de vista em que nunca seria aprovada. Mal conseguia enxergar a placa "Pare" na esquina.

Apesar disso, resolveu arriscar-se. Quando chegou a vez do teste de visão, ela prestou muita atenção nas respostas de uma senhora que estava diante dela na fila e decorou a sequência dos númerosque ela havia recitado. Quando chegou a vez de Betty, ela colocou o queixo no apoio da máquina, espiou por uma espécie de binóculos e não viu mais do que uma sombra. Esperou um minuto, tentou focalizar, mas nada conseguiu. Ela então sussurrou a sequência de números que ouvira. O examinador pediu: "Mais alto, por favor", e Betty recitou mais alto o que havia decorado. O examinador sorriu: "Para uma nonagenária, a senhora tem muito boa vista". Betty conseguiu a nova carteira. Soltava gargalhadas sem parar ao contar-me como havia passado a perna no sistema que, segundo ela, tinha antipatia aos velhos. Nunca mais dirigiu, dando-se perfeitamente conta de que seria um perigo para os demais, porém aquele ato de desafio lhe permitiu agarrar-se desesperadamente ao seu decrescente sentido de independência.

A ARTE DE CURAR

A Sra. K. sempre me despejava um balde de queixas, tantas que afinal parei de anotá-las. Chegou pintada como uma boneca super-maquilada e, quando lhe examinei os olhos, manchei os dedos na sombra azul-verde. Preocupavam-me seus saltos finos e altos, porque tropeçava com certa frequência e havia sofrido recentemente uma fratura tríplice do braço. Ainda tinha corpo sedutor e atraía olhares masculinos.

Por muitos anos sofrera de arritmias, que a derreavam, mas agora as controlava muito bem com medicamentos. Por natureza, era uma mulher alegre, algo leviana, mas nos últimos anos vinha perdendo a autoestima e por vezes chegava às bordas da depressão. Eu não conseguira compreender por que andava tão melancólica ultimamente. Fisicamente sua situação continuava inalterada, e proclamava que visitar o Grupo Cardiovascular Lown era sempre um estímulo.

Durante uma visita, tudo parecia incomodá-la ainda mais intensamente do que de hábito. Mais uma vez a tranquilizei.

"É muito estranho", dizia-me. "O senhor não acha nada de ruim e o meu médico de Hartford não encontra nada de direito."

E continuou, informando que ele a havia advertido de que, com a sua grave osteoporose, qualquer tombo poderia produzir uma fratura grave. Além disso, dissera que ela sofria de séria diverticulite, que mais cedo ou mais tarde resultaria em perfuração ou obstrução.

Ademais, ele lhe havia perguntado: "Como a senhora pode se sentir bem, se a sua tireoide funciona mal, a vesícula está muito mal, tem pedras nos rins, sem mencionar sua artrite generalizada?"

Depois disso, sempre que eu lhe frisava como estava tão bem, ela comentava:

"Mas o senhor é o único médico que me diz isso. Quando consulto os outros, dizem-me que estou doente e quase moribunda. Talvez eu esteja tão bem porque eles me curam antes de eu vir visitá-lo."

De repente, durante uma visita, ela estava livre de tudo, sem queixas, a não ser prisão de ventre crônica.

"Como é isso?", perguntei, curioso.

"Porque há um ano não consulto outro médico."

Os pacientes idosos têm grande bagagem de histórias. Em uma breve consulta, somente é possível captar os contornos essenciais e alguns elementos de conexão, e até isso toma mais tempo do que geralmente é disponível. A primeira visita é crítica, e por isso passo uma hora ou mais com o paciente, até poder distinguir o ser humano por trás das queixas. E aí, até minha imaginação exacerbada pode encarreirar fatos díspares num relato coerente. É preciso adivinhar muita coisa. A mente busca razões de peso que motivem o comportamento humano, mas na verdade uma verruga no queixo pode influenciar mais a vida de uma pessoa do que os antigos traumas de infância. O médico que insiste em curar tem que cavoucar muito material, inclusive algum que nem os amigos mais íntimos do paciente conheçam. A compreensão bondosa do que descarrilou não apaga dores antigas, mas pode torná-las mais suportáveis.

Aos oitenta e quatro anos, a paciente era tão pálida, tão delicada, que parecia embalsamada. Pensei em mixedema, um estado de modorra, com uma face inexpressiva, sintoma de funcionamento inadequado da glândula tireoide. A possibilidade de mixedema foi logo descartada pelo olhar com que me fixou. Senti-me como um animal bravio surpreendido pelos faróis de um automóvel. Não havia jeito de fugir daquele olhar percuciente.

"E o que a traz aqui?", perguntei.

"Angina do peito, claudicação intermitente, complicações cardiovasculares, úlcera do estômago, enfisema, rins deficientes, gota. Quer mais?", perguntou-me aos brados.

Ainda era atraente, muito lúcida, e fiquei surpreso por nunca ter se casado, havendo dedicado toda a vida a cuidar do irmão, que estava agora com noventa anos.

Quando lhe perguntei diretamente por que não havia se casado, respondeu simplesmente:

"Não tive oportunidade."

Durante o exame físico, surpreendeu-me a penugem áspera que lhe cobria os braços, e quando indaguei a respeito dos seus hábitos de escanhoar-se e depilar-se, veio uma golfada tão desesperadora e sem sentido, porém tremendamente angustiante, que eu me arrependi do que havia perguntado.

"Desde menininha tenho esses horríveis pelos compridos. Eram um pesadelo constante. Nunca pude usar blusas de mangas curtas como as outras garotas, nem maiô, nem nada que me expusesse. Eram uma fonte de vergonha permanente. E o senhor pergunta por que não me casei?"

Veio para uma única consulta, mas, depois que lhe falei da angina, perguntou:

"Quando o senhor quer que eu volte?"

"E o Dr. X., com quem a senhora tem se consultado durante trinta anos?"

"É chegada a hora de mudar. O senhor me compreende melhor."

Em visitas subsequentes, fiquei sabendo que a sua singular condição, que de tal modo havia atropelado sua vida, nunca havia sido mencionada, bem como o hirsutismo. Por vezes, quando ouço dados sobre pacientes idosos, encho-me de agonia, porque seus problemas parecem insolúveis. O que faço é fragmentá-los em pedacinhos, separar os aspectos essenciais e conversar comigo mesmo: "Você não vai resolver, mas pelo menos pode aliviar esse aspecto, ou outro". E disso surgem várias soluções.

De cabelo todo branco, aquela senhora tinha as maçãs da face rosadas, traços finos, olhos verdes líquidos e lacrimejantes. Repartia a cabeleira ao meio, como uma avó vitoriana; a cabeça erguida e altiva parecia cimentada ao corpo. O menor movimento lhe provocava intensas vertigens, consequência de um antigo acidente de carro. Veio ver-me inicialmente porque lhe haviam diagnosticado angina, e o medicamento inapropriado a havia abalado ainda mais. Sua visão sofria muito por causa de cataratas. Não podendo mover-se rapidamente, costumava dormir sentada a fim de não desmaiar ou cair quando despertasse. Havia consultado diversos médicos sem resultado algum.

Como não tinha angina, suspendi todos os medicamentos cardíacos. Todos os sintomas tinham desaparecido, porém a vertigem desafiava os médicos. Sem saber mais o que fazer, perguntei-lhe:

"O que a senhora gostaria de fazer acima de tudo o mais?"

"Oh, meu caro doutor, como desejaria voltar ao piano, meu único grande prazer na vida."

Tendo levado uma queda do tamborete do piano, havia desistido também de tocar. Agora ficava sentada em quase completa treva por causa das cataratas, que tinha muito medo de operar. Não fazia nada o dia inteiro, e no entanto tinha um sorriso feliz e ria espontaneamente. Antes das cataratas, foi uma ávida leitora e, surpreendentemente, tinha uma rica vida interior. Sua filha amada, bem-sucedida em sua profissão, era para ela uma grande fonte de justificado orgulho.

Quando sugeri que retomasse o piano, ela redarguiu:

"Ah, não posso fazer isso. No momento em que começar a tocar algo com vivacidade nas teclas e mover minha cabeça, vou ficar tonta, tão tonta, que vou cair da banqueta."

"Se a senhora não cair do banco, poderá tocar?"

"Claro que sim. Naturalmente."

"Neste caso, o problema está resolvido."

Ela olhou-me, desconfiada.

"Por que não usar uma cadeira giratória com braços? Aí, não poderá cair."

Seis meses mais tarde, na consulta seguinte, eu estava impaciente de saber se havia voltado ao piano.

"Sim, claro que voltei."

"E não tem mais medo de cair do banco?"

"Não. Assim que arranjei a cadeira giratória que o senhor sugeriu, não caio mais."

Seu caso não era restabelecer a luz no reino das trevas, mas simplesmente acender uma vela. Ao médico, compete ensinar a aceitação da velhice sem admitir as consequências de pensamentos de velhos. O grande poeta francês Paul Claudel escreveu ao completar oitenta anos:

"Oitenta anos passados. Não tenho mais vista. Nem ouvido, nem dentes, nem pernas, nem fôlego, e, uma vez feitas as contas, a gente pode muito bem passar sem eles."

O MÉDICO IDOSO

Agora que passei o marco miliário do meu septuagésimo aniversário, enche-me de alarme o envelhecimento do médico. Nas palavras do escritor tcheco Milan Kundera: "Existe em nós uma certa parte que vive fora do tempo. Talvez tomemos conhecimento de nossa idade apenas em momentos excepcionais; a maior parte do tempo vivemos sem idade".

No entanto, todos os sinais estão à minha volta. Devo admitir que noto certa vagarosidade em minha recordação dos fatos. É mais difícil conectar-me com minha base de dados. Já não sou tão ágil para encontrar a referência almejada. Nem sempre vêm à tona os nomes, até mesmo de amigos íntimos. Começo a sentir-me incomodado quando tenho pela frente dados básicos de ciência ou complexas relações científicas, e leio mais devagar. Por vezes, tenho de ler e reler textos que antigamente captava numa olhada. Os cumprimentos bem intencionados já não são tão persuasivos. Na verdade, tomo-os como advertências agourentas.

"Dr. Lown, o senhor encontrou o elixir da juventude? Quer partilhar o segredo comigo?"

"Faz dez, quinze, vinte, vinte e cinco anos que o senhor não muda nada."

Uma luzinha vermelha pisca quando um cliente implora: "Dr. Lown, espero que o senhor não esteja pensando em aposentar-se."

E, naturalmente, nada está mais distante de minha mente do que a aposentadoria, mas, quando o assunto é mencionado, fico pensando nele o resto da tarde.

Entretanto, em outras ocasiões, estou certo de que só agora estou atingindo o apogeu de minha capacidade profissional. Apesar de todas as deficiências, minha arte médica melhorou, e sei que ajudo meus clientes muito mais que antes. Meu julgamento é mais correto. Tenho mais clareza para prever o que vai acontecer a um paciente, afiada sensibilidade a problemas não mencionados, muito mais empatia. É muito menos provável que eu imagine um diagnóstico médico esotérico atrás de cada moita clínica, e sou muito menos hipnotizado pela última moda ou feitiçaria técnica. Meu grau de ansiedade em face de acusações de imperícia, que nunca foi muito elevado, agora é quase zero. Quanto mais velho fico, menos pressa tenho de chegar a um julgamento. Quanto menos corro, mais velhos ficam meus clientes.

Estou certo de que, à medida que envelhecemos, o que nos faz falta em conhecimento é compensado pelo que ganhamos em sabedoria. Como pode ser isso? O conhecimento não é o fundamento da sabedoria? Sim e não. Posso ilustrar melhor com um exemplo algumas dessas qualidades.

U.Q. telefonou às vinte e duas horas. Algumas horas antes, Olivia, sua esposa, havia começado a padecer de fortes dores no peito. Senti pânico em sua voz e pedi para falar com Olivia. Ela me disse que, enquanto estava falando, começara a sentir uma dor aguda abaixo do seio esquerdo e não podia respirar fundo. Não me pareceu grandemente transtornada, mas não estranhei, porque era seu hábito ser *blasée*. Diagnostiquei pleurisia, aconselhei que tivesse uma boa noite de sono e lhe assegurei que de manhã se sentiria melhor. No dia seguinte, comunicou-me que estava livre de dor e ficou maravilhada com minha certeza.

Olivia era uma senhora obesa, atarracada, hipersensível, de sessenta anos, e na história da família abundavam os casos de doenças cardiovasculares. A maioria dos médicos, suspeitando ataque do coração ou embolia pulmonar, teria recomendado a trajetória óbvia: que fosse a um pronto-socorro para tirar eletrocardiograma, radiografia do tórax e alguns exames de sangue. Ela passaria a maior parte da noite numa sala barulhenta de hospital e em seguida ficaria internada vários dias com o diagnóstico EX MI ou EP, quer dizer, "Excluir infarto do miocárdio ou embolia pulmonar". A hospitalização teria custado mais de cinco mil dólares e a paciente levaria mais de uma semana para recuperar-se completamente daquela provação.

Minha certeza não se devia nem a cruel indiferença nem a insopitável arrogância. A dor era no lugar errado e incaracterística de ataque do coração. Olivia não tinha pernas inchadas, dor nas panturrilhas nem respiração entrecortada. Tudo isso descartava decisivamente a embolia pulmonar. Ao falar com Olivia, contei-lhe uma piada, e ela riu. Isso me convenceu plenamente de que não enfrentávamos nenhuma crise séria, que exigisse uma volta para o hospital. Meu convencimento era produto da experiência que só a idade proporciona.

Chegar a uma conclusão diagnóstica é um processo de passar longa experiência pelo crivo. O cérebro formula um algoritmo e busca casos parecidos e a resultante massa de dados forma a base da conclusão. Para mim, é um enigma: por que esse complicado processo não se deteriora com o passar dos anos, como acontece com tantas outras coisas?

Com o passar do tempo, partilho minhas incertezas com os pacientes. Ao contrário do que se poderia esperar, isso aumenta a confiança. A arrogância que os médicos aparentam é um transparente disfarce de tremenda incerteza. Os jovens não recebem o dom da humildade, que é conferido aos velhos. Em derradeira análise, o organismo humano é um belíssimo sistema de organização do caos. As variáveis são infinitas. Enfrentá-las exige anos e anos de experiência em separar os grãos dentre a palha abundante e confusa. O médico leva quase a vida inteira buscando isolar do seu sistema a tendência – instilada pelo ensino de medicina – de focalizar o que é raro, remoto e estranho, de pensar em zebras quando ouve ruído de cascos, de abandonar sua viagem egocêntrica, e do pavor de errar.

Com a idade, o profissional aprende a distinguir e compreender que o corriqueiro é o que se encontra mais comumente. A maioria das aflições humanas são autolimitadas; são agravadas quando o paciente imagina o pior e sempre aliviadas ou curadas pela reafirmação inequívoca e sem peias do médico. Envelhecendo, ouço diferentemente. Escuto mais o texto mudo. Os fatos e os dados perpassam tão rápido que começo a matutar: "Por que gastar tempo com observações irrelevantes?"

Então, o que vem a ser a sabedoria médica? É a capacidade de compreender um problema clínico na fonte, não em um órgão, mas em um ser humano. Cumpre dispor de intuição e experiência para captar o subliminar e integrá-lo de forma rápida e ampla. Como curador, o médico busca essa perícia, acima de todas as outras, durante toda a vida profissional. Essa sabedoria de integrar fatos e insumos subliminares para sintetizar uma imagem clínica holística somente vem com a idade. O cérebro jovem arde por chegar ao diagnóstico bem definido, singular, na base da qual pode agir com presteza. A ideia é de que tudo quanto achaca o paciente é tecnologicamente escrutável. Todavia, refletindo sobre o que os antigos gregos já entendiam a respeito de caráter, pergunto a mim mesmo se de fato avançamos tanto em nossa compreensão da condição humana. Por certo, acrescentamos uma montanha de detalhes.

17
Mortos e moribundos

REFLEXÃO SOBRE A MORTE

Quando eu era jovem, achava que a morte era trivial e até mesmo irreal. Só a vida podia reclamar seriedade. Agora que me acerco da fronteira externa da existência, minhas opiniões deram meia-volta. Um antigo dito hassídico condensa o que considero a pura essência da vida: "Há sentença final dos dois lados, e a vida está no meio". Meio século de exercício da medicina me ensinou, porém, que não existe nenhuma sentença dos lados da vida; o que existe é o nada envolto em brumas. Essa possibilidade é que agita o imo mais profundo da mente de todos nós.

A grande marcha da evolução, marcada pela aquisição da consciência, trouxe consigo a morte como sombra inseparável do eu. E por isso que o ego, forçado a contemplar seu próprio fim, tenta dissimular e mistificar. Os complexos rituais dos diferentes cultos e religiões inspiram-se em alto grau na negação do inexorável fim. A poderosa dissonância de negação e repulsa não consegue abafar o tique-taque do metrônomo da vida, que cada dia a conduz para mais perto da inevitabilidade da morte. Cada batida rítmica assinala que a corda está acabando. O fim é a parada. O tempo detém-se. A vida precipita-se num negro abismo de nada e de frio. Não somos capazes de conceituar o nada, o infinito ou a eternidade. Os começos e os fins situam-se em nosso cérebro programado. Sua extensão ilimitada escapa à nossa compreensão. O pavor dominante não é tanto de que a vida seja demasiado curta, mas de ser a morte comprida demais. Soluçamos de dor porque nossa ausência será eterna.

Cedo em minha carreira, acreditei que os verdadeiros religiosos haviam conquistado a tranquilidade espiritual após silenciar os demônios da dúvida. No entanto, larga experiência com rabinos ultraortodoxos, que foram e continuam sendo meus pacientes, convence-me do contrário. Também eles lutam com a serpente cronométrica, que tem cadeira cativa numa das grutas secretas de sua mente. Esses rabinos, aquecendo-se ao sol da fé, glorificam o fim como a realização do destino da vida. Aguardam impacientes o dia final da gloriosa comunhão com o Deus onipotente, mas os seus atos desmentem a profundidade de suas convicções. A fúlgida certeza mancha-se quando recorrem a consultores médicos – inclusive àqueles que carecem de fé no outro mundo – e debalde lutam para adiar o glorificante reencontro.

Muita coisa já se escreveu sobre a doença e a morte. Ainda adolescente encontrei duas obras que me fizeram enfrentar a essencialidade da morte, *A Morte de Ivan Ilitch*, de Tolstói, e *A Montanha Mágica*, de Thomas Mann. Esses livros deixaram em mim indeléveis marcas de tristeza e melancolia, não tanto do vazio da morte, como da solidão de morrer. Os últimos passos são dados em completa solitude, testemunhados apenas pelo ego, mirrado e nu.

Humanos que vivemos em sociedade, toleramos mal o pensamento de viajar a sós. Esforçamo-nos para nos convencer de que a vida é uma dádiva eterna. A morte vem buscar os outros. Por mais que o nosso cérebro lógico se imponha, envolvemo-nos em um manto de negação. No entanto, a falta de negociar honestamente as condições com a mortalidade diminui a intensidade de nossa vida. Nas palavras de Albert Camus:

"Se há pecado contra a vida, consiste não tanto no desespero contra ela, mas em colocar esperança em outra vida, assim deixando passar de largo a grandeza implacável da atual."

Paradoxalmente, a preocupação com a morte e com sua negação nos prepara mal para aceitarmos sua inevitabilidade. De novo, Camus: "Só existe uma liberdade, a de chegar a um entendimento com a morte. Depois disso, tudo o mais é possível."

Embora o público espere que os médicos focalizem sabiamente a questão da morte, nesse assunto não têm mais visão nem mais profundidade. A experiência de testemunhar a morte não comunica aos médicos mais sabedoria do que aos agentes funerários. Com o fito de sondar o significado dos mistérios da morte, podemos aprender mais com os poetas, filósofos e teólogos. Os médicos, todavia, são experimentados na observação do processo da morte e, na verdade, muitas vezes moldam o ritmo do desenlace final, sejam como principais perpetradores de alguma obscenidade tecnológica, sejam como orquestradores de uma serena partida.

Toda a minha vida profissional se ocupou de prestar cuidados a pacientes cardíacos criticamente doentes. Com enorme frequência, forçado a acotovelar-me com a morte, penetrei na intimidade das muitas apreensões que sobrecarregam os idosos e os muito enfermos. Trata-se não tanto de morrer e de estar morto, mas do tormento que é morrer. Persuadi-me plenamente de que, como profissionais, os médicos têm inigualável poder de mitigar, para a maioria, a dor e o medo da morte. Podem humanizar e dar a dignidade que falta à maioria nesse derradeiro lance da vida.

Muitos fatores condicionam o ato de morrer. Em essência, não é nem rápido nem prolongado. A morte instantânea não traz problemas para a vítima. Cerca de dois terços dos pacientes com doenças coronárias morrem inesperadamente; muitos durante o sono. Para os 25 porcento que morrem subitamente, a morte é o único sinal de que as vítimas sofriam de sério problema cardíaco. Esse tipo de despedida final é o que a maioria almeja. Mas não estou tão certo de que é essa a melhor morte para todos os que têm algo que ver com o assunto. A morte faz parte demasiado integral da vida para ocorrer tão brutalmente. A morte súbita não prepara os sobreviventes para a totalidade da perda. O cadáver insensível não é o ator principal no drama da morte; protagonistas são os que ficam, os sobreviventes que padecem a dor da morte e são compelidos a continuar na estrada da vida. Como notou o filósofo alemão Ludwig Feuerbach: "A morte só é morte para os vivos". Com efeito, a morte é o preço que pagamos por quase todas as boas coisas que estimamos em vida. Como o expressou com indiferença um paciente meu que morria de câncer: "Temos com os deuses uma dívida pelo seu presente da vida".

A morte súbita, que aparenta ser tão fácil, abandona um terreno revolto e cheio de minas emocionais não explodidas que não podem ser retiradas. Duram longo tempo e de quando em vez espalham estilhaços, infligindo dor e provocando remorso. A morte súbita de um cônjuge, irmão ou amigo é uma partida inopinada, que se empreende sem os devidos preparativos. Falecimentos assim deixam a vida inacabada, fantasma não exorcizado que paira por longo tempo e vem assombrar os vivos. Parece-me que a morte súbita não faz justiça a todos. Psicologicamente, os seres humanos são enormemente adaptáveis, mas a adaptação se trunca quando a morte é inesperada e instantânea. A adaptação exige o bálsamo do tempo. A morte repentina elimina o espaço emocional para haver-se com a perda. A papelada financeira, testamento, legados e doações não estão ainda arrumados. Mais importante que isso, as relações humanas tampouco foram minimamente postas em ordem. Cumpre não alimentar ilusões de que os dias finais são capazes de consertar, como por milagre, os problemas que supuram e as profundas feridas sofridas ao longo da vida. A morte não possui tal poder mágico. No entanto, a conversação, por fragmentada e inadequada que seja, contribui para a cura. Em si, o aspecto da preocupação e do afeto é o começo da absolvição, aliviando o fardo da culpa premente. Um último adeus é um emblema de comunhão, de reagrupamento terminal que tem imenso significado para os que vivem.

Por certo, a morte súbita é preferível à outra, dolorosa e lenta, que é a realidade dos que morrem em instituições. Pelo menos 80 porcento dos americanos morrem isolados, longe de casa, longe de sua cama, longe dos seres queridos. O moribundo agarra-se, acima de tudo, a uma identidade humana, mas é uma luta fadada à derrota. Até mesmo nos melhores hospitais, o ambiente é despersonalizante, infantilizante, incapacitante. O paciente é separado de tudo quanto lhe é íntimo, familiar e generoso. Acrescenta-se à imagem desintegrante do indivíduo a usurpação alheia e anônima das decisões sobre os derradeiros lances da vida. A essência da vida é ainda mais violada quando funções básicas como a respiração e a alimentação são confiadas a aparelhos mecânicos. Em tais circunstâncias, pode se dizer que o indivíduo foi desligado da vida.

Morrer em passos miúdos, quando o paciente ainda está muito vivo, leva à ebulição de ira que não se expressa. No hospital moderno, revoluteiam especialistas em demasia; o paciente raramente sabe a quem toca a responsabilidade pelos seus cuidados ou quem pode fazer diferença. Até os nossos próprios médicos frequentemente são estranhos: não sabem quem somos, como vivemos e como desejamos morrer.

Podemos também ter a incômoda cisma de que fazer perguntas difíceis ou protestar pode concorrer para piorar os cuidados. O não saber a quem dirigir-se, sentir-se inerme contra a burocracia avassaladora, amplia a raiva contra o próprio ego. O resultado é que qualquer mal-estar relacionado à doença é exagerado, e os analgésicos estultificam em vez de melhorar. Isso agrava um horrendo processo de morte psicológica e espiritual. Para alguns, últimos dias assim só podem ser classificados como uma fase de tormento infindo, uma verdadeira descida ao inferno.

MORRER NA AMÉRICA

A cultura americana não encara a morte de forma sensata, mas com uma mistura esquizofrênica de negação e mórbida preocupação. Disse-me uma francesa: "Os americanos são o único povo que pensa que a morte é uma opção". Em parte, isso é consequência da glorificação da juventude. A meu ver, porém, o fator preponderante é a hospitalização dos moribundos com a ideia generalizada de que a morte, de certo modo, é algo indecente, a ser evitada a todo o custo. É um preconceito para o qual os médicos contribuem vigorosamente. As escolas de medicina e o estágio nos hospitais os preparam para tornarem-se oficiais-maiores da ciência e gerentes de biotecnologias complexas. Muito pouco se ensina sobre a arte de ser médico. Os médicos aprendem pouquíssimo a lidar com os moribundos. Desde o começo, o jovem médico é condicionado a ver a morte como marca de fracasso, o sacrilégio derradeiro do templo da ciência. O facultativo, treinado como solucionador de problemas, tende a acreditar ser essa a base dos maiores desafios e a fonte da mais profunda satisfação profissional. A ilusão de que todos os problemas são solúveis está fadada a malograr em face da imutável lei natural da morte. Inúmeras vezes perguntei a jovens médicos por que se tomavam medidas extraordinárias com um moribundo, e sempre me desafiaram em resposta:

"E se esse novo antibiótico ou essa nova coisa causar uma recuperação? Temos o direito ético de negar a quem quer que seja uma chance em cem de sobreviver?"

Naturalmente, até o mais moço dos médicos terá armazenado em sua memória tipo "leitura-apenas" a recordação de algum doente terminal cuja morte foi adiada. A crença em milagres é a força sustentadora de indiscutíveis convicções religiosas. Em consequência, os médicos estão cada dia menos preparados para uma de suas mais delicadas missões, a de atenuar a agonia, a dor e o estresse psicológico de morrer, tanto para as vítimas como para as famílias. No entanto, o médico não é um agente livre. Mesmo quando consciente de que talvez seja impróprio infligir dor com o intuito de postergar o inevitável, o médico está acorrentado a limitações culturais e sociais. A sacrossanta tradição médica confere ao médico missão singular de curar a doença e assim prolongar a vida. Para cumpri-la, todos os recursos existentes devem ser empregados. Conquanto essa incumbência central seja nobre, e indiscutível em abstrato, está divorciada das novas realidades. A realidade mais fundamental é que houve uma revolução biotecnológica que possibilita o prolongamento interminável do ato de morrer. Esse potencial quase divino é fonte de arrogância para o médico e inspira nos pacientes expectativas irreais e irrealizáveis. Sobre uma cura miraculosa ou outra, a barragem de luzes das relações públicas fomenta a ilusão de que os médicos podem oferecer perdão da sentença de morte natural. E do que fala Norman Cousins em seu livro *The Healing Heart*:

> "O médico não é mero receitador de medicamentos, mas um símbolo de tudo o que é transferível de um ente humano a outro, salvo a imortalidade. Talvez não consigamos viver para sempre, mas nos obstinamos na noção de que o médico possui a ciência e a arte que nos proporcionarão postergações. Ele parece estar em seu posto de comando nas arcas onde se guardam os segredos do mundo."*

Mas, antes de utilizar essa nova tecnologia que desafia a morte, vários quesitos precisam ser respondidos. Se é possível adiar a morte, qual a duração do adiamento? O tempo extra será apenas o prolongamento da agonia? Sobreviverá o objetivo da vida? A que custo

---

* Norman Cousins, *The Healing Heart: Antidotes to Pain and Helplessness.* Nova York, Norton, 1983.

individual, social e econômico será comprado esse sobretempo? No cálculo diário para a tomada de decisões clínicas, o médico defere essas questões aos que cultuam a ética ou aos economistas da saúde. O médico esgrime fatos crus ao fazer as decisões terapêuticas, e raramente leva em conta o que na verdade importa ao paciente como pessoa. Além disso, em qualquer caso individual, é pouco comum que o médico possa prever o provável resultado de uma determinada opção terapêutica. Embora seja conhecido o prognóstico estatístico aplicável aos portadores de mal idêntico, a distribuição é invariavelmente gaussiana, quer dizer: alguns melhoram com a intervenção, outros ainda ficam na mesma e alguns pioram muitíssimo. Conforme observei, os médicos inclinam-se a ressaltar os sucessos e disfarçar o agravamento capaz de infernizar imensuravelmente os dias derradeiros. Com ênfase numa possível trégua, o paciente agarra-se à estatística mínima. De um modo geral, o que se ofereceu não foi cura, mas uma breve remissão, por vezes tão curta que chega a ser irrisória.

Na minha experiência, os oncologistas são os piores praticantes do método de intervenção a qualquer custo humano. Jamais deixaram de aceitar um paciente meu. Definiram verazmente a pequenina chance de ganhar prorrogação, porém foram menos francos ao descrever as miseráveis consequências de travar com a morte um combate desigual. Em qualquer caso, a morte sempre sobrevém, porém chega incrustada de indescritível agonia. Quando a morte é inevitável e resulta de uma doença crônica incurável, amiúde é mais bondoso não barrá-la com medidas heroicas, porém guiar sua aproximação com sensatez e compaixão.

As biotecnologias que sustentam a vida progrediram tão fantasticamente que já não é fácil reconhecer as fronteiras entre a presença e a ausência de vida. O chiar dos respiradores, o pisca-pisca mudo dos marca-passos, o bombeamento dos dispositivos de auxílio cardíaco e o emaranhado de tubos que introduzem nutrientes ou extraem secreções podem invisibilizar totalmente a demarcação, até que tudo isso silencie.

Nas unidades de terapias intensivas, vejo comumente corpos entubados despidos das qualidades que definem uma presença viva. O sobrevivente é apenas a sombra de uma vida que já se desvaneceu.

Sustentar a vida contra a vontade é, ao mesmo tempo, incrivelmente dispendioso e extraordinariamente lucrativo. Considerável percentagem da renda de um hospital provém da prorrogação do ato de morrer. É uma ironia que a morte constitua a parte mais lucrativa dos cuidados de saúde, sendo desproporcionais as despesas de fim de vida. Por exemplo, cerca de um terço dos desembolsos de Medicare[*] em cada ano se destina a 6 porcento dos beneficiários que falecerem naquele ano. As despesas com os moribundos crescem em escala geométrica com a aproximação da morte. O último mês de vida absorve 40 porcento dos pagamentos da média dos pacientes no seu último ano de vida[**]. O sistema de atendimento da saúde está estruturado para atormentar os idosos, não por causa de sua malevolência intrínseca, mas por ser um programa baseado em reembolsos, e não sobre o que é melhor para o paciente.

A pornografia da morte deriva-se em grande parte da amálgama de cinco fatores: a tecnologia, que possibilita o prolongamento quase indefinido da vida; a profissão médica, que declarou guerra à morte; o hospital, que tem interesse investido em prolongar a batalha geralmente fútil; o paciente, ignorante dos seus direitos e condicionado a sofrer; e o público, industriado em esperar dos médicos somente vitória.

Para os adeptos das teorias conspiratórias, parece haver na sociedade americana um imenso complô a favor da morte lenta. A conclusão é que a medicina científica prolongou e melhorou a vida, porém, ao mesmo tempo, piorou a morte.

A feiura da morte é, em sua maior parte, de nossa própria invenção. Meu primeiro encontro com ela foi um choque horrível que quase me convenceu de que não tinha estômago para a medicina. Sucedeu na minha primeira semana na Faculdade de Medicina da Johns Hopkins, quando nos conduziam numa visita às instalações.

---

[*] Sistema federal de seguro-saúde dos Estados Unidos, destinado a pessoas de mais de 65 anos de idade. (N. do E.)

[**] J. D. e G. F. Lubitz, "Tendências dos Pagamentos de Medicare no Último Ano da Vida", in *New England Journal of Medicine*, 328, 1993, p. 1092.

Era um dia quente de mormaço, antes do advento do ar condicionado, e por acaso estávamos no Departamento de Patologia. Vagueando ao acaso, notei, num aposento vizinho, um par de pernas jovens e bem feitas, unhas esmaltadas de vermelho-vivo.

Cautelosamente, aproximei-me delas e dei uma olhada, sem esperar topar com um tufo de pêlos púbicos. Fiquei encabulado de estar olhando como intruso aquela jovem nua, porém minha vista foi atraída mais acima, a um abdome completamente aberto e recheado de serragem. Os braços da pessoa pendiam dos lados da estreita padiola, olhos esbugalhados, pupilas torcidas e fixas, a língua inchada fora da boca entreaberta. Abafando meu grito e controlando minha náusea, corri dali, mas o cheiro do formol permaneceria vários dias em minhas narinas. Cada vez que sentia aquele cheiro, toda aquela cena horrenda me perpassava diante dos olhos.

Não havia mistério na morte: apenas lívido horror. Eu fui para a faculdade de medicina aprender sobre a vida, como tornar a vida melhor, não para enfrentar a sórdida feiura da morte. Com o passar do tempo, percebi que um corpo morto tem ligação muito remota com uma pessoa viva. O corpo é somente a morada da mente humana, a miraculosa corporificação de um cérebro vivo. Quando o cérebro cessa, o milagre acaba, deixando apenas um objeto inanimado que não deveria provocar nem medo nem horror.

A morte inanimada pouco significava. Não sinto, como John Donne, que "a morte de qualquer homem me diminui porque faço parte da humanidade; e por essa razão nunca mando indagar por quem o sino dobra; o sino dobra por ti". A morte de um estranho é um algarismo irreal na marcha da vida. Evoca pouca emoção, não nos engasga de dor nem estraga o gosto do café da manhã ou o programa do dia. No processo de tornar-se médico, o indivíduo depara-se continuamente com mortes anônimas tão remotas como as de Ruanda ou da Bósnia. O extenso espetáculo da morte tende a trivializá-la, e não prepara o médico para assistir ao complexo ato de morrer.

Meu primeiro embate com uma morte que "teve sentido" ocorreu vários anos mais tarde, depois da faculdade de medicina, quando ainda estava em estágio hospitalar.

Chorei quando a paciente morreu e me deixei dominar pela cólera, frustração e inutilidade. Havia conhecido a Sra. D. quando, como residente júnior, trabalhara no Montefiore Hospital, no distrito do Bronx, em Nova York. Estava gravemente enferma e lutei para debelar-lhe uma congestão fulminante, a noite inteira, com a ajuda periódica de uma única enfermeira. A paciente tinha cerrada estenose mitral que obstruía a entrada do sangue em seu ventrículo esquerdo. Isso fazia com que o sangue voltasse e enchesse seus pulmões de líquido, o que por sua vez obstruía a oxigenação. O nome médico da sua condição era "edema pulmonar", que é letal a menos que seja prontamente revertido. O excesso de líquido lhe borbulhava da boca numa espuma cor de laranja. Isso sucedeu vários anos antes da popularização da cirurgia da válvula mitral para corrigir o defeito. Apliquei futilmente oxigênio, torniquetes, digitális, aminofilina e diuréticos mercuriais.

Ainda posso ver seus grandes olhos irlandeses verde-escuros, quando me mirava, como um gnomo assustado. Tinha uns trinta e poucos anos e três filhos pequenos.

"Doutor, não me deixe morrer", implorou, entre alentos entrecortados de soluços. "Meus filhos precisam de mim desesperadamente."

E depois se calava, o silêncio ainda mais opressivo do que seus rogos agoniados.

Não havia estojos de flebotomia, nem bacias de mão, nem baldes. Era uma daquelas noites em que o sobrecarregado pronto-socorro se aliviava passando para a nossa enfermaria superlotada vários pacientes em condição crítica. Num esforço desesperado, coloquei-lhe torniquetes nos braços, cortei-lhe as veias no cotovelo e deixei que sangrasse no leito. A vazão do sangue reduziu o engurgitamento dos pulmões e à medida que a cama se inundava de sangue ela pôde respirar menos laboriosamente. Estava reagindo à morfina e seu belo rostinho de cera se tranquilizou, alisando as rugas que se haviam formado em torno da boca. Troquei a roupa de cama, elevei-a a uma posição quase sentada, troquei a fronha molhada de suor e dei-lhe tanto conforto quanto pude. Ao romper o dia, ela dormia na tenda de oxigênio, com o sereno repouso de um anjo.

Com os olhos turvos de cansaço, eu estava anotando as atividades da noite e preparando ordens quando fui interrompido por um padre irlandês, corpulento e meio calvo. Ele irrompeu, ofegante. Tinha sabido que uma de suas fiéis, a Sra. D., estava gravemente doente e tinha que vê-la imediatamente. Respondi que ela havia acabado de adormecer, seu primeiro descanso em vinte e quatro horas, e expliquei que sua condição era precária.

"Mais razão ainda para vê-la", retorquiu.

Frustrado, fiz um apelo em que devia haver alguma irritação. Eu estava pronto a ajoelhar-me aos pés do sacerdote, ir à igreja, contribuir para alguma organização católica de caridade que ele indicasse. Só consegui zangá-lo mais. Resmungou que não deveriam permitir que eu cuidasse de pacientes católicos porque eu carecia de compreensão da sua cultura e sua psicologia. Os católicos se regozijam e ganham sustento espiritual de ver seu pastor e, apontando para o bolsinho do peito do paletó, anunciou enfaticamente:

"Aqui trago o passaporte dela, a entrada para o céu."

Com essas palavras passou por mim e foi correndo para a cama da paciente, seguido de perto por mim. Ela estava dormindo, ainda pacificamente, com a respiração normal. A presença do padre a despertou abruptamente. Abriu muito os olhos cheios de medo, sem entender. O sacerdote pôs-se a rezar em latim e a passar um crucifixo sobre o corpo da senhora. Ela soltou um soluço dolorido e o líquido sanguinolento voltou a escorrer-lhe da boca, acompanhado de um forte arquejo de sororoca. Dali a vinte minutos estava morta.

O sacerdote me repreendeu por tentar interferir em sua santa missão, assinalando que por uns instantes havia conseguido facilitar a jornada final de uma de suas ovelhas. Acusou-me à administração do hospital por tentar impedir um padre de desempenhar uma função essencialmente religiosa. O administrador do hospital israelita impôs-me delicada reprimenda.

Quando reflito nesse episódio, vejo que houve alguma arrogância de minha parte. A Sra. D. sofria de mal terminal e nada do que então se podia fazer teria prolongado sua vida por umas poucas semanas. Com toda a probabilidade, teria sucumbido nas vinte e quatro horas seguintes. Para a família, saber que ela havia recebido a extrema-unção e o sacramento aliviaria a enormidade de sua perda. Mas, para mim, a tragédia de sua morte foi ampliada quando, naquele mesmo ano, o Dr. Dwight Harkin, de Boston, e o Dr. Charles

Bailey, de Filadélfia, introduziram a operação chamada valvotomia mitral, desafogando uma válvula cerrada pela estenose. Essa cirurgia teria salvo a vida da Sra. D.

Naqueles primeiros anos, cada uma de minhas experiências com a morte foi uma quase calamidade. Mal abrira minha clínica cardiológica e esperava futilmente que os pacientes viessem bater à minha porta. Como vinham poucos, eu ia ver um paciente a qualquer hora, em qualquer lugar. Foi assim que aconteceu estar no consultório, sem ar-condicionado, numa tarde torrificante de sexta-feira. Era 3 de julho, e minha secretária estava muito aborrecida de ter que ficar ali zanzando às vésperas de um longo fim de semana. Mas um paciente havia telefonado e falado de um problema que parecia urgente.

Por volta das três horas veio a meu encontro um cavalheiro de setenta e cinco anos, alto, de aparência muito distinta, todo encanecido. Meu primeiro cliente preto era um médico aposentado que me contou com orgulho ter sido o primeiro de sua raça formado na Faculdade de Medicina da Harvard. Sua história era a clássica do recente advento de angina do peito. O rápido progresso dos sintomas e o fato de que o mal-estar do peito agora aparecia quando repousava e o despertava de sono profundo davam ideia de que estava prestes a ter um ataque do coração. Depois de ouvi-lo, e em desassossego, comuniquei ao Dr. J. minha crescente preocupação. Ele tranquilizou-me:

"Sou um homem profundamente religioso e não tenho medo da morte."

Pedi que passasse à sala de exame e que se despisse. Pouco antes de deixá-lo por uns instantes, para fazer umas notas e acertar sua internação num hosital, ele voltou-se de repente. Fixou-me diretamente dentro dos olhos e disse com voz cava:

"Dr. Lown, quero que o senhor saia, pois estou pronto para ir ao encontro do Senhor. Ó Deus, estou pronto!"

Minutos mais tarde ouvi um baque surdo. Corri para a sala anexa e encontrei o médico, totalmente nu, estirado no chão, olhando fixamente para o teto, o corpo ainda sacudido de estremeções e arquejando de boca aberta. Como não senti o pulso, cavalguei-lhe o corpo para dar-lhe respiração boca a boca e comecei a fazer pressão sistemática sobre o esterno inferior. Ao mesmo tempo, chamei minha secretária com um berro. Ela acorreu, deu uma olhada e foi embora correndo. Gritei de novo, chamando-a de volta e dizendo que o homem havia morrido. Convencida de não estar testemunhando um assalto homossexual, entrou desalentada e telefonou para a polícia.

O eletrocardiograma oferecia a linha reta da parada cardíaca. O Dr. J. não era reanimável. Por inexperiência, declarei-o oficialmente morto e, quando a polícia chegou, me criticou por haver sido tão burro. O cadáver não poderia ser retirado antes que o legista o examinasse. A enormidade do meu erro começou a penetrar-me. Era uma sexta-feira, no fim de semana de um Dia da Independência, e seria pouco provável que o médico legista aparecesse antes de quatro dias. No mínimo. Enquanto isso, o corpo se decomporia rapidamente em meu quentíssimo consultório.

A secretária foi para casa e eu fiquei ali sozinho com o cadáver de um desconhecido. Aí me lembrei de que uma vez tinha feito um favor profissional ao médico legista de Boston. Localizei-o aquela noite em New Hampshire e ele liberou o corpo com a admoestação de nunca mais declarar ninguém oficialmente morto. "Finja que está *in extremis,* mande levar para um hospital e o hospital o declara DOA (*dead on arrival* – chegou morto)."

Essas três experiências logo no início de minha carreira médica me deram a sensação de que a morte era algo que se devia evitar a todo o custo. No entanto, a trajetória do meu trabalho profissional constantemente me colocava na órbita da morte. O trabalho no atendimento das coronárias, desfibrilação e cardioversão expunha-me a pessoas gravemente enfermas e a moribundos, de modo que testemunhei muito de perto o óbito de centenas de pacientes.

Nos pacientes vitimados por uma doença, esta em geral molda o itinerário da morte. O ato final é menos difícil no caso de doenças do coração e a ocasião exata da morte é imprevisível quando comparada, por exemplo, com o avanço inexorável do câncer. Embora cada doença tenha seu próprio ritmo de progresso e sua série característica de sintomas, é possível fazer algumas generalizações. A verdade essencial é que o modo de nossa morte é governado pelo nosso modo de vida. A morte é encarada com menos angústia pelas pessoas que acham que viveram plenamente. Como expressou em *Peter Pan* o escritor James M. Barrie: "A vida de cada homem é um diário em que ele tenciona escrever uma história, mas escreve outra; na sua hora de maior humildade ele compara o volume com o volume que ele gostaria que fosse"*. A mais humilde hora frequentemente ocorre no fim da vida. Os que não temem a morte são os que podem olhar para trás sem remorsos nem pesares, que conservaram o autorrespeito, que esticaram até a medula da possibilidade o potencial dos seus dons inatos. Apesar de que esses atributos não livram a morte dos seus mal-estares característicos, eles a tornam suportável e não extinguem o senso de dignidade pessoal. Ao passo que até a menor dor pode ser intolerável quando associada com a culpa e amplificada pela ansiedade, a dor mais cruciante pode ser suportada pelos que estão isentos de emoções negativas.

Não é necessário viver morrendo. Nem é preciso que o ato de morrer seja empanturrado de horror, dor e agonia, como em tantos casos. Efetivamente, é possível viver bem até o minuto da partida. Não existem nítidas separações biológicas a demarcar o processo de morrer e o de viver. Na verdade, a morte, como todos os outros fenômenos biológicos, é um processo continuado que se inicia no nascimento e se verifica, em diferentes compassos, até o final. Para a maioria, a morte é precedida de uma doença crônica de longa duração. Apesar de aflitos, muitos duram decênios. Seria incorreto chamá-los de moribundos. Especialmente em cardiologia, o prognóstico da sobrevivência não pode ser mais exato do que uma generalização estatística: é melancolicamente inepto quando aplicado a um indivíduo. Trabalho amiúde com pacientes que sobreviveram decênios e decênios após o aviso de que tinham apenas meses de vida. Quando me pressionam a prognosticar, sempre busco errar de forma otimista, pois o otimismo muitas vezes se confirma por si.

O que aprendi nos anos em que cuidei de pacientes às vésperas da morte foi que a qualidade da vida de cada um determina o estilo do transe final. O mais importante de tudo é contar com relações afetuosas e íntimas com os demais, principalmente com os parentes. Ser dono de um tesouro de recordações amáveis e uma

---

* J. M. Barrie, *Peter Pan*. Nova York, Charles Scribner's Sons, 1929.

família presente nas horas finais aliviam o fardo e as atribulações da morte. Ter sido bem-sucedido no trabalho, qualquer que tenha sido a ocupação, é uma coluna mestra de sustentação no fim da vida. Uma vida de egocentrismo e autopreocupação deixa-nos vazios do capital emocional necessário para navegar entre os escolhos da jornada derradeira. Em geral, os que mais deram aos outros são os que morrem com maior facilidade. Pontifica o Talmude: "A pessoa possui o que dá aos demais".

A NATUREZA DA MORTE

Cada vez mais desejamos exercer controle sobre nossas decisões finais e morrer com dignidade. Contudo, como assevera o Dr. Sherwin B. Nuland em *How We Die,* a morte não pode ser dignificada porque a sua própria natureza constitui uma desintegração física e psicológica que corrói a dignidade. Seria melhor abandonar, conclui Nuland, a imagem clássica da morte com dignidade[*].

Segundo Nuland, a morte é despida de dignidade porque morrer é um evento feio e pútrido que não deve ser embelezado. A medicina é desafiada a melhorar a qualidade de vida dos idosos e das pessoas com doenças terminais, porém "não a prolongar sua duração". Como não existe dignidade na morte, o público deve informar-se melhor e preparar-se. O texto de Nuland não deixa nada à imaginação, pois salienta a maioria das misérias e cruciantes agonias que acompanham a passagem para o além. A única maneira de obter uma morte razoável, segundo Nuland, antedata de muito o ato de morrer. "A dignidade que buscamos na morte tem que ser encontrada na dignidade com que vivemos."

O alicerce do argumento de Nuland é uma postura filosófica amplamente humanitária, biologicamente ancorada. Argumenta que a morte é intrínseca à vida e necessária para alijar de nossa espécie os sobrecarregados pelas mazelas impostas pela biologia e a idade. Ao invés de sermos insubstituíveis, devemos ser substituídos.

---

[*] Sherwin B. Nuland, *How We Die: Reflections on Life's Final Chapter.* Nova York, Knopf, 1994.

"É melhor dar-se conta de como é a morte", escreve Nuland. "Poderemos assim estar mais bem preparados para reconhecer os pontos de parada onde pedir alívio, ou talvez começar a contemplar se é recomendável pôr fim à jornada de uma vez." Em minha experiência, porém, o conhecimento dos mórbidos pormenores da morte não prepara ninguém para contemplar a morte com equanimidade, conquanto possa diminuir as expectativas do paciente, tornando menos provável que culpe o médico de não haver feito milagre. Acresce também que, ainda que o paciente esteja bem informado sobre a morte, não lhe compete escolher a maneira de morrer. É como diz a compositora e cantora Joan Baez: "A gente não pode escolher como vai morrer. Nem quando. Só se pode decidir como se vai viver."

A medicina moderna configura a via contemporânea da morte, na qual os médicos de cada paciente fazem um campo de batalha na sua incessante campanha contra a morte.

Acredito piamente que a maneira com que os médicos encaram o ato de morrer conspurcou a imagem dos profissionais. Vasta aparelhagem entra em ação para servir mais à morte do que à vida. A biotecnologia define os regulamentos da estrada, segundo os quais o possível determina o necessário, e o médico obedece a esses regulamentos absurdos, quando deveria salientar o bem-estar do paciente. A loucura do sistema é ilustrada pelo falecimento de minha mãe.

Mamãe estava em seu nonagésimo sexto ano. Embora estivesse intelectualmente afiada e possuísse rico cabedal de memórias, com frequência exprimia seu desgosto ante sua visível dissolução física. Como o amor aos livros era uma de suas supremas alegrias, a perda de visão era a privação que achava mais difícil de suportar. Tinha também perda de audição, mas era orgulhosa demais para usar aparelhos contra surdez. Quando eu fazia inventário de seus problemas, nenhuma junta parecia livre de dor lancinante. Sentia-se embaraçada porque sua estatura encolhera, tinha muitas rugas, dentadura, rareava-lhe o cabelo e muitas outras mazelas. Embora encarquilhada, gostava de ser louvada por seu donaire juvenil e, em geral, pensavam que ela estava no fim dos setenta e não na metade dos noventa.

Fluente em cinco idiomas, pelo menos era universal em seus interesses. Não obstante ser agnóstica em religião, cultivava com carinho a tradição e a liturgia e até o fim permaneceu fiel à cultura iídiche. Tendo passado uma vida de miséria e privação em sua terra natal, tinha sólido caráter, mas não alimentava ilusões sobre as bênçãos de uma vida farta. Adorava companhia, ficava radiante quanto tinha visitas, especialmente dos netos. Fazia questão cerrada de telefonar semanalmente para os treze netos, e, com minha esposa Louise, eu a visitava todos os dias, inclusive visitas duplas e tríplices. No entanto, ela não perdia uma chance de queixar-se das infrequentes visitas da família. Desfrutava sua posição de matriarca e de fulcro do círculo familiar, e sua longevidade era poderosamente nutrida pelo afeto intensamente retribuído da família que a idolatrava. Estava também resolvida a viver até acabar de escrever e publicar sua autobiografia, como conseguiu.

À medida que mamãe ficava mais tolhida, Louise e eu propusemos que se mudasse para nossa casa, porém ela se opunha terminantemente a criar qualquer problema para os filhos. Mas, quando lhe perguntavam o que mais a contrariava, admitia que era a solidão, para o que muito contribuía a perda da audição e da visão. Era a última sobrevivente de um grande círculo de amigas e amigos íntimos. Sêneca, o filósofo romano, comentou que "a morte por vezes é castigo, amiúde um presente e para muitos um favor". Em seu ano final, mamãe começou a dar boas-vindas à morte como favor. Achava a mera sobrevivência um exercício sem valor. Desejava morrer e não temia a morte, mas o processo de morrer.

Trinta anos antes havia sofrido um sério ataque do coração, do qual se recuperara inteiramente. Durante os últimos cinco anos de vida, às vezes a angina a incomodava, mas era aliviada pela nitroglicerina. Se a família lhe proporcionava sustância e amparo, sua longa vida também era apoiada, em considerável dose, pelo grupo de médicos muito sensíveis e competentes que cuidavam dela com enorme carinho. Eram na maioria geriatras, impecavelmente treinados na ciência e plenamente capazes da aplicação da arte humanitária de sua profissão. Respondiam com frequentes visitas a domicílio, como se fossem seus filhos. Nunca nenhum deles tentou interná-la, nem mesmo para o ataque do coração, aliás, porque bem sabiam que ela recusaria esses cuidados.

Durante seus últimos dois meses, começou a definhar visivelmente e percebi que não viveria muito mais. O problema mais grave era uma teimosa arritmia; seu pulso nunca caiu a menos de 120 batimentos por minuto e não reagia a medidas terapêuticas. Inteiramente ciente de que o fim se aproximava, ia para a cama à noite com a esperança de não acordar de manhã. Mas em ocasiões festivas, como, por exemplo, seu nonagésimo sexto aniversário, brincou que ia surpreender-nos e completar o século de vida. Cada vez mais discorria sobre como apreciaria ir-se, embora lamentasse perder os acontecimentos mundiais e, em especial, a vida dos familiares.

    Nas últimas semanas, tornou-se patente que a morte estava por um triz. Tinha os pulmões congestionados, mas imunes a fortes diuréticos, transformando cada respiração num grande esforço. O oxigênio produzia-lhe alívio da fome de ar e continuava lúcida como sempre; no entanto, apesar de confortável, impacientava-se com a delonga do fim do tormento. No seu último dia, mamãe acordou assustada às três da madrugada e pediu à enfermeira que passava a noite com ela que a ajudasse a tomar uma ducha. Quando minha esposa e eu chegamos lá, umas horas depois, ela estava vestida, bem penteada, um traço de maquilagem a realçar o rosto ainda belo. Tinha frequentes lapsos de inconsciência e dissemos à enfermeira que de modo algum chamasse o serviço de emergência. Mais ou menos ao meio-dia minha mulher e eu fomos almoçar. Passamos fora uns quarenta e cinco minutos e quando voltamos havia diante do prédio uma ambulância. Nervosos e atribulados, subimos para o apartamento onde encontramos vozerio e gritos.

    A cena que encontramos era incrivelmente penosa. Mamãe jazia no chão, totalmente despida, com um tubo traqueal na boca, o queixo coberto de espuma branca, a face inchada de sufusão arroxeada, ambas as mãos inchadas com infusões endovenosas que não iam a parte alguma e a pele já adquirindo a palidez de cera que distingue a morte.

    Uns homenzarrões troncudos comprimiam-lhe o tórax e descarregavam um desfibrilador no coração morto. Um espetáculo de infinda obscenidade, um pesadelo kafkiano. Gritei e tentei empurrar os sujeitos dali, mas eles me empurraram para fora do quarto, sem dar ouvidos aos meus brados: "É minha mãe. Não veem que está morta? Eu sou médico."

    E implorava, soluçando:

"Sou filho dela."

Recuperando a compostura, perguntei quem era o responsável; deram-me o nome de um médico de um dos principais hospitais de Boston. Quando lhe telefonei e me identifiquei, o médico pediu mil desculpas e imediatamente pôs fim ao tenebroso *show*.

Naquela manhã, uma nova enfermeira entrara de plantão e no momento que viu a paciente expirar, entrou em pânico e telefonou para 911 – apesar de nossas instruções. Sem dúvida, cada membro da turma de emergência e o médico responsável eram pessoas íntegras e bem-intencionadas, que ficariam ofendidos de ser comparados com guardas nazistas. Apesar de tudo isso, os nossos planos cuidadosamente traçados de permitir a mamãe um final condigno e humanitário de uma vida bem vivida sofreu curto-circuito em contato com um sistema enfermo, robotizado, que trava batalhas néscias contra a morte. Mamãe estava além da dor, sua morte havia sido calma e digna. O sofrimento a poupou e a indignidade foi infligida nos vivos. A recordação do seu falecimento ainda me evoca dor e lágrimas, mas eu choro ainda mais amargamente pelo que está sucedendo à minha profissão.

Conquanto o dantesco espetáculo de que a morte de mamãe foi parte pudesse ser explicado como a reação de um serviço de emergência a uma desconhecida, incidentes semelhantes sucedem em hospitais onde não cabe a mesma desculpa. Vista fixa em monitores e dados laboratoriais, os médicos amiúde parecem esquecidos da atormentada realidade humana. Os médicos da linha de frente são os jovens, donos de pouca experiência, não amadurecidos no trabalho; por isso não distinguem quando a luta contra a morte deve ser travada sem quartel e quando é mero exercício de fútil degradação.

Recordo-me do confronto que tive com o corpo médico de um hospital, que mostra como é necessário modificar grandemente nossa atitude em relação à morte. O Sr. I., empresário aposentado de setenta e quatro anos, chegou ao nosocômio com o seu sexto ataque do coração. No ano anterior, havia sido completamente incapacitado por insuficiência cardíaca congestiva e sofrera numerosos episódios muito sérios de taquicardia ventricular. Tinha os pulmões cheios de estertores ruidosos e pressão arterial quase imperceptível. Estava com um vasto aneurisma ventricular, uma saliência imóvel de tecido morto do coração. Quando sua dor e ansiedade foram prontamente controlados por meio de morfina e oxigênio, o pessoal pôs-se a mobilizar todos os recursos tecnológicos. O monitor pusera-se a entoar um ritmo *staccato*, e as telas dos aparelhos encheram-se de sinais elétricos em neon. O respirador e o entubador estavam prontos, tinham trazido o desfibrilador para o quarto. O aposento estava se enchendo de equipamento e de gente, deixando pouco espaço para os membros da família. O que se sentia no ar era mais a excitação de um desafio médico, muito mais do que respeito pela conclusão de um destino humano. Um exame cuidadoso indicava claramente que o mal-estar do paciente era irreversível.

A Sra. I. rogava-nos que fizéssemos todo o possível para salvá-lo, e seu filho mais velho, homem de quarenta e poucos anos, tentava acalmá-la, sem êxito. Chamei o filho ao lado e resumi as opções, ajuntando meu parecer de que poderíamos prolongar sua luta contra a morte, porém não sua vida. Ele ouviu cuidadosamente e respondeu:

"Faça o que o senhor faria se o caso fosse com o seu pai."

"E a sua mãe?", indaguei.

"Ela ouvirá a voz da sensatez e concordará que se faça o que é do interesse de papai."

Dei ao pessoal instruções de apenas administrar oxigênio, morfina e o que mais fosse necessário para seu bem-estar. E que suspendessem todos os outros procedimentos. O quarto esvaziou-se logo. Passou a reinar um silêncio estranho. Tanto a tensão como a excitação se haviam dissipado. A esposa e o filho sentaram-se em silêncio onde antes nem eram admitidos. Ninguém entrou no quarto, nem enfermeiras nem médicos, como se o paciente estivesse de quarentena. Pensei, tristonho, como era solitária a fase final da vida quando se está hospitalizado. Sentei-me ao lado da cama e segurei-lhe a mão. Estava em plena posse de suas faculdades. Conversamos sobre trivialidades e recordamos passagens de nossa longa amizade. Senti o aguilhão de remorso e culpa quando ele comentou:

"Morrer tem suas vantagens. Posso passar bastante tempo com o meu médico."

Adormeceu e faleceu pacificamente na hora seguinte.

Imediatamente depois, reuni todo o corpo médico e perguntei por que ninguém mais fora ao quarto confortar o moribundo. "Se tivéssemos resolvido bombeá-lo ou chamar a equipe de choque, ou considerado que ele era candidato a ponte de safena, vocês todos estariam saltitando em torno da cama." Dez pessoas, entre jovens médicos e enfermeiras, evidentemente condoídos, ouviram cabisbaixos. Continuei minha fala, como um sacerdote numa igreja silenciosa, dizendo que a vida fica sem sentido quando os seres humanos evitam enfrentar a certeza inexorável da morte. Para os profissionais da arte de curar, a incapacidade de aceitar a morte como o destino derradeiro da vida traduzia em burla a nossa propalada dedicação humanitária. Continuamente atacamos pacientes que devem ser deixados morrer em paz porque consideramos a morte um fracasso profissional. Colocamos a tecnologia entre nós e nossos pacientes para poupar-nos a dor que é a incapacidade de enfrentar nossa própria mortalidade. Falei sem rancor, quase implorando. Várias semanas depois recebi da viúva do Sr. I. uma carta de louvor ao meu pessoal e a mim por havermos proporcionado a seu marido a morte digna que era a culminação de uma vida realizada.

A medicina foi programada para resistir à entrega da alma. Será possível reprogramar-nos? Tenho a convicção de que o ato de morrer pode ser humanizado, e o sofrimento atenuado. O meu otimismo deriva-se de numerosas "boas mortes" que presenciei. O paciente que agora descrevo ensinou-me muito sobre a maneira de morrer.

UMA BOA MORTE

O ilustre escritor Y. tinha madeixas de cabelos brancos, um rosto de bebê, liso e redondo, iluminado por olhos do mais puro anil, sorriso fácil, embora tímido, e uma maneira rigorosa de falar. Conheci-o quando foi transferido para o meu serviço no Peter Bent Brigham Hospital; seu diagnóstico era de renitente insuficiência congestiva cardíaca. Continuou a ser meu paciente durante um quinquênio inteiro e teve uma vida produtiva, tendo podido completar vários livros importantes apesar de sofrer de cardiomiopatia em fase final. Quando hospitalizado pela última vez, o bombeamento de sangue de seu coração era tão baixo que se podia imaginar cada contração cardíaca impulsionando uns poucos e solitários corpúsculos vermelhos para diante e impelindo quantidade insuficiente de oxigênio aos tecidos que sufocavam. Respirava rápido, mas não profundamente. Seu peso minguara de sessenta e oito para menos de trinta e seis quilos. Fazia tempo que sua gordura e os tecidos subcutâneos haviam derretido e sua pele encarquilhada era como um pergaminho mumificado esticado sobre o esqueleto. Quando falava, cada palavra era emitida num sussurro, acolchoada por vacilações. A mente, entretanto, continuava límpida como um cristal.

Demos-lhe alta em fins de julho para seguir para sua residência em Cape Cod. Eu não esperava que durasse até princípios de setembro. Quando lhe estava dando instruções finais sobre medicação e dieta, de repente ele me olhou e perguntou se me veria de novo.

"Claro que sim. Ainda faço visitas a domicílio", respondi.

Ele deu um débil sorriso quando o pessoal da ambulância levou a padiola para fora da sala.

Em novembro, recebi um telefonema da Sra. Y, que me disse que o marido queria saber quando eu iria fazer a visita a domicílio, como prometera. No fim de semana do Dia de Ação de Graças, tomei um aviãozinho de pequeno alcance e fui a Cape Cod. O Sr. Y. estava no último estágio de insuficiência de múltiplos órgãos. A sua respiração estertorosa era interrompida por pausas que pareciam permanentes – até serem interrompidas por profundos e ruidosos arquejos ou respirações ofegantes. A espuma muito branca da uremia lhe revestia os lábios, como se estivessem recobertos com creme de barbear. A rede das veias arroxeadas acrescentava algum colorido à sua palidez funérea.

Para saudar minha presença, o Sr. Y sentou-se à mesa do almoço, que nunca tocava. Augustine, sua esposa, tinha aspecto de exaustão, como se personificasse sua fadiga após noites infindas de vigília à beira do leito dele, pronta a satisfazer-lhe qualquer desejo. Falei-lhe à parte e instei que tirasse um fim de semana de folga, para recuperar-se da falta de sono, bem como dos seus recursos completamente desfalcados.

"Nunca, jamais!", exclamou. "Completamente fora de cogitação."

"Você pensa que ele vai morrer na sua ausência?", questionei.

Não me respondeu, porém seus olhos cheios de pavor afirmaram essa possibilidade.

"Isso não vai acontecer", garanti, com mais convicção do que realmente sentia.

Entrei no quarto para dizer ao Sr. Y. que precisava de sua ajuda para persuadir Augustine a tirar uns dias de folga. Pela primeira vez desde que eu chegara, ele sorriu, radiante. Pude mais uma vez ver os olhos risonhos de que me lembrava tanto, o azul-forte ainda não nublado pela crescente dissolução.

"Doutor, tenho andado preocupadíssimo com Augustine. Está fazendo demais por mim e se descurando por completo", respondeu-me. "Não é justo. Eu ficaria muito contente se ela tirasse uns dias de folga."

Quando Augustine se deixou convencer de tirar um fim de semana e visitar um filho em Nova York, a face do Sr. Y. traduziu triunfo. Augustine convencera-se afinal de que o marido de sessenta anos não morreria em sua ausência. Ela regressou revigorada. Cerca de uma semana depois, em princípios de dezembro, com uma neve ligeira polvilhando as árvores desnudas, a Sra. Y. vestiu e agasalhou o marido e levou-o na cadeira de rodas para a varanda da casa. Ele levantou o olhar e a fixou com profundo afeto, dizendo:

"As árvores estão tão bonitas, trazem recordações do meu tempo de menino em New Hampshire."

De repente, abaixou a cabeça e morreu.

Essa foi uma morte digna, encerrando uma vida bem-sucedida. Norman Cousins escreveu: "O que aprendi é que a tragédia da vida não é a morte, mas o que vai morrendo dentro de nós, enquanto vivemos."[*]

Nenhuma parte do espírito do Sr. Y morreu durante sua luta com prolongada insuficiência cardíaca congestiva e uma doença penosa. Passou dez anos à porta da morte, mas nunca se entregou ao desespero nem permitiu que a enfermidade corroesse sua humanidade.

---

[*] Cousins, *The Healing Heart*.

Como médico do Sr. Y, meu papel era atenuar os sintomas, melhorar a função cardíaca até os limites que a ciência e a tecnologia possibilitavam, engendrar novas maneiras de aumentar-lhe o conforto e infundir otimismo nos que dele cuidavam. O mais difícil, talvez, foi incentivar sua prodigiosa criatividade quando parecia que não viveria para completar a tarefa. Quando o fim se aproximou, a estratégia médica foi cessar de apoiar sua existência física, que agora era uma espécie de moeda falsa da vida. Relembro com orgulho o fato de ter podido exercer simultaneamente a arte e a ciência. O médico tem o poder de colocar a morte digna ao alcance de muitos pacientes.

Cada um de nós resiste à ideia de transformar-se em massa inanimada de carne dolorida. Não é irracional que, por tanto tempo quanto possível, busquemos guardar aquela centelha única que dá a cada pessoa uma imagem divina. A boa morte deveria ser um de nossos direitos inalienáveis. A maioria não pede muito mais do que uma breve doença final livre de dor insuportável, a presença da família e dos amigos, tempo e energia bastantes para pôr os negócios em ordem e, acima de tudo, evitar a embaraçosa perda de controle – em suma, não esvaziar o último dia daquele sentido de dignidade cultivado durante toda uma vida. Queremos ser lembrados com bondade, um desejo muito modesto que deve estar ao alcance da maioria. Embora não seja possível garantir boa morte a todos, parece certo que quase todos podem ser libertos de pesada agonia. A profissão médica já dispõe dos meios técnicos de assegurar essa passagem benigna.

A MORTE DIGNA

Nem todos podem ter boa morte, porém a maioria dos pacientes não pede tanto.

Quer receber paliativos e não ser abandonada. Agora que o processo de morrer pode ser prolongado interminavelmente, é mais importante do que nunca que os médicos saibam como cuidar do paciente que está morrendo. Os pacientes com despreocupação física, sintomas aliviados e conscientes de suas exclusivas qualidades psicológicas e espirituais devem ser reconhecidos e respeitados.

As ansiedades decorrentes de ficar sós podem agravar os sintomas e transformar a dor numa insuportável agonia, de modo que um dos elementos essenciais do cuidado dos moribundos é assegurar-lhes que o seu médico está sempre à sua disposição. Este, como tantos outros importantes aspectos da arte de curar, me foi apresentado pelo Dr. S. A. Levine. Morrendo de câncer do estômago, pediu-me que eu o atendesse. Certa noite, quando parei para vê-lo depois do trabalho, verifiquei que as visitas produziam forte déficit emocional, não só por haver sido meu mestre como por ter sido chegado a mim como um pai. Depois de cada exame, eu dava verbalmente um boletim otimista, que era a parte mais difícil da visita. Havendo sido seu associado durante longo tempo, sabia que SAL não aceitava hipocrisia e detestava a impostura; no entanto, aceitava de bom grado a mensagem positiva. Ao me consultar se devia fechar seu consultório particular, ficou contente quando lhe recomendei que não tivesse pressa.

Com o tempo, o simples mexer-se no leito era um sacrifício. Estava reduzido a um feixe de ossos e uma estranha rede de vênulas que se estendiam sem qualquer lógica aparente sobre sua pele esticada, amarela como um pergaminho. Eu já podia visualizá-lo acomodado num sarcófago e, no entanto, a sua centelha vital não lhe havia abandonado os olhos.

Uma noite, resolvi não sujeitá-lo à charada do exame físico. Quando eu já ia saindo, ele murmurou:

"Bernie, tem um minuto? Lembrei-me de uma história que talvez lhe interesse. Quando Sir Clifford Albutt estava agonizante, quem cuidava dele era Sir William Osler. Um dia, quando o Dr. Osler ia saindo do quarto, Sir Clifford o chamou: 'Sir William, o que devo fazer com úlceras do decúbito?' Osler não se lembrava desse tipo de chaga. Consternado, voltou-se para a enfermeira e cochichou: 'Como vai o decúbito?' Ela respondeu: 'Não tem úlceras'. Sir William, que já estava à porta, voltou, examinou Sir Clifford e garantiu-lhe que não havia problema com a pele."

Naturalmente, achei de imediato motivo para examinar o Dr. Levine mais minuciosamente do que vinha fazendo em dias recentes. Eu aprendera a lição; dali em diante, até SAL falecer, examinei-o cuidadosamente a cada visita. Ninguém aceita o abandono.

ALGUNS REMÉDIOS

Passando em revista uma vida lidando com a morte e cuidando de moribundos, convenço-me de que, em grande parte, a angústia da morte é criada por nós. É produto da cultura ocidental, que nega à morte o que lhe deve e tolamente vota recursos imensos ao prolongamento do atormentado ato de morrer. É um fenômeno de nosso tempo e por isso não é nem fixo nem imutável. Mas é difícil prever que modificações na estrutura dos hospitais ou no raciocínio dos médicos conseguirão humanizar a morte nas instituições. A economia da morte é demasiado vultosa e os médicos, profundamente fixados em demonstrar seu poder sobre a morte para que o sistema ceda com facilidade ao que seria socialmente apropriado. Além disso, o fascínio de salvar uma vida, mesmo que seja um exercício fútil, não será facilmente descartado pelos jovens do corpo médico institucional que são as sentinelas finais do internado.

Qualquer atenuação do problema colidirá com o fato de que o hospital contemporâneo funciona com maior eficiência quando os pacientes são infantilizados e privados de poder. Não poderá haver dignidade na morte enquanto os pacientes carecerem de controle sobre decisões vitais concernentes ao modo de morrer. Morte com dignidade é frase vazia quando a vida lhe foi subtraída. A alteração de nosso enfoque cultural exigirá a desinstitucionalização da morte, para o que um dos pré-requisitos é que os hospitais deixem de servir como locais para morrer. Apenas falar no vácuo de "conferir dignidade à morte" não terá sentido real enquanto os hospitais não se desvencilharem do ato de morrer.

Cada pessoa deve escolher o seu jeito de morrer, exclusivo, que reflita o seu estilo de vida. Por isso, o moribundo deve regressar ao lar, como sempre foi na história da humanidade até as últimas décadas. A solução para muitos – quando a família tem dificuldade de suportar o transe – é o local de cuidados de terminais, a meio caminho entre o hospital e o lar.

O crescente número desses locais é um raio de esperança. Calcula-se que, por volta de 1992, 246 mil pessoas haviam escolhido o recolhimento a esses abrigos. Na sua doutrina, a morte não é um acontecimento que tem que ser adiado a todo o custo. O paciente é confortado física e psicologicamente e a família toma parte nos cuidados ao ente querido. Visto que a morte deixa de ser ocultada, o processo de morrer ganha em ser conhecido. Ajudar os moribundos a aceitar a inevitabilidade do fim torna-se um ato de cura. O objetivo dos abrigos de cuidados terminais é proporcionar uma dose aceitável de dignidade ao ato.

Estudos dos óbitos em abrigos de cuidados de terminais contrariam a noção de que morrer tem que ser o fim horrendo e miserável da vida. O Dr. Loring Conant, diretor médico dos Hospices de Cambridge, calculou que "bem mais de 60 porcento dos que estão nos abrigos tem boa morte, sendo os seus sintomas adequadamente tratados, permitindo aos pacientes e amigos e familiares chegar a um encerramento que talvez não haja sido plenamente identificado até então". Segundo Conant, a boa morte consta de três elementos: o primeiro é a mitigação dos sintomas e o alívio do sofrimento, o que tem sido crescentemente facilitado pelo avanço da compreensão científica da patogênese da dor e pela introdução de novos e mais potentes analgésicos, bem como de novos sistemas de administração de medicamentos; o segundo inclui assistência à família no sentido de aceitar a morte do ente querido; e, por fim, deve haver esforço de discutir assuntos vexatórios e trazer à superfície problemas ocultos, talvez jamais tratados anteriormente.

Mesmo que essas conversas não cheguem a nenhuma conclusão, o simples fato de iniciá-las é terapêutico. A redução do fardo dessas questões inconclusas amiúde possibilita o controle de dores lancinantes.

Uma palavra final: a boa morte é o espelho da vida bem vivida. Em julho de 1776, James Boswell visitou David Hume em seu leito de morte. Hume era o principal filósofo e humanista da época. Estando Hume próximo de sua sepultura (morreu sete semanas mais tarde), Boswell desejava saber se o notório descrente se retrataria. Assim, perguntou a Hume se o pensar em sua aniquilação próxima o incomodava. Não o incomodava mais, respondeu o moribundo, que o pensamento de não existir antes de nascer. Hume aguardava sem medo uma rápida dissolução. A serenidade das horas finais de Hume impressionou Boswell profundamente, e deixou inesquecível marca na Grã-Bretanha da época.

Doze dias antes de sua morte, Lewis Thomas, médico de notável criatividade e brilhante ensaísta, foi entrevistado por Roger Rosenblatt, correspondente do *The New York Times*. Disse Thomas:

"Quando a morte era considerada um evento metafísico, exigia certo tipo de respeito. Hoje, que o processo se prolonga grandemente, é visto como prova de fracasso. O moribundo é um monstrengo. É a mais inaceitável de todas as anomalias, uma ofensa à própria natureza [...] Num sentido bastante novo em nossa cultura, ficamos envergonhados da morte e procuramos esconder-nos dela. A nosso ver, é um fracasso [...] Na verdade, não existe nenhuma agonia de morrer. Tenho plena certeza de que a dor cessa no instante da morte [...] Algo sucede quando o corpo está pronto para partir. As células do hipotálamo e das pituitárias secretam hormônios e peptídeos. Endorfinas. Grudam-se às células responsáveis pela sensação de dor [...] Em seu conjunto [...] creio na bondade da natureza no momento da morte."

Quando perguntaram a Thomas qual sua sensação de morrer, respondeu: "Fraqueza. Esta fraqueza. Estou começando a perder respeito por meu corpo."
"Existe alguma arte em morrer?", indagou Rosenblatt.
"Existe a arte de viver", replicou Thomas[*].

---

[*] Roger Rosenblatt, *The New York Times*, 21 de novembro de 1993.

V
Recompensas da arte de curar

18
Uma fábula hassídica moderna

NÃO OBSTANTE MAIS de quarenta e cinco anos de medicina, sinto-me ainda como estudante que luta com um programa pesado numa universidade exigente. Quem me ensina não são ilustres peritos, mas os pacientes com que me avisto diariamente. Muitos me instruem sobre as manifestações e a marcha de uma doença. Alguns transmitem compreensão sobre os altos e baixos da sorte volúvel ou das péssimas cartas que lhes foram dadas pelo destino indiferente. Muitos me informam sobre as inelutáveis tragédias que ocorrem na vida de quase todo mundo. Um pequeno grupo de pacientes, como uma constelação de cometas próximos, alteraram permanentemente a trajetória de minha vida e o potente campo gravitacional de suas personalidades afetou a minha própria entrada em nova órbita.

Minhas memórias mais duradouras são de males que me opuseram desafios impossíveis, das intensas interações humanas deles resultantes e das longas amizades que geraram. Essas experiências me estiraram até meus mais distantes limites e me ensinaram que o conhecimento da condição humana não é colhido em livros, porém haurido do íntimo intercâmbio com os seres humanos. Nenhum conhecimento livresco chega aos pés do que posso receber de pacientes que me permitiram olhar dentro de seus olhos.

Relendo os capítulos deste livro, sinto dolorosa frustração ante minha incapacidade de transmitir as complexidades do processo de cura. Por essa razão, desejo escrever mais pormenorizadamente sobre um paciente que me sacudiu, educou-me sobre tópicos distantes da medicina, abriu-me horizontes psicológicos incomuns e refinou minha arte de curar. Faz muito que me dei conta de que o ensino que resiste à ação do tempo é o que relata histórias memoráveis. Da névoa das recordações longínquas da faculdade de medicina perseveram alguns fatos, porém muitas das histórias mais instrutivas sobrevivem com o brilho de diamantes.

Há uma razão maior para narrar o caso do paciente S. V: foi o seu relato que me levou a escrever este livro. Quando reflito em meu relacionamento com S. V., vejo claramente que representa uma caricatura do processo de cura. No entanto, como toda boa caricatura, apresenta uma verdade mais profunda; o exagero aparente e a vesga perspectiva colocam em foco o que é de fato relevante. Aparentemente, S. V. foi um homem muito humilde e comum, porém impressionou-me indelevelmente e deixou-me completamente intrigado e acabrunhado muito tempo depois que morreu.

Fitou-me atarantado quando lhe falei do meu desejo de algum dia escrever sobre ele.

"A meu respeito por quê? O que tenho que cause tanto interesse? Deveria sentir-me honrado. Sem dúvida, estarei em ilustre companhia. Todavia, não estou certo de que o senhor conte a verdade completa, pois demonstra pouca compreensão do meu precário estado de saúde."

Depois dessa conversa inicial, porém, várias vezes me instou a contar sua história.

Tudo começou em dezembro de 1974, quando minha esposa Louise e eu viajamos à Sicília com uma pequena parada em Londres para ir ao teatro e visitar museus. Eu tinha prometido férias de verdade, livres de especulações médicas, mas durante nossa estada em Londres fui convidado a servir como consultor num raro e complicadíssimo problema médico no Instituto Nacional do Coração e simplesmente não pude recusar.

O paciente, S. V., tivera suas válvulas mitral e aórtica substituídas no ano anterior por um renomado cirurgião cardíaco londrino; a partir desse momento, sofria de ação cardíaca rápida que o mantinha em renitente colapso cardíaco. Havia contratado o melhor consultor possível, o respeitado decano da cardiologia britânica, e todas as medidas concebíveis tinham sido tomadas, sem qualquer êxito.

No hospital conheci um homem de meia-idade, algo antipático, baixinho mas solidamente estruturado. Os grandes olhos azuis, um tanto esbugalhados, miravam com certo pasmo e temor de uma cabeça que parecia grande demais para aquele corpo. Seu aspecto geral dava a impressão de inocência infantil, mas sua fala, de pronunciado sotaque britânico, ressumava cinismo adulto. Apesar da tortura de um ano de frequentes hospitalizações, em seguida à delicada cirurgia atrapalhada por numerosas complicações, inclusive diversos pequenos derrames, ele parecia notavelmente intato. Era evidente que sofria de falha dos dois lados do coração, com as jugulares inchadas como cordas e crepitação na base dos pulmões. A explicação imediata de suas dificuldades não era difícil de achar: tinha o coração em permanente taquicardia, num galope três vezes superior ao normal, na faixa de 180 a 200 batimentos por minuto, ininterruptamente, mesmo durante o sono.

Examinei conscienciosamente seu volumoso arquivo, buscando algum indício da fibrilação no coração naquele extraordinário ritmo, mas todas as possibilidades haviam sido contempladas e os diagnósticos mais esdrúxulos excluídos. Desesperado, recorri a uma saída de consultor: "Se o Sr. S. V. estivesse em minha clínica no Peter Bent Brigham Hospital, em Boston, resolveríamos o problema". No momento em que pronunciei essas palavras, me senti envergonhado de cair a tão baixo nível de parlapatice. Claramente, o cardiologista britânico com quem eu fazia a visita percebeu minha pretensão, mas, sendo um *gentleman*, não me perguntou o que era exatamente que eu tinha em mente. Até uma pequena pergunta exporia minha pose como pura prestidigitação. S. V. não se deixou impressionar de modo algum com a minha nota promissória e só fez um pedido: que eu conhecesse seu mentor, o rabino E. G., muito conhecido em Londres. Com alguma relutância, acedi, embora tivesse a esperança de ser essa a primeira e a última vez que via S. V, cujo problema parecia insolúvel.

No dia seguinte avistei-me com o rabino G., de cerca de setenta anos, um cavalheiro barbudo, de ar distinto, impecavelmente trajado num longo abrigo preto e gracioso em sua solicitude em relação ao meu bem-estar. Falava melifluamente, sem traço de sotaque estrangeiro. Perguntei-lhe qual era seu relacionamento com S.

V., esperando uma breve explicação. Ele, porém, entrou no assunto com entusiasmo:

"Como o senhor é o homem capaz de salvar a vida de meu pupilo", disse com ênfase, "vou começar do começo."

"Aos doze anos de idade, ele previu o Holocausto e o extermínio dos judeus. O jovem S. instou com os pais a abandonar a Alemanha enquanto havia tempo. Não lhe deram ouvidos, porém ele insistiu incansavelmente. Em meados de 1939, os pais estavam quase convencidos a deixar o país. O quebra-quebra nazista das vitrinas e outras ações contra os judeus provavam a veracidade das advertências do rapaz. A família resolveu deixar a Alemanha durante os grandes feriados. S. não concordou, dizendo que então seria tarde demais. No dia 1º de setembro, com suas posses numa maleta, o jovem viajou sozinho para a Inglaterra, chegando a Londres no dia em que estourou a guerra. A família dele pereceu sem deixar sinal."

Como era parente distante do rapazola magricela, o rabino o acolheu e o colocou num orfanato de um subúrbio londrino. Em fins de 1944, S. V. contraiu endocardite bacteriana localizada na válvula mitral, que já tinha cicatrizes de febre reumática.

Desconhecendo a cura para essa doença, os médicos não esperavam que escapasse, mas o rabino não aceitou tal veredicto.

"Como explicar isso?", raciocinara. "O Senhor não é caprichoso em seus atos" – comentário parecido com o de Einstein de que Deus não joga dados com o universo. "Afinal, o Criador interviera diretamente para salvar a vida do menino. Para algo o havia dotado de tamanho poder profético. Não pode ser a vontade do Senhor que S. morra sem razão nesta maravilhosa terra livre que é a Inglaterra."

O rabino desferiu a mesma pergunta ao médico, repetidas vezes:

"Tem certeza de que não existe cura para essa infecção?"

Um médico lhe havia dito que existia uma nova droga milagrosa chamada penicilina, que fazia efeito contra a endocardite, mas, como seus estoques eram reduzidos, tivera o uso restringido aos militares. O rabino informou-se da forma que se ministrava a penicilina. Quando lhe disseram que vinha em grandes frascos de solução salina, sendo aplicado por via endovenosa, ele tivera uma inspiração. O rabino sugeriu que o hospital telegrafasse, por conta dele, a todas as instalações militares britânicas, pedindo que enviassem os frascos vazios de penicilina.

"Que vamos fazer com tantos frascos vazios?", perguntou o médico, intrigado.

"Tudo o que tem de fazer", explicara o rabino, "é enxaguá-los com uns mililitros de soro fisiológico e injetar a solução no meu pupilo."

Seu raciocínio era que alguns cristais sempre ficariam grudados no vidro e a lavagem de milhares de frascos juntaria penicilina suficiente para salvar a vida do rapaz. Os médicos fizeram exatamente o que o rabino prescrevera e S. V. se havia recuperado inteiramente.

S. V. gozou de boa saúde até 1970, quando as válvulas do coração começaram a deteriorar, resultando em crescente incapacitação e invalidez. O cardiologista sugeriu substituição das válvulas, mas o paciente hesitou. Um dia, o cardiologista anunciou com solenidade que o eminente cirurgião londrino Sir Donald Ross estava disposto a fazer a operação. S. V não se deixou impressionar e respondeu que ele mesmo decidiria quem seria o melhor cirurgião. Enviou então cartas a muitos dos maiores cirurgiões cardíacos do mundo: Michael DeBakey e Denton Cooley, de Houston; Norman Shumway, de Stanford; Christian Barnard, da Cidade do Cabo; John Kirklin, de Birmingham; R. Barrat-Boyes, de Auckland, e Gerald Austen, de Boston.

O cardiologista britânico de S. V. comentara que nenhum desses eminentes profissionais responderia àquela missiva ignorante e arrogante, porém quase todos enviaram respostas pormenorizadas. Mas nenhum o satisfez, e depois de muita ponderação, e resolvido a ser operado em Londres, S. V. escolhera um jovem e extraordinário cirurgião egípcio. Um ano mais tarde, S. V. mostrou-me as respostas da fina flor dos cirurgiões cardíacos do mundo. O mais interessante era que não só tinham respondido com riqueza de detalhes como haviam procurado atrair S. V. a tornar-se seu paciente.

Algum tempo mais tarde, quando inquiri S. V. sobre sua escolha de cardiologista, explicou que se recusara a receber válvulas plásticas no coração e que raros cirurgiões tinham alguma experiência com as válvulas de tecido. O mais competente era Barrat-Boyes da Nova Zelândia, mas era longe demais. Efetivamente, S. V. havia sido previdente: se recebesse válvulas plásticas, não poderia tolerar a arritmia. A prótese plástica não teria resistido aos ritmos ultrarrápidos dos batimentos do coração e provavelmente ele teria morrido. Quanto à escolha do cirurgião egípcio, S. V. racionara que um cirurgião egípcio em Londres teria que tomar todas as precauções para que seu paciente judeu sobrevivesse, principalmente após ter sido relegado o ilustre Sir Donald Ross. Mais uma vez, S. V. apostou na certa. Sua estada no hospital havia sido acidentada, as complicações tinham se atropelado umas às outras e o cirurgião cardíaco lhe salvara a vida numerosas vezes, indo ao ponto de levar um catre para o quarto de S. V, no qual dormiu durante muitas noites após a cirurgia.

"Mas por que me chamou?", perguntei ao rabino. Ele respondeu que S. V. pesquisara muito detidamente o assunto e concluíra ser eu o único médico do mundo capaz de corrigir o ritmo ultrarrápido de seu coração.

Insisti: "Em que baseou essa conclusão?"

O rabino pôs-se a falar em elipses e me perguntou que seção da Torá estava sendo lida aquela semana. Eu nem fazia ideia disso. Ele foi mais específico: "A parte que está sendo lida conta como José, não tendo visto Jacó, seu pai, durante vinte e dois anos, afinal o reencontra. E a Torá diz que José chorou, mas Jacó ficou muito contente. Diga, doutor, porque reagiram de modo diferente pai e filho nesse reencontro tão propício?"

Dei de ombros, revelando minha ignorância.

O rabino continuou, triunfante: "O Talmude dá uma profunda explicação psicológica. Quando José encontrou Jacó, percebeu imediatamente a grande sabedoria do pai e chorou pelos anos de oportunidade perdida de estudar e aprender, exposto espiritualmente àquela grande mente. Mas Jacó, que durante todo aquele tempo havia chorado todos os dias a perda do filho, agora podia gozar a alegria do reencontro."

Ainda confuso, perguntei: "E o que isso tem que ver comigo?"

"Como José, o senhor se encontrou com Jacó", respondeu o rabino.

"Então, quem é esse S. V. ? Será algum Lamedvovnik", perguntei.

"Pode ser, pode ser", disse o rabino num sussurro misterioso-, "mas não podemos saber. Não podemos sabê-lo. Na realidade, nem

S. V. pode saber. Só o bom Deus é capaz de saber. Os mortais comuns nunca podemos penetrar os segredos ocultos no Zohar [o livro mais importante do movimento cabalístico] que sustenta o universo."

Muitos meses se passaram e me esqueci de S. V. Calculara que ele estava doente demais para empreender um voo transatlântico, mas não havia levado em conta sua teimosia. Em 13 de abril de 1975, um cardiologista o trouxe a Boston, onde foram recebidos no aeroporto por um rabino de Nova York, que o internou no Peter Bent Brigham. A experiência das várias semanas seguintes foi algo dolorosa, porquanto eu ainda não tinha a solução para o problema. S. V. ficava sentado no leito do hospital dia após dia, esperando pelo meu milagre.

Não conhecia vivalma em Boston, não recebia visitas, e como vegetariano não apreciava a comidinha do hospital. Presumi que suas limitações dietéticas fossem devidas à prática de um regime *kosher*. Seu único entretenimento era estudar o Talmude. Como S. V. usava solidéu judaico, achei que gostaria de ter algum consolo espiritual e falei com um rabino ortodoxo a respeito dele. No dia seguinte, S. V. mostrou-se indignado de eu haver violado sua privacidade.

"Por que preciso desses fanáticos religiosos?", indagou, colérico.

Rejeitou muitos convites dos hassídicos, e embora eu o animasse a sair do hospital por algumas horas, recusava-se terminantemente a aceitar a minha sugestão. Eu já não sabia o que fazer com ele.

Durante a longa permanência de S. V. no hospital, principiei a entrever a psicologia daquele estranho personagem. Suas conversas eram frequentemente tão estapafúrdias que acreditei que estava sempre fazendo troça, mas na verdade nunca era brincadeira. Ao contrário, havia nele profunda e mórbida seriedade, mas não era deprimido. Ria com facilidade, mas algo encabulado, como se fosse pecado. Era um hipocondríaco diplomado com várias queixas múltiplas, e responder a suas perguntas era tão fútil quando decapitar a hidra – duas cabeças surgiam onde uma havia sido cortada. Tinha sorriso fácil e aspecto querubínico, mas, enquanto sorria, discorria sobre a tragédia da sua situação. Morbidamente fascinado com os médicos e sua profissão, havia obtido a data de nascimento de todos os médicos que o atendiam e conhecia minúcias íntimas, por vezes desconcertantes, da vida deles. Exibia esses petiscos nos momentos apropriados.

Por causa do ritmo acelerado e persistente de sua fibrilação atrial, desconfiei que S. V. não tomava metodicamente o seu digitális, que se destinava a baixar os batimentos do coração. Questionei-o longamente sobre isso, porém suas respostas foram evasivas. Contou-me que no Hospital Nacional do Coração de Londres de tal forma suspeitava dos médicos que não tomava a medicação receitada. Quando afinal resolveu experimentar uma, primeiro fez um rigoroso teste de segurança do remédio. No peitoril de sua janela do hospital de Londres pousavam muitos pombos. Ele moeu uma pílula de quinidina, misturou com migalhas de pão e pôs na janela. Depois que um pombo comeu um pouco daquela mistura e logo caiu morto, S. V. deixou de tomar aquele remédio. Por saber disso, certifiquei-me de que havia sempre uma enfermeira presente quando ele tomava os medicamentos.

Com o passar das semanas, eu estava cada vez mais desesperançado de algum dia achar resposta ao problema de S. V. Uma noite, já bem tarde, telefonei para o famoso rabino de Boston, Joseph Soloveitchik. Não o conhecia, mas o grande rabino ouviu atentamente minha apresentação dos fatos clínicos e depois comentou: "Doutor, esse problema é médico, não teológico."

S. V. residia em minha mente manhã, tarde e noite. Considerei todas as combinações possíveis. Comecei a sentir antipatia por ele, solenemente. Meu sono ficou inquieto. No entanto, um dia, ao despertar de súbito às três da manhã, a solução me surgiu na cara e não pude mais dormir. Quando a hipótese foi posta à prova, deu certo. Conseguimos reduzir drasticamente a 70 batimentos por minuto o ritmo de seu coração com uma combinação de drogas aplicadas endovenosamente. Mas funcionaria com medicação oral? Funcionou. O ritmo do batimento do coração de S. V. foi diminuído durante vinte e quatro horas diárias.

Entrei no quarto do meu paciente na manhã seguinte, sentindo-me vitorioso, esperando cumprimentos de louvor e gratidão. Não ouvi nada. Em vez disso, com a fisionomia soturna com que me saudava todos os dias, S. V. anunciou:

"Devo admitir que não me sinto de todo bem."

"Por quê?", indaguei, exasperado.

"Por causa da comichão retal que o senhor vem ignorando há meses", foi a inesperada resposta.

Estava disposto a explodir, mas limitei minha raiva a sair do quarto. Depois de várias horas, regressei com um grupo de médicos e disse a S. V. que ele era um dos indivíduos mais ingratos que eu jamais tivera a desgraça de conhecer.

"Há muito tempo aprendi, em minha carreira profissional, que não é possível corrigir a comichão de uma pessoa que gosta de coçar-se. Além disso, durante muitos anos de doença, você ficou de tal forma condicionado aos benefícios secundários que agora tem pavor de sentir-se bem. Doravante não poderá mais explorar as boas intenções de tanta gente com seus queixumes. O tamanho de sua ingratidão põe os Alpes no chinelo."

E após encerrar a mais azeda diatribe que jamais dirigira a um paciente, saí do quarto sem esperar uma desculpa esfarrapada. Os médicos que me acompanhavam ficaram boquiabertos com a minha explosão. Conheciam-me como diplomático mesmo com os pacientes mais difíceis e insuportáveis. Onde se haveriam metido meu tato, minha equanimidade, minha compaixão? Foi o que senti que diriam.

No dia seguinte, S. V. portou-se como um gatinho. Pediu-me desculpas e recordou ter presenciado reação algo parecida de um médico britânico, havia vários anos. O médico lhe dissera que não se interessava mais em cuidar de S. V. a menos que recebesse uma explicação, por escrito, das razões pelas quais o paciente queria sarar.

Apesar do novo aspecto do caso e de estar agora totalmente livre de sintomas, S. V. recusou-se a sair do hospital. Reassumiu a sua pose teatral de moribundo. Finalmente, mandei um servente fazer a mala do internado e levá-lo a um hotel próximo, a Pousada das Crianças. S. V. seguiu-o como um cordeiro, reclamando o tempo todo que isso não era jeito de tratar um paciente gravemente enfermo.

Sua estada em Boston pareceu interminável. S. V. insistiu em exames frequentes, senão diários, e boa parte do meu pessoal parecia subornado por ele. Trazia bombons, flores e perfumes para as secretárias em seus aniversários, e mesmo antes deles. Levava-as ao Ritz, onde jantavam suntuosamente. Estragava-as com presentes caros.

Sabia de todos os meus planos e orgulhava-se de saber detalhes íntimos da vida familiar. Tornara-se chato e inconveniente.

Quando lhe perguntavam quando pretendia voltar a Londres, S. V. respondia que isso dependeria de minha disposição de acompanhá-lo. Eu lhe disse categoricamente que não havia a menor probabilidade disso. Respondeu filosoficamente que estava disposto a esperar indefinidamente e logo me dei conta de que falava sério. Quando soube que eu ia chefiar uma delegação de cardiologistas a Moscou, rogou-me que marcasse o voo via Londres. Contudo, a viagem já fora planejada via Copenhague, que era o ponto de encontro da delegação patrocinada pelos institutos nacionais de saúde. S. V. passou a resmungar que Londres ficava no caminho de Copenhague e de quase todos os outros lugares do mundo.

Finalmente, entreguei os pontos, principalmente por causa do pensamento intolerável de que ele era bem capaz de transformar-se num trambolho fixo em minha clínica. Foi embaraçoso explicar a alteração do itinerário à entidade que estava pagando nossas despesas. Aí S. V. tentou outro golpe de misericórdia. Uma vez conhecida a decisão de seguir via Londres, lançou a exigência seguinte em forma de pergunta:

"E, por favor, me diga: o que ficarei fazendo vinte e quatro horas no Aeroporto de Heathrow, a menos que o senhor esteja resolvido a forçar-me a violar a santidade do sabá?"

"O que quer dizer isso?", perguntei, gotejando irritação de cada sílaba.

Respondeu que, como eu programara um voo diurno, chegaríamos na sexta-feira depois do poente. Aos judeus ortodoxos é proibido viajar ou dedicar-se a qualquer atividade em dia de semana durante vinte e quatro horas contadas do pôr-do-sol na sexta-feira, e ele não estava disposto a profanar o sabá sagrado. Insistia em que não poderia sair do aeroporto, não poderia comprar alimento, com certeza não poderia ir ao banheiro porque as portas dos toaletes funcionam com moedas, de modo que seria obrigado a sentar-se quietinho num lugar, passando fome durante o dia inteiro. S. V. transformara meu nobre gesto num ignóbil sacrilégio. Já tendo cedido no ponto fundamental de sua exigência de viajar via Londres, cedi de novo e marquei a viagem num voo noturno que partiria de Boston um dia antes.

Na véspera da viagem, S. V. foi conduzido ao Aeroporto Logan de Boston pelo mesmo rabino de Nova York que o acompanhara ao Brigham vários meses antes. O rabino parecia fatigado e resfolegante; parecia que S. V. lhe exigira levá-lo a visitar todos os pontos interessantes da cidade, que nunca vira antes. Foram ao novo aquário, onde S. V. insistiu em subir a pé até o topo, em vez de usar o elevador. No entanto, o rabino estava cheio de gratidão pelo privilégio de ser guia do ex-inválido!

No aeroporto, Louise o chamou a um lado e pediu-lhe encarecidamente que me deixasse dormir.

"O Dr. Lown tem passado várias noites em claro com pacientes e está caindo de cansaço."

Ele respondeu que, ao contrário, tinha previsto me manter desperto a noite inteira.

"Dessa forma", concluiu, com o seu mais pedante inglês britânico, "o professor Lown terá a oportunidade de compensar suas omissões, respondendo a muitas perguntas urgentes sobre minha sobrevivência, que até agora se recusou a tratar."

Tirou então da valise um caderno de folhas soltas "recheado de quesitos para o professor". Quando estávamos embarcando, Louise me informou dos planos de S. V. para a travessia do Atlântico.

Assim que nos acomodamos, tirei meu relógio de pulso e coloquei-o diante dos olhos de S. V.

"É um cronômetro", expliquei, enunciando claramente cada sílaba. "Vou acioná-lo agora. Dou-lhe exatamente uma hora. Se nessa hora você repetir uma pergunta que seja, a sua inquisição estará encerrada."

Ele ficou frenético:

"Não pode me fazer isso. Espero esta ocasião há semanas. Uma das principais razões de voar juntos é a obtenção de respostas vitais para minha sobrevivência. Tem que me dar pelo menos duas horas para reorganizar as perguntas."

Concordei. Ele remexeu e rearrumou a papelada e quando disse que estava pronto apertei o botão do cronômetro. As perguntas eram exatamente as mesmas a que eu já respondera numerosas vezes. Quando esgotou o tempo, virei as costas para ele, disposto a tirar uma soneca ao menos. Mas S. V. tinha insônia e não queria ficar sem interlocutor. Deu-me um tapinha no ombro e perguntou se eu estava disposto a vingar a honra da profissão médica.

"Não precisa ser vingada", retorqui.

"Precisa, sim", teimou S. V.

"Como?"

"Nenhum médico me ganhou no xadrez", proclamou ele.

"Mas eu ganho", jactei-me.

Havia dezenas de anos que eu não jogava e o meu xadrez, que nunca fora muito bom, estava enferrujado. Ele tirou um tabuleiro portátil da valise e começamos o jogo. Em treze lances lhe dei xeque-mate. Protestando ser um acaso, ele exigiu revanche. Concordei e dei-lhe mate em onze jogadas. Quando insistiu em mais um jogo, repliquei que ia gozar aquela vitória até o fim da vida e nunca lhe dar a satisfação de outra partida. Ele redarguiu:

"Valeu a pena para expor essa faceta brutal de sua personalidade. O senhor é um tigre disfarçado de médico dedicado."

Não havia mais tempo para dormir, pois o sol já raiava no horizonte, inundando o avião com a rutilante luz matinal. O piloto anunciou que pousaríamos em Heathrow dentro de uma hora. S. V. estava ativo e alerta como se tivesse dormido como um justo. E anunciou-me mais outra arte: tinha sido organizado um almoço para mim com alguns de seus médicos londrinos no Carlton Towers, ao meio-dia e meia daquele dia. Não tive ânimo de dizer ao meu ex-inválido paciente que estava cansado demais para almoçar com outros e por fim obtive uma hora extra, que me foi magnanimamente concedida. Ele havia assumido controle total sobre mim.

À uma e meia, S. V. me esperava num Bentley, que alugara com motorista, para levar-me ao restaurante. A mesa estava arrumada como para banquete, com pilhas de comida: caviar, esturjão, aves, carne bovina e muito mais, além de grandes vinhos, inclusive Château Mouton Rothschild e finos borgonhas. Tive um desapontamento: nenhum dos médicos de S. V. me perguntou como fora conseguida a notável recuperação. Houve grande interesse, porém, em uns novos avanços tecnológicos oriundos do Brigham Hospital na ocasião. Ao fim do almoço, S. V. sugeriu uma caminhada para ajudar a digestão. Ele mal havia tocado os acepipes.

Caminhamos e caminhamos. Por horas, pareceu-me. Eu me sentia drogado. Quando chegamos à loja de departamentos Harrod's, um dos lugares favoritos de S. V. em Londres, os empregados e vendedores o receberam com carinho. Sabiam que acabava de regressar dos Estados Unidos e lhe deram parabéns por sua robusta aparência. Em resposta, ele insistiu em que as aparências eram ilusórias e declamava, como um estribilho de alguma opereta de Gilbert e Sullivan: "Mas sou um homem muito doente."
Perambulando pelo gigantesco magazine, S. V. ia anunciando a quem quisesse ouvir: "Este é o meu médico americano, professor Lown, de Harvard." Por fim, ele me libertou, um pouco mais tarde. Eu estivera em companhia de S. V, quase continuamente, durante vinte e quatro horas. Levaria mais de uma semana para me recuperar.
Em 10 de agosto de 1975, S. V. me mandou uma carta:

"Boston abriu-me os olhos e foi muito reconfortante. Ter a oportunidade de observá-lo em ação e de perto, e conhecer um enfoque muito mais científico da cardiologia do que aquele a que eu estava habituado, enche-me de admiração e respeito pelos seus feitos imensuráveis. Tive a oportunidade de observar muitos cardiologistas na vida, porém nunca experimentei o interesse pessoal, a humanidade e o calor com que me distinguiu e – devido à sua influência – me proporcionou sua equipe. Minha gratidão é maior do que posso expressar adequadamente."

Em julho do mesmo ano, ele havia escrito à minha secretária:

"Viajar com o Dr. Lown foi uma experiência muito agradável e interessante. [...] Nenhum dos dois dormiu nada. [...] Coitado, foi submetido a um interrogatório tipo Gestapo e não tinha onde refugiar-se. Interroguei-o sobre a família, os pais, tios, irmãos, esposa, filhos, examinei suas opiniões sobre religião ou sua ausência, política, e em que assuntos tem opiniões mais firmes, etc. [...] e depois cometi o grave erro de convidá-lo a jogar xadrez. [...] Foi interessante observar aquele homem gentil e bondoso transformar-se de repente. [...] O xadrez dele é rápido, forte, afiado, arriscado. [...] Devo admitir que ele fez picadinho de mim."

Nos treze anos subsequentes, S. V. viajou diversas vezes a Boston. Precisou de numerosos reajustamentos da medicação, mas talvez a principal razão dessas dispendiosas visitas era aconselhar-se a respeito de uma porção de assuntos pessoais. Parecia um adolescente obediente pedindo conselho aos pais. Acima de tudo, carecia da garantia de que sobreviveria. Por mais categórica que fosse minha resposta positiva, a certeza de minhas palavras se dissipava em alguns meses. Amiúde conversávamos pelo telefone, e, quando eu tentava dissuadi-lo de viajar, punha-se a dizer que eu queria desfazer-me dele porque sem prognóstico era bem ruim. E martelava nessa tônica, em tom cada vez mais estridente, até eu ceder e concordar em vê-lo.

Evitava dar-lhe notícia de minhas visitas a Londres, mas ele descobria todas as vezes. Quando se informava com suficiente antecedência, planejava alguma faustosa comemoração. Certa vez foi a abertura da temporada de ópera, uma ocasião formal esplêndida. Nosso camarote ficava no círculo real, perto do da rainha mãe, que estava acompanhada do príncipe Charles. Descobri mais tarde que fora um espetáculo beneficente, no qual os lugares mais baratos custavam cem libras, na época uns cento e oitenta dólares. O camarote comprado por S. V. continha dez poltronas. Sua fonte de dinheiro sempre foi hermético segredo para mim.

Várias vezes procurei impedir que minhas secretárias soubessem de meus planos de viagem a Londres, ou onde ia hospedar-me. Não adiantava muito – ele sempre me achava. Lembro-me de que cheguei a Londres uma noite e troquei de hotéis no último momento, crente de que afinal o havia despistado. Mas quando entrei no quarto, vi, com o coração caindo aos pés, um vaso de elegantes rosas e o cartão de S. V. em relevo. Estupefato, passei a noite praticamente em claro, com a luz acesa, e a sensação de que S. V. estava no quarto me observando.

Treze anos após havê-lo conhecido, S. V. continuava, contra todas as probabilidades médicas, a passar bem. Sua sobrevivência não era milagre miúdo. Ela me intrigava como também me mistificava tudo a seu respeito. Quem era ele? De onde tirava os abundantes recursos, sem nunca trabalhar? Por que as pessoas sempre saíam à sua ajuda? Em que consistia o poder que tinha sobre os demais? Por que tanta gente gostava dele e o tratava com tamanha deferência? Seria mesmo um Lamedvovnik, um dos trinta e seis santos para os quais nada era impossível?

Em fins de janeiro de 1987, enquanto preparava atabalhoadamente importante viagem a Moscou em fevereiro, senti-me compelido a escrever a história de S. V. Mal a havia acabado, recebi um telefonema do seu cardiologista de Londres. Em 1º de fevereiro, S. V. sentira-se mal e tivera febre alta durante a noite. Fora atendido de imediato. Nada fazia suspeitar endocardite bacteriana, mas dentro de uns dias a cultura de sangue revelou estafilococos. Foi hospitalizado e submetido a injeções intramusculares e endovenosas de antibióticos. No dia seguinte, porém, estava com choque séptico e deficiência renal e precisou de um aparelho de assistência circulatória para manter alguma pressão sanguínea. Numa operação de emergência do coração, o seu cirurgião egípcio encontrara séria perturbação das válvulas por causa de endocardite infecciosa. As válvulas mitral e aórtica foram substituídas por próteses. O paciente foi retirado da parada cardíaca sem problema, mas desenvolveu rápida fibrilação atrial, o mesmo mal que dera azo à minha primeira consulta. Com essa ação cardíaca rápida, sua precária condição clínica logo se aniquilou. Ministraram-lhe por via endovenosa forte dose de medicamento antiarrítimico, mas ele faleceu quase instantaneamente.

A morte de S. V. deixou-me com uma dor persistente, um sentimento de vazio, algo mal definido mas essencialmente ausente. Eu perdera um exótico ponto de referência que havia pontuado minha vida com inexplicável imprevisibilidade, mas também com segurança. Por que eu, estando tão medonhamente atarefado em meados de janeiro, tivera a inspiração de escrever a história de S. V? Por que naquele dia? Por que não podia esperar? Estaria escrevendo por "saber" que S. V. estava doente, como já deveria estar antes, mesmo antes de pedir socorro médico? Ao escrever sua história, teria eu posto fim à sua vida, porque os *Lamedvovniks* nunca podem ser revelados?

Sua vida na Inglaterra havia terminado do jeito que tinha principiado, com endocardite bacteriana. A causa imediata de sua morte havia sido fibrilação atrial descontrolada, a mesma condição que nos juntou treze anos antes. Para os judeus ortodoxos, o número 13 é sagrado e dotado de significado cabalístico.

Minha secretária, que o conheceu bem, mantivera S. V. a par do meu paradeiro. Quando procurei falar-lhe a respeito de S. V, ela se limitou a comentar:

"Era um homem muito misterioso."

Até hoje me intriga o efeito sísmico que ele teve sobre mim e sobre os outros. Foi reflexo de uma complexa interação, localizada em um nível em que a ciência exerce pouco domínio. Sua história exemplifica as extraordinárias relações que o médico fomenta com alguns pacientes e como podem transformar dramaticamente a vida.

VI
A arte de ser paciente

19
Como fazer os médicos escutar

O MÉDICO DEVE confiar na arte da compreensão humana para ampliar a visão que a ciência lhe outorga. Por sua vez, o paciente deve cultivar uma arte especial, a arte de entender-se com o médico. Conquanto o trabalho do médico se concentre em especial na cura da doença, o paciente deseja ser totalmente curado. O objeto da arte do paciente é levar o médico a incorporar, no processo de cura, a arte de curar por inteiro.

A arte de curar exige um relacionamento baseado na igualdade – elemento-chave no relacionamento paciente–médico – e respeito recíproco. Este não é automaticamente concedido por nenhum dos dois lados: precisa ser conquistado. Sem respeito, o médico não ganha a confiança do paciente. Respeito não se traduz por melosidade. Como comentou sobre seu médico o ensaísta Anatole Broyard, no leito, vítima de câncer:

"Não tenho confiança nenhuma em quem me diz que me ama e nem ao menos me conhece."

O paciente deseja ser conhecido como ser humano, não apenas identificado como pacote de doenças. Somente o paciente é capaz de ampliar o foco do médico para incluir o domínio mais vasto da pessoa que sofre. É nisso que consiste a arte.

Embora cada médico seja diferente de outro, como acontece com os indivíduos, há certos princípios que se aplicam, num sentido geral, à arte de ser paciente. A meu ver, o primeiro é a necessidade de atenuar as expectativas quanto à capacidade da medicina, sem diminuir o respeito aos que a praticam. Conquanto a medicina científica haja feito milagres, é importante entender que a ciência, por mais ilimitada que pareça, sempre se cingirá ao tratamento da condição humana. Independentemente da expansão do conhecimento médico, sempre sobrarão vastas áreas de ignorância. A medicina jamais conseguirá impedir a morte, os estragos do envelhecimento, consertar as consequências de acidentes sérios e traumáticos, nem corrigir por completo certos defeitos congênitos. Por muito tempo ainda muitas outras condições desafiarão a cura.

Hoje, a medicina científica, mesmo no sentido mais estrito do termo, carece de soluções específicas para a maioria dos males crônicos, como a artrite, as doenças do coração, as desordens neurodegenerativas, as autoimunes e a maioria dos cânceres. Por mais que se acelere o ritmo da ciência, ainda temos muito chão pela frente antes que essas graves desordens sejam plenamente compreendidas. Na ausência de cura, as doenças precisam ser "administradas", em geral a vida inteira. O único enfoque médico disponível é atenuar os sintomas, retardar e quando possível deter o rápido declínio, ajudar o paciente a manter uma perspectiva positiva e evitar que o mal assuma o controle da sua vida. Esses objetivos só poderão ser alcançados se as expectativas do paciente se dirigirem precisamente ao que é tangível.

O exagero em relação ao potencial da medicina derrota-se por si mesmo. Nesta era de excessos publicitários, os pacientes às vezes esperam o impossível. Não se contentam com o mero alívio dos sintomas como reclamam curas que não existem. As pretensões das indústrias da saúde e a pose semidivina de alguns médicos reforçam essas expectativas irracionais. O ilusionismo teatral é promovido por uma dinâmica corrupta em que atuam a publicidade hiperbólica e as esperanças desmedidas do público.

As expectativas irreais açulam a insatisfação de muitos que verificam que sua condição não é diagnosticável. Mas, pela minha experiência, à vasta maioria dos sintomas faltam explicações exatas. A comunidade médica resolveu em parte o problema por meio da adoção de etiquetas de diagnóstico que nada significam e apenas mascaram a ignorância em vez de lançar luz sobre as causas subjacentes.

Em sua peça *The Doctor's Dilemma*, George Bernard Shaw generalizou: "Todas as profissões são complôs contra os leigos". Mas a impostura deliberada não é a fonte dessas tapeações. A negação é a defesa do gênero humano contra a ubiquidade da ignorância. Por exemplo, quando o médico afixa a etiqueta "hipertensão essencial" numa condição partilhada por 50 milhões de americanos, o paciente supõe tratar-se de uma desordem específica, bem definida e plenamente conhecida. Infelizmente, o termo "essencial", no singular dialeto médico, significa "não tenho a mais leve noção de sua causa". Amiúde, os médicos tateiam nas trevas, não porque o aprendizado tenha sido falho, mas porque a ciência inexiste. Quanto mais débil a ciência, mais fantasiosas se tornam as etiquetas de diagnóstico. Em medicina há modas, como no vestuário. Por exemplo, desde tempos imemoriais os seres humanos vêm sentindo uma plêiade de sintomas como fraqueza, exaustão constante, febre de baixo grau, dor de garganta, dores artríticas, déficit de memória, cefaleias e perturbações do sono. Agora, o paciente que apresenta tais sintomas é frequentemente diagnosticado como portador da síndrome de fadiga crônica, ou SFC. No entanto, a SFC não passa de rótulo descritivo arbitrário; não é uma entidade bem-definida. Os sintomas provavelmente advêm de uma porção de doenças diversas, como desordens imunológicas, neuroendocrinológicas, psicológicas e psiquiátricas. Juntar sob uma só rubrica todos esses sintomas heterogêneos, que decorrem de variadas condições não inter-relacionadas, não contribui para o entendimento de sua patofisiologia. Ao contrário, a nomenclatura aumenta a confusão e retarda a possibilidade de cura. E, pior que isso, o principal interessado fica no limbo. Na ausência de doenças organicamente identificadas, os médicos inclinam-se a dar a impressão de que o paciente sofre de uma desordem de gênero em vez de uma doença incapacitante e atormentadora.

 A cardiologia, especialidade que pratiquei a vida inteira, está cheia dessas imaginosas designações diagnósticas. Quando um paciente que tem um inócuo sopro no coração tem palpitações, mal-estar no peito e várias expressões de ansiedade, a moda de hoje manda chamar a síndrome de "prolapso da válvula mitral", ou PVM. Essa combinação de sintomas não é nova. Cento e sessenta anos atrás, John Calthrop Williams, médico de Nottingham, Inglaterra, descreveu exatamente essa entidade como "palpitações nervosas e simpáticas do coração". Durante a Guerra Civil americana, passou a ser identificada como síndrome de DaCosta. Nos decênios subsequentes, um complexo sintomático semelhante foi designado, sucessivamente, "coração irritadiço", "coração de soldado", "astenia neurocirculatória", "síndrome de hiperventilação" e "coração hipercinético".

Quando surgiu a potente e penetrante técnica da ultrassonografia, observou-se que em alguns desses pacientes a válvula mitral enfunava-se durante a contração do coração, e o fenômeno foi registrado. Daí surgiu o novo diagnóstico: prolapso da válvula mitral; presumiu-se que o desvio fisiológico era uma anormalidade e prontamente foi batizada como doença. Todos os tipos de resultado maligno foram atribuídos ao PVM, justificativa de intervenção médica. O fato de 99,9 porcento dos portadores de PVM viverem vidas longas e normais foi desprezado, embora a condição não fosse mais perigosa para a saúde do que as sardas.

Esse é apenas um dos exemplos da moda vigente, incentivada em parte pelo fato de que o cérebro humano não tolera a incompreensão das causas e inventa explicações espúrias para evitar o vácuo. Considera-se que uma explicação pobre é melhor do que a confissão de ignorância. Na realidade, a designação PVM, a síndrome de DaCosta de há mais de um século, reside na cesta do lixo diagnóstico sem sentido.

A mesma obsessão de dar explicações justifica a prática médica vigente de atribuir qualquer sintoma estranho a uma doença viral ou pós-viral, o sólido diagnóstico. É inatacável, não é fácil de desmentir, é tranquilizadoramente benigna e dentro em breve os sintomas desaparecem sem deixar rastro. Tal passe de mágica, não sendo nocivo – como seria no caso de hipertensão essencial, que, quando não tratada, pode ramificar-se numa série de perigosas complicações cardiovasculares –, tem algum remissível valor social. De fato, tanto o paciente como o médico podem lucrar com a discussão acerca da rotulação de diagnósticos. O paciente que ouve o diagnóstico sem sentido pode ter a satisfação de crer que ser classificado é estar a um passo da cura. E também é psicologicamente valioso para o médico porque, ao dar um prognóstico, gera respeito e continua com indiscutível controle. Naturalmente, se a condição não for aliviada, a insatisfação do paciente terá o médico por alvo. Quando testes sem fim e dispendiosa investigação tecnológica não conduzem a uma cura instantânea, o fracasso é lançado à conta do médico e não a qualquer deficiência de compreensão científica.

O paciente precisa entender que muito mal-estar provém das agruras da vida, mais do que de doenças. Em nossa cultura de negação da morte, os indivíduos se obstinam em comprar a felicidade a qualquer preço. Quanto mais depressa os pacientes perceberem que a função dos médicos não é promover a felicidade, maior será a possibilidade de obter ajuda. O psiquiatra Viktor Frankel, ex-prisioneiro de Auschwitz, postulou como realidade a felicidade negativa – é a ausência de sofrimento. Os médicos competentes estão mais no seu elemento quando aliviam o sofrimento do que quando proporcionam felicidade.

Recorremos à medicina para remendar o que, no fundo, são rasgões da tessitura da sociedade, produzidos por fatores como violência, opressão econômica, ostracismo das classes, racismo, sexismo e muito mais. Numa cultura consumista, em que quase tudo é encarado como objeto de consumo, a medicação é a reação a crescentes frustrações sociais. A insatisfação com o emprego, com o casamento, com os filhos, ou com a sorte de cada um, pode somatizar-se com certa frequência. Muitos médicos não dispõem de tempo, paciência, treinamento ou incentivos para meter-se nesses brejos sociais e a sua desatenção leva os pacientes a procurar uma solução rápida. A menos que encontrem um médico com empatia e que ajude a atenuar os sintomas, focalize a origem potencial do problema e ensine essas pessoas perturbadas a suportar as limitações da vida, elas se voltarão, cada vez mais, para a medicina alternativa, e muitos serão presas de charlatães.

O paciente sofisticado, que nem se deixa enganar pela propaganda nem sucumbe a modas em medicina, pode, creio eu, dominar a arte de navegar nas águas de nosso sistema de atendimento da saúde, que está longe de ser perfeito. O portador de doença crônica deve questionar seu médico, não com a intenção de adquirir os rudimentos da fisiologia ou da biologia de um mal, mas com o fito de enfrentar um problema crônico que exige respostas altamente personalizadas. O médico deve estar em condições de responder, sem rodeios nem tergiversações, às seis perguntas seguintes, destinadas a proporcionar ao paciente substancial visão da maneira de suportar uma doença.

Os sintomas originam-se de uma entidade médica exatamente compreendida, para a qual existe cura definitiva? Se a doença não for curável, podem os sintomas ser atenuados? Se a doença ameaça a vida, qual a esperança aproximada de vida? Se não ameaçar a vida, é provável que a doença chegue a um patamar, ou que continue se agravando? Neste último caso, em quanto tempo? Existem complicações colaterais e como poderão ser mitigadas ou, ainda melhor, evitadas? Se a possibilidade existir, com que concessões de vida?

A alteração do estilo de vida do paciente poderá fazer diferença significativa em relação a seu bem-estar e sobrevivência?

É possível que o médico não consiga dar respostas precisas, mas até as aproximadas terão valor. Nesse particular, a compreensão se amplia se houver a percepção de que, mesmo que o conhecimento do médico seja extraordinariamente preciso para prever o que sucederia a mil pacientes com dada condição, a exatidão na previsão se reduz em progressão geométrica à medida que o denominador diminui. E quase desaparece quando o tamanho da amostra se limita à unidade, ou seja, quando o médico é chamado a profetizar o resultado para um único paciente. É difícil aplicar estatísticas a um indivíduo. O delicado desafio em medicina é determinar em que ponto se situa um paciente individual na curva de distribuição de Gauss, abstraída de um grupo populacional mais amplo. Aí, o fator decisivo é a amplitude da experiência clínica do médico. Se, após muitos meses, o problema do paciente continuar sem solução, vale a pena recorrer a outro médico com maior experiência naquele determinado problema.

Com base no seu cabedal de experiência, o médico desenvolve uma complexa matriz nos centros superiores do cérebro. Quando compara cada paciente com aquela matriz, ele se entrega a um ato de descobrimento que talvez sugira enfoques capazes de obter resultados antes inalcançáveis e aparentemente miraculosos.

Meu argumento agora completou o círculo. De forma tipicamente humana, pareço contradizer o que afirmei no início. Tendo começado com ênfase na necessidade de reduzir as expectativas médicas, agora abraço a possibilidade de milagres. A contradição é mais aparente do que real. Mesmo que a cura seja impossível, o processo de cura não é necessariamente impossível. Ao passo que a ciência médica tem limites, a esperança não os tem. Acredito na máxima proposta pelo Dr. Edward Trudeau há cerca de um século: "Curar às vezes, aliviar frequentemente, confortar sempre." Os milagres residem na capacidade de confortar e no processo de curar.

Traz-me à mente essa possibilidade o caso da Sra. J., de setenta e tantos anos, bem-composta, muito expressiva. Nos cinco anos precedentes ela fora se incapacitando cada vez mais com paroxismos semanais de fibrilação atrial, embora numerosos testes revelassem um coração estruturalmente sadio. Pouco ou nenhum efeito haviam tido vários medicamentos, tomados isoladamente ou em conjunto, e vários deles tinham causado complicações perturbadoras. Os episódios de arritmia a deixavam exausta durante dias e o temor de imprevisíveis recaídas circunscreviam suas atividades e a mantinham presa em casa. Ao ouvir o relato do seu problema, percebi com toda a clareza que nenhuma providência deixara de ser tomada. Não consegui pensar em nenhuma medida fácil que a curasse e por isso fiquei atônito comigo mesmo quando lhe assegurei que haveria de resolver seu problema. Como realista, porém, deixei uma saída: avisei que levaria tempo.

Quando a Sra. J. voltou ao consultório, meses mais tarde, o problema havia sido mitigado em grande parte. Fiquei impressionado com esse notável progresso, conquanto sua base fosse evidente. Eu havia garantido que a arritmia, embora perturbadora, não era perigosa e tinha suspendido muitas das medicações responsáveis por vários sintomas antes atribuídos ao coração. Agora podia dormir a noite inteira e, com mais sono, as repetidas arritmias diminuíram de intensidade. Eu havia receitado maior dose de digitális sempre que ocorresse paroxismo, de modo que o ritmo do coração se atenuasse durante as arritmias, o que tornava o episódio mais tolerável. Assim, embora o problema fundamental continuasse sem solução, a paciente pode retomar seu estilo normal de vida.

Achei, no entanto, que não poderia reclamar crédito pelo resultado. A própria paciente era em grande parte responsável por sua extraordinária melhora. Conseguiu progredir porque aceitou a ideia de melhorar, mesmo que não se curasse. Aceitava de bom grado as pequenas melhoras e delas soube tirar partido. E eu pude tão rapidamente chegar ao essencial porque ela mesma o mostrava com exatidão e não com hipocondria.

Se o paciente está preparado para ser ajudado, mesmo em grau mínimo, e agradece uma pequena melhora que seja, ele incentiva o anelo do médico de fomentar um relacionamento entre iguais. É somente esse relacionamento, fundado na compreensão e no respeito, que pode aprofundar uma verdadeira parceria curativa. Isso encoraja, nas palavras de Lewis Thomas, "a capacidade de afeto", que é o elemento essencial do processo de cura.

Ludwig Van Der Rohe disse da arquitetura: "Deus reside nos detalhes". Isso também é verdade para a medicina. Podemos, com boa razão, sentir-nos impotentes quando nos deparamos com um encouraçado médico e por certo seria leviano esperar que um sistema fortemente burocratizado tivesse dimensão humana. Para singrar com êxito entre os escolhos do sistema de atendimento médico é mister contar com muita visão, perícia, paciência e fôlego. No atual ambiente de atendimento médico gerenciado, até essas admiráveis qualidades poderão ser insuficientes. O foco do sistema, à medida que ele se transforma num dinossauro industrial, passou da atenção aos doentes à vigilância da situação econômica, o que o coloca em via de colisão com a medicina profissional. A definição dos problemas médicos e humanos individuais exige tempo, mas, num esforço contraproducente para frear os custos, o médico é induzido a reduzir o tempo concedido a cada paciente. Dar precedência aos lucros sacrifica tanto a autonomia do médico quanto o direito do paciente de conhecer e exercer as opções terapêuticas existentes. E também contribui, a longo prazo, para mais dispendiosos cuidados médicos.

As monumentais transformações verificadas no atendimento de saúde foram acompanhadas de intenso falatório a respeito da autonomia e da obrigação dos pacientes. Com frequência, essas faculdades são mencionadas nos projetos de lei sobre os direitos dos pacientes. A retórica altissonante acompanha *pari passu* o enfraquecimento real desses sagrados direitos. *Ombudsmen* hospitalares e defensores da ética médica são chamados a limar as rebarbas cortantes de um sistema impessoal.

O mais alto objetivo do sistema é a contenção dos custos, e para chegar a isso os hospitais criam vastas burocracias de gerentes econômicos, contadores e advogados, cujo número já é superior ao dos provedores dos cuidados de saúde. Eficiência é a palavra-chave que impõe a homogeneização no tratamento de todos e quaisquer problemas dos pacientes. Diretrizes clínicas padronizadas e algoritmos gerados por computador definem as rotas automáticas de ação para determinadas categorias diagnósticas. Essa padronização, movida principalmente pela economia, tem outros objetivos ancilares, ainda que putativos, tais como melhorar a qualidade do fornecimento de cuidados de saúde, redução de custosos erros médicos, diminuição dos procedimentos desnecessários e criação de bases de dados uniformes para a avaliação e a comparação dos resultados clínicos. Os médicos que não se atem às diretrizes são disciplinados por meio de desincentivos econômicos e ameaças de perda de emprego. Nesse clima, os médicos se tornam cada vez mais técnicos acorrentados às linhas de montagem, cuja finalidade é elevar ao máximo o tráfego dos pacientes.

Embora seja bastante difícil, de forma alguma é impossível ao paciente bem informado obter melhor atendimento por meio da sondagem das contradições inerentes ao sistema de atendimento gerenciado. Em primeiro lugar, o fato de os médicos ainda conservarem papel central de porteiros oferece certa latitude de manobra. São eles os encarregados da triagem médica que canaliza o tráfego humano aos diferentes procedimentos, a outros especialistas e aos hospitais. Esses guardiães profissionais geralmente se sentem inconfortáveis com o sistema e foram instruídos, embora às vezes de forma imperfeita, a considerar a individualidade de cada paciente. Não estão preparados para ver nos pacientes um ajuntamento de clones. A maioria dos médicos orgulha-se de sua competência e almeja profundamente reconhecimento como profissionais. Tirar partido dessas características pode, pois, render alguma quilometragem.

Outro fator é que, num ambiente mercantilista, o sistema anseia por que o público veja os cuidados de saúde como uma indústria de serviço que considera acima de tudo a satisfação dos fregueses. A capacidade de atrair novos assinantes a uma organização de manutenção da saúde (OMS), objeto precípuo da administração, depende de um razoável nível de satisfação entre os associados. Os chefões investem recursos gigantescos no fomento à percepção de sua devoção ao bem maior. A alergia das OMS à publicidade adversa dá aos pacientes uma alavanca para manipular o sistema.

Dentro dessa nova estrutura dos cuidados de saúde, a visita inicial tem importância ainda mais decisiva do que no passado. Nesse primeiro encontro, médico e paciente têm o ensejo de aquilatar um ao outro. E, de início, ambos estão comprometidos com a configuração de um relacionamento sólido e duradouro. O médico precisa compenetrar-se rapidamente do que achaca o paciente, a fim de definir os procedimentos e testes necessários para confirmar um diagnóstico presumível e traçar prontamente um curso terapêutico. Pode indicar a outros médicos, intervenções invasivas e talvez a hospitalização.

A abertura da trajetória diagnóstica é alentada pelo paciente, que é o único detentor de todas as informações relevantes. Um parecer ponderado ou apressado depende da forma pela qual o paciente relata suas desventuras ao médico na primeira visita. O paciente sai mais bem esclarecido quando expõe com clareza os objetivos da consulta e os apresenta lucidamente. Basicamente, o propósito da primeira consulta é duplo: focalizar a atenção do facultativo no problema médico correto e granjear simpatia para o doente. Este último detalhe é importante. A desenvoltura desse encontro é a prova dos nove da compatibilidade das químicas pessoais e mostra as possibilidades de um relacionamento de respeito recíproco.

Nesse primeiro entrevero, o paciente se sairá melhor se demonstrar mais atenção à preciosidade do tempo. Muitos aposentados idosos, acostumados a dispor de muito tempo livre, são incapazes de agir direito num clima intensivo de tempo. Alguns nem conseguem compreender corretamente a atmosfera de panela de pressão de uma clínica moderna, superlotada de pacientes e amiúde instada a incentivar a "produtividade". Embora o paciente mal possa alterar o sistema, seu aproveitamento do tempo pelo menos conquista de imediato a atenção simpática do médico.

A experiência me mostra que a avaliação inicial feita pelo médico é moldada por outros fatores além do problema de saúde: as qualidades indefiníveis da interface favorável ou contrária no trato com determinada pessoa. A reação emocional do médico não é formada por visões de caráter, mas baseada em impressões triviais, superficiais mesmo, oferecidas pela personalidade do paciente: fala demais, é insistente, perde o fio da meada, repete-se ou é direto e organizado. Em boa parte, tudo isso influi no fator tempo e na constante preocupação do profissional quanto ao desequilíbrio de um cronograma sobrecarregado.

Como as primeiras impressões são duradouras, não é boa ideia refestelar-se numa poltrona do consultório como se fosse convidado para o chá da tarde. Se o médico achar que a sessão vai alongar-se, seu raciocínio se preocupará mais em abreviar a visita do que em resolver o problema médico. De imediato, o que põe o médico de orelhas em pé, de forma contraproducente, é o paciente relaxado que traz uma gorda pasta de papéis. Causar uma boa impressão inicial é um bom começo para um relacionamento franco. Entrar na sala sem perder tempo em examinar diplomas emoldurados nem os berloques que invariavelmente povoam a mesa do médico ajuda a compor o ambiente em que se pode forjar um relacionamento de mútuo respeito.

O paciente desconcentrado sai-se mal. O pior efeito é ser posto no escaninho de uma ou outra categoria diagnóstica, distante do problema real. As consequências podem ser trágicas: receita de medicamentos inadequados, envio a exames injustificados e, ainda pior, ser submetido a técnicas invasivas e perigosas. É errado considerar a vítima culpada; a violação, atitude exclusiva do médico, é injustificada em quaisquer circunstâncias. Mas nenhum grau de indignação moral vai alterar a curto prazo o atual sistema de cuidados de saúde. A conscientização por parte do paciente da possibilidade de lesões corporais deve servir de seguro contra sua defraudação.

Peço licença para sublinhar uma vez mais a importância da focalização pelo paciente do seu problema fundamental e exato. Essa abordagem é auxiliada pelo exame lógico das razões específicas de recorrer a socorro médico, ou o que os profissionais chamam de "queixa principal". O melhor é traçar, antes da consulta, uma clara descrição do problema primário que mais o preocupa; não tentar fazê-lo durante a visita. Com frequência as listas de queixas são uma mistura de trivialidades, enormes palheiros em que se ocultam algumas agulhas de informação relevante. É compreensível que, tendo esperado semanas pela consulta, a pessoa deseje descarregar tudo, o que, em minha opinião, é um erro grave. Se as queixas forem múltiplas – especialmente quando parecem desconexas –, o paciente corre o perigo de ser categorizado como "hipocondríaco", de ter um "problema psicossomático" ou, coisa pior, ser etiquetado com um termo pejorativo como "aluado", etc. O problema do paciente torna-se de difícil solução a partir do momento em que se trivializa.

A economia de tempo requer o exame racional do problema e sua apresentação de forma sucinta. Por vezes, isso é difícil mesmo para os mais inteligentes e expressivos. O idioma dos órgãos disfuncionais não é fácil de traduzir, nem em inglês nem em qualquer outra língua. Os adjetivos não se ajustam à descrição das sensações do corpo. Os pacientes muitas vezes oferecem um diagnóstico presumido, sugerido por um vizinho, ou mais frequentemente um relatório de saúde sugerido pela mídia. Embora seja louvável o motivo do paciente – ajudar o médico a identificar rapidamente o mal –, o paciente poderá ficar mal servido. O médico, pressionado a abreviar o tempo com o paciente, poderá aceitar um autodiagnóstico sem maior análise.

Uma experiência ilustra bem o desastre que o autodiagnóstico pode provocar. Havia cinco anos que a octogenária Sra. T. estava completamente aleijada pela hipotensão proveniente da sua postura. Cada vez que ficava de pé, as vertigens e tonturas quase a levavam ao desmaio. Teve de guardar o leito, ficou deprimida e tornou-se um fardo para a família. Tomava uma porção de remédios geriátricos, que sem dúvida contribuíam para a queda da pressão arterial quando se levantava.

Inicialmente, não contestei a adequação da medicação receitada, pois era consulente de um cardiologista experimentado. No entanto, uma cuidadosa discussão evidenciou que essa senhora não tinha angina: suas dores no peito eram causadas por problemas artríticos e musculoesqueletais.

Procurei determinar como se tinha chegado ao diagnóstico de angina e a paciente admitiu que a havia sugerido ao médico. Ao comparar dados com uma amiga que tinha sofrido recente ataque das coronárias e depois ficara com angina do peito, a Sra. T. se convencera de que seu problema era idêntico. Depois de discutir o caso com a amiga doente, absorveu vários dos aplicáveis termos descritivos. Na consulta inicial, disse ao cardiologista que tinha certeza de que seu problema era devido à angina. Ante uma paciente inteligente, o médico não teve dúvida e receitou os costumeiros remédios antiangina. Como nenhum deles fez efeito, outros foram acrescentados nas muitas consultas subsequentes. A Sra. T. me procurou para uma segunda opinião quando ficou inteiramente inválida. Assim que todos os medicamentos foram suspensos, desapareceram as vertigens e os outros sintomas, com exceção da dor no peito, que pouco a preocupava agora.

Muitos pacientes perderam a vida por atribuir a hemorroidas suas hemorragias retais, porque o médico desprevenido aceitou o diagnóstico em vez de identificar câncer do cólon. O autodiagnóstico mais comum – o de hérnia hiatal –, porém, é menos nocivo, pois trata-se de uma condição muito comum e inteiramente benigna. Mas até essa designação diagnóstica pode ser nada inócua se desviar o médico de algum grave problema oculto que merece completa investigação. Não há desculpa para que o médico não vá além da etiqueta diagnóstica do paciente. Vale a pena parafrasear uma popular advertência romana e dizer *caveat aeger* – "cuide-se o doente". E um passo modesto evitar o papel de cúmplice na autovitimização.

Sai-se muito melhor o paciente que apresenta ao médico uma descrição exata dos sintomas, dos fatores que possivelmente os precipitam e as medidas que os aliviam, citando as horas em que ocorrem. Quando apresentados com clareza, os dados tendem a colocar o médico na pista certa.

Outra manobra que deve ser evitada é fazer do médico árbitro de diferentes opiniões de especialistas já consultados. Há pacientes que de saída querem saber se o médico concorda com o Dr. A ou o Dr. B, e às vezes também Dr. C. Muitas vezes me perguntaram: "Será que o senhor pode explicar por que o Dr. B discordou inteiramente do Dr. A?", como se a resolução da presumida controvérsia lançasse luz sobre o problema do paciente. Amiúde, é bem difícil explicar por que se chegou a tal ou qual parecer sem ter que adivinhar o que motivou opiniões alheias.

Durante a entrevista, o médico procura sondar exatamente o que está sucedendo. É uma tarefa delicada, que demanda do paciente respostas diretas e sucintas, que muitas vezes não são dadas. "Quantos travesseiros o(a) senhor(senhora) usa?" é uma pergunta simples que pode ser respondida com uma ou duas sílabas. No entanto, provoca circunlóquios como: "Quando fui operada da retina, tinha de dormir na horizontal, dez anos atrás. Depois, quando tive hérnia hiatal precisei usar três".
"E, agora, quantos usa?"
"Um."
Com certa frequência a resposta correta se obtém de circunlóquios. As narrações clínicas devem ser evitadas, como também dissertações sobre o passado remoto. Nem tudo o que aconteceu merece ser lembrado e muito menos repetido. Quanto mais breve e direta for a resposta, menos provável será que o paciente tenha que se submeter aos ataques de desnecessária tecnologia. Há médicos que consideram a tecnologia um substituto do custo-efetivo do tempo gasto com o paciente – o que considero errado.

O paciente também sairá ganhando se evitar fazer perguntas médicas em geral, que pouco tenham que ver com o problema em foco. Se a pessoa desejar enriquecer seus conhecimentos de medicina é preferível que faça um curso de extensão universitária ou leia tratados médicos. O melhor de tudo é desistir de transformar-se em minimédico. Engano muito comum é supor que o domínio de rudimentos de anatomia ou endocrinologia, ou seja a subdisciplina que for, prepara o indivíduo a tratar de maneira mais inteligente com o médico, ou defender-se melhor como paciente. Ambas as suposições são errôneas. Possuir informação sobre a anatomia da circulação coronária não facilita ao leigo enfrentar mais eficientemente uma isquemia do coração. Essas ideias são propaladas pelos complexos médico-industriais que, intencionalmente ou não, estimulam o consumismo entre os pacientes e promovem ilimitada hipocondria.

De certo modo, a minidoutoração e a popularização desses tipos de questionamento revelam desconfiança na profissão médica e assim são vistas, mesmo que a intenção seja inteiramente inocente. Os médicos, inclusive os dotados das mais acendradas virtudes samaritanas, não veem com bons olhos essas iniciativas. A arte de ser paciente veda a entrada nesses becos sem saída.

Os pacientes devem levar os remédios consigo. É ainda melhor que, quando perguntado sobre os medicamentos que usa, o paciente saiba relacionar os nomes exatos, a posologia precisa e a que horas os tomam. Com isso, o médico pode concluir se o paciente ou é inteligente ou é litigante em potencial. Em qualquer dos casos o resultado será salutar e o tratamento muito mais respeitoso do que seria de outra forma. A boa informação sobre a medicação receitada protege o paciente contra a prescrição da mesma classe de remédios, produzidos com outros nomes por diferentes indústrias. E defende ainda mais seu interesse se tiver anotação correta de reações adversas a certos medicamentos. Essas condutas diminuem a possibilidade da prescrição de droga idêntica, com toxicidade potencialmente grave.

Para aproveitar ao máximo o sistema, o paciente deve sempre fazer-se acompanhar por amigo íntimo ou membro da família, preferivelmente o cônjuge. Esse companheiro ajuda o paciente a lembrar o que foi discutido, concluído e receitado. A presença de um membro da família ou amigo infunde no paciente mais coragem de indagar do médico as razões dos procedimentos, testes e atividades afins. Nesse particular, são sempre úteis algumas perguntas fundamentais:

1. O teste ou procedimento é indispensável para confirmar ou refutar o diagnóstico do médico, ou trata-se apenas de um reconhecimento preliminar, a ser seguido por mais testes?
2. Sejam quais forem os resultados do teste, poderão alterar a forma pela qual a enfermidade está sendo controlada?
3. Finalmente, quanto custam os testes e eles serão reembolsados pelo convênio médico?

Por exemplo, se o médico sugerir uma cateterização cardíaca, ou outra, não se deve perder tempo com "indagações". Ele tem respostas prévias e padronizadas, em geral dadas em tom de autoridade quase eclesiástica, de que nessa era científica "a medicina deve ser guiada por informação exata". Pergunta mais relevante seria se a condição poderia ser tratada mais eficientemente sem a informação anatômica fornecida pelo dispendioso procedimento invasivo. Se a resposta for "não", e ele não souber tratar a pessoa adequadamente sem os dados sobre a anatomia das artérias coronárias, esse médico, a meu ver, ou é clínico deficiente ou técnico superespecializado. Em qualquer dos casos, dever-se-ia procurar uma segunda opinião. A decisão sobre outras recomendações dependerá da seriedade da intervenção sugerida. Por exemplo, se foi descoberto no paciente um nódulo linfático dilatado, ou se tiver sangue nas fezes, seria razoável que o médico recomendasse biópsia no primeiro caso ou colonoscopia no segundo. Contudo, seria mera perda de tempo e de dinheiro submeter-se a testes que só confirmam o óbvio e o necessário. Quanto à cateterização cardíaca, é invariavelmente o primeiro teste de uma enxurrada inexorável de intervenções invasivas que envolvem procedimentos potencialmente arriscados. Além disso, a doença coronária do coração pode ser eficazmente tratada com uma porção de métodos benignos, não invasivos, que não exigem informação precisa sobre a anatomia das coronárias.

No sistema atual, patrocinado pela tecnologia, o paciente não pode aceitar passivamente as decisões do médico. A parceria total é o objetivo, mas os direitos são acompanhados de obrigações. Um dever da mais alta importância é a adesão ao programa convencionado. As cuidadosas anotações do cliente sobre os acontecimentos dão ao médico dedicado a orientação quanto ao acerto do programa médico ou à necessidade de correções de rumo.

A ESCOLHA DO MÉDICO

Há algumas diretrizes práticas para encontrar um bom médico. Evidentemente, o paciente deseja selecionar um médico bem treinado nas ciências da medicina e atualizado a respeito dos últimos progressos. Qualquer graduado de uma faculdade de medicina de primeira classe deve ser bem versado nos fundamentos, capacitado a reconhecer doenças curáveis e informado sobre a melhor maneira de curá-las. Mas isso não basta. Alguns deles têm grande nome, mas são antipáticos. A química entre o médico e o paciente tem que ser compatível. O paciente deve sentir-se tão à vontade com o médico como com um amigo íntimo.

Pequenas dicas podem ajudar a decidir se o médico é capaz de deixar o paciente à vontade, ser cada vez mais respeitado e, com o tempo, merecer confiança em questões de vida ou morte. O médico aperta a mão quando se apresenta ao paciente? Esse gesto é um pequeno sinal de que ele quer ir ao encontro do paciente. A falta de um aperto de mão talvez não justifique perda de fé, mas receberia nota negativa numa lista de verificação. A pontualidade deve ser sério determinante das qualidades humanas do médico porque, fundamentalmente, assinala respeito pela outra pessoa. O respeito pelo tempo dos demais é uma indicação significativa das qualidades necessárias à parceria no processo de cura. Os constantes atrasos são geralmente atribuíveis a gerenciamento desorganizado, mau planejamento, excesso de consultas, injustificável indiferença pelo tempo alheio e a expectativa, entre os médicos, de que o paciente presumirá que o médico foi retido inevitavelmente por outro paciente com problemas mais graves. As verdadeiras emergências raramente são a causa dos atrasos habituais do facultativo.

Pode-se igualmente desconfiar do médico que permite que a consulta seja interrompida por telefonemas. Proibi minha secretária de interromper-me, salvo em críticas emergências. O interessante é que passam meses sem uma única interrupção. Entre as consultas deve haver tempo suficiente para atender emergências genuínas.

A meu juízo, a disposição e a atitude do médico devem ser fatores de importância decisiva para a sua seleção. Ele deve irradiar firmeza e otimismo. Três séculos atrás, Jonathan Swift assinalou que "os melhores médicos do mundo são o Dr. Dieta, o Dr. Sossego e o Dr. Alegria". Deve-se esperar firmeza mesmo que não haja perspectiva de cura e a trajetória seja de crescente deterioração. A qualquer tempo, devem sobrar intervenções capazes de reduzir a dor intensa de uma doença terminal. Os gravemente enfermos, embora não se deixem ludibriar por falso otimismo, anseiam por um toque cálido e por carinho humano.

Fatores importantes a considerar são a disposição e a capacidade do médico de ouvir. Estudos revelam que, tipicamente, os médicos interrompem os pacientes a cada quinze a trinta segundos. Isso revela impaciência, pressão de tempo ou falta de interesse pelo que é mais importante para o paciente. As perguntas francas indicam a disposição de sondar fortes preocupações. O médico que repete e resume o que foi dito confirma que é um ouvinte bem treinado e atento.

A confiança no médico é igualmente alimentada pela sua minuciosidade na coleta da história médica, por meio de perguntas sobre o trabalho e outras questões sociais relevantes e por expressões de verdadeira solicitude em face de problemas sérios. O médico deve ganhar pontos se comportar como se tivesse todo o tempo, conquanto o paciente deva sempre ter a consciência de que há outras pessoas a ser atendidas.

Deve-se hesitar diante do médico que, logo na primeira consulta, tenta jogar a responsabilidade no paciente com frases como: "Por que esperou tanto tempo?", "Se eu pudesse tê-lo visto antes!" e coisas assim. Deve-se ter reservas quanto à aptidão profissional desse profissional.

O médico que usa palavras que fazem mal, mesmo que seja por brincadeira, deve receber nota baixa. A Sra. N., quase nonagenária mas geralmente jovial, um dia me apareceu deprimida, pela primeira vez. Tinha estado com o ginecologista.

"Ele encontrou algum problema sério?", indaguei.

"Não", respondeu ela. "Foi só o que ele disse."

O médico havia perguntado o que ela estava fazendo lá e ela quis saber:

"Onde eu deveria estar?"

Ele respondera, rindo:

"Na sua idade, no cemitério."

O médico que pede ao paciente que se dispa inteiramente é em geral muito minucioso. Se examina o fundo dos olhos e toma a pulsação arterial nos pés, com pausas para apalpar e auscultar outros órgãos, ele é provavelmente competente. Mas a qualidade ainda melhor que a minuciosidade no exame físico é a disposição do médico de admitir erro sem tergiversação. O paciente inteligente deve saber que a medicina não é uma ciência exata. Os erros são inevitáveis mesmo entre os mais conscienciosos profissionais que obedecem aos mais altos padrões. A admissão pública dos erros é a melhor maneira de reduzir sua repetição e em geral sinal de capacidade de um profissional de alta classe.

Também merece menção o problema de frequentes recomendações a especialistas, pois não é assunto novo. Um século atrás, nos *Irmãos Karamázovy* Dostoiévski queixou-se:

"E aí eles têm agora a mania de mandar a gente ao especialista: 'Só posso diagnosticar o problema, mas se você for a tal ou qual especialista ele saberá como curá-lo'. Eu lhe digo que aquele velho doutor que o curava de todos os males parece que sumiu e hoje só encontro especialistas, que até põem anúncio nos jornais."

Se o problema estava então na infância, hoje ultrapassou as fronteiras. Quando o médico é parco no uso de procedimentos e se restringe às recomendações de múltiplos especialistas, mas está disposto a admitir os limites de seu conhecimento, merece nota alta. O médico moderno, possuidor de superlativo treinamento, não deve agir apenas como policial a dirigir o tráfego a diversos especialistas. A maioria dos problemas são comuns e geralmente tratáveis pelo clínico-geral.

Quando se deve procurar o especialista? Evidentemente, quando um clínico-geral em que se confia recomendar que se recorra a um profissional mais especializado. Quando o paciente tem uma doença identificada que requer cuidados a longo prazo, é comum o especialista estar mais enfronhado no seu gerenciamento do que um clínico-geral. A recomendação justifica-se igualmente quando o paciente continua a ter sintomas que não se atenuam e comprometem sua qualidade de vida e o seu médico particular não consegue resolver o caso em tempo adequado. Determinados problemas, como os das áreas de dermatologia, ginecologia, neurologia, oftalmologia, ortopedia e urologia, podem ser mais bem tratados pelos respectivos especialistas.

Em última análise, busca-se o médico com quem nos sentimos à vontade quando descrevemos nossas queixas, sem receio de ser submetidos por causa disso a numerosos procedimentos; o médico para quem o paciente nunca é uma estatística; o médico que não recomenda medidas que põem a vida em perigo para prolongar a vida; alguém que nem exagera os perigos de doenças menores nem se sente derrotado pelas maiores; e, acima de tudo o mais, um semelhante, um ser humano cuja preocupação pelo paciente é avivada pela alegria de servir, porque considera servir um privilégio incomparável.

www.editorapeiropolis.com.br

MISSÃO

Contribuir para a construção de um mundo mais solidário, justo e harmônico, publicando literatura que ofereça novas perspectivas para a compreensão do ser humano e do seu papel no planeta.

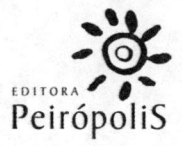

EDITORA
PeirópoliS

A gente publica o que gosta de ler:
livros que transformam.